Anne Dufour - Danièle Festy

TOUJOURS JEUNE GRÂCE AUX COMPLÉMENTS ALIMENTAIRES

Préface du Dr Philippe-Georges Dabon

•MARABOUT•

Sommaire

TROISIÈME PARTIE

La supplémentation nutritionnelle

Annexes

Préface

Nous sommes ce que nous mangeons. Or, lors des études médicales, il n'y a pratiquement pas de formation en nutrition, et encore moins d'enseignement portant sur les relations entre maladies et alimentation…

Les nécessités économiques ont favorisé l'agriculture intensive, qui a entraîné dans son sillage nombre de mauvaises habitudes. Non seulement les produits se sont appauvris en micro-nutriments, mais les saveurs ne sont désormais plus qu'un souvenir. Je me rappelle encore une pomme toute ridée que j'ai dégustée, il y a bien des années, à la campagne. Depuis, je ne trouve que des fruits sans goût, sans odeur, sans intérêt. Il suffit de voir les vergers pour comprendre que l'émotion ressentie à la dégustation d'un bon fruit appartient au passé. Il ne s'agit plus de petits groupes d'arbres que l'on soigne avec patience et sur lesquels on cueille des pommes et des pêches gorgées de soleil, mais de centaines d'arbres, forcés et exploités, auxquels on arrache les fruits bien avant leur maturité pour les mettre en chambres froides. Pas de saveur, pas d'émotion, et le plaisir s'estompe. On finit par se nourrir en avalant n'importe quoi.

Les saveurs sont la traduction sensorielle des composantes du fruit : si les fruits sont matures, pleins de vitamines, de fibres, s'ils ont bu tout leur soûl de soleil (donc sont remplis de glucides et d'énergie), ils seront bons. En l'absence de ces paramètres, ils seront fades à nos papilles, et d'un intérêt très médiocre pour notre corps. On assiste à une standardisation du goût, qui n'est pas étrangère à la pensée unique, pourtant si décriée ! À terme, la santé en sera affectée.

Sans parler des scandales alimentaires, comme celui de la vache folle. Dans les années 20, l'anthroposophe Rudolf Steiner expliquait lors d'une conférence[1] que, si l'on donnait de la viande à manger aux vaches, elles seraient empoisonnées aux urates et que cette substance les rendrait folles. Ce visionnaire nous montre, hélas, que les hommes sont bien prévisibles dans leurs égarements… Tout notre système alimentaire industriel repose sur des aberrations pour la santé, et il est urgent de se tourner vers des produits sains et vraiment « biologiques ».

En attendant, il faut bien pallier les déficiences de cette alimentation dévitalisée. Les compléments alimentaires sont donc devenus indispensables, d'autant que nos modes de vie, stressés et stressants, créent des déséquilibres. Minimes au début, ils finissent, à force de répétition, par se transformer en véritables maladies, dites de civilisation. Notre médecine, très efficace pour traiter les maladies graves une fois installées, ne s'intéresse pas à leur prévention. Cette « médecine de pompiers », destinée à éteindre des incendies plutôt qu'à les éviter, plaît à tous, même aux patients. Il n'y a qu'à voir le succès de la série télévisée *Urgences*. Pour ma part, j'estime que prévenir le mal est le plus important, et c'est la méthode que je privilégie dans mon cabinet. À ce titre, l'alimentation est l'un des facteurs essentiels permettant à une personne de se prendre en charge. Mais pas le seul. Aussi, je prescris régulièrement des suppléments alimentaires, très efficaces et sans danger.

Parmi de multiples exemples, je pense à ce cadre d'entreprise, sous antidépresseurs, qui s'est sevré très rapidement à l'aide de vitamines B, gaba, taurine – véritables antistress naturels – et grâce au yoga ! Ou encore à ces femmes préménopausées qui, pour diverses raisons, refusent le traitement hormonal substitutif. Grâce aux phyto-œstrogènes et à la

1. 14e conférence du 13 janvier 1923, in *Santé et Maladies*, Éditions anthroposophiques romandes, Genève, 1989.

progestérone naturelle, elles se débarrassent de leurs bouffées de chaleur et de leur nervosité. J'avais même une patiente qui, souffrant d'une arthrose du genou, a vu ses douleurs disparaître en six mois grâce à une kinésithérapie bien conduite associée à une « supplémentation » en glucosamine et chondroïtine sulfate, deux composants du cartilage – la cure idéale pour les personnes arthrosiques. Bien sûr, elle a annulé le rendez-vous pris avec son chirurgien. On peut dire que les produits naturels, donnés à bon escient, apportent un confort de vie non négligeable et même améliorent les pathologies résistantes aux traitements chimiques. Pour l'anecdote, savez-vous que 2 à 3 grammes par jour de vitamine C dilués dans 1 litre d'eau coupent l'appétit, mais sans avoir les effets désastreux des coupe-faim : les personnes qui suivent un régime ou qui font attention à leur poids seront ravies de l'apprendre.

Mais il ne faut pas attendre d'être malade pour se tourner vers la nutrithérapie. C'est en prévention qu'elle donne le meilleur d'elle-même, offrant l'espoir de vivre vieux en bonne santé. Aucune autre médecine ne vous propose cela : souvent, la vieillesse est associée à l'idée de maladie et donc de traitement ! Les 35-40 ans pensent à leur assurance-vieillesse, mais combien d'entre eux songent à l'état de santé qui sera le leur au moment de la retraite ?

C'est dans ce contexte qu'ont travaillé Danièle Festy et Anne Dufour. Vous trouverez bien d'autres pistes dans leur livre, véritable bible de la longévité. Précis, facile à lire car les notions scientifiques y sont exposées clairement, il vous permettra de prendre intelligemment votre santé en main et constituera certainement une aide précieuse pour le professionnel de la santé. Un livre qui devrait figurer dans toute bonne bibliothèque médicale.

Dr Philippe-Georges Dabon

Introduction

Rallonger la vie ? C'est déjà fait. L'homme de Neandertal n'atteignait pas sa dix-huitième année. En 1900, on dépassait rarement la cinquantaine. Depuis 1970, en revanche, tout s'accélère. Une petite fille qui naît aujourd'hui a une chance sur deux de vivre cent ans. Surtout en France, au Japon et à Hong-Kong, pays champions en matière de longévité. Actuellement, les messieurs, à la traîne, n'ont qu'une espérance de vie de soixante-quatorze ans, tandis que leurs compagnes peuvent espérer fêter leurs quatre-vingt-trois ans. La pyramide des âges a désormais des faux airs de falaises d'Étretat : la base est creuse et enfle ensuite démesurément entre 1946 et 1964. Ce phénomène est dû aux *baby-boomers,* qui franchissent à présent le cap des cinquante ans, avec une furieuse envie de vivre doublée d'une peur bleue de vieillir.

L'espérance de vie moyenne – vingt-cinq ans – a été constante depuis l'origine des registres jusqu'en 1750. Brutalement, à cette date, la France d'abord, puis la Suède, les États-Unis, le reste de l'Europe et l'Asie, ont vu leur natalité baisser… mais leur taux de mortalité aussi, et dans des proportions telles qu'en deux siècles l'espérance de vie est passée de vingt-cinq à soixante-dix-sept ans ! Et elle ne cesse d'augmenter, puisque nous gagnons, encore aujourd'hui, un trimestre de vie tous les ans.

Les oubliés du bon Dieu

Quant aux centenaires, ils étaient des curiosités jusque dans les années 60. Ils sont plus de 6 000 aujourd'hui (huit femmes pour un homme) et, depuis Jeanne Calment, les statistiques de l'Insee les prennent enfin en compte. Jusqu'à présent, lorsqu'ils passaient la barre fatidique des cent ans, l'administration remettait les pendules à zéro et ils recevaient… un formulaire d'entrée en crèche. Car on n'imaginait pas que, sauf cas exceptionnel, un âge puisse comprendre trois chiffres. Or, demain nous aurons tous cent ans, ou presque… Évidemment, les centenaires font envie. Pour découvrir leurs secrets, le projet Chronos a fait appel à un grand nombre d'entre eux. Son objectif : découvrir comment ils avaient traversé les ans sans trop de soucis.

Il est bien difficile de tirer un portrait-robot du centenaire type. Entre celui qui a toujours vécu dans un environnement protégé, à l'abri du besoin, et un autre, orphelin, qui a fait les deux guerres, travaillé à la mine quinze heures par jour, il y a un monde. Et pourtant, ces deux profils comptent autant de représentants.

Leurs seuls points communs sont psychologiques : nos aînés ont fait la fête, sont optimistes, un brin autoritaires, légèrement égoïstes, gros travailleurs, sans état d'âme et font preuve d'une bonne dose d'humour. Julie Lelarge, cent quatre ans, répondit au représentant de l'administration qui souhaitait la revoir l'an prochain : « Pourquoi pas, vous m'avez l'air en bonne santé ! »

En tout cas, la vie de nos centenaires n'a rien à voir avec celle de ceux de demain, selon Françoise Schächter, du Centre d'études du polymorphisme humain, responsable du

ÉTAT DE SANTÉ DES PERSONNES ÂGÉES
(Source : Aprifel)

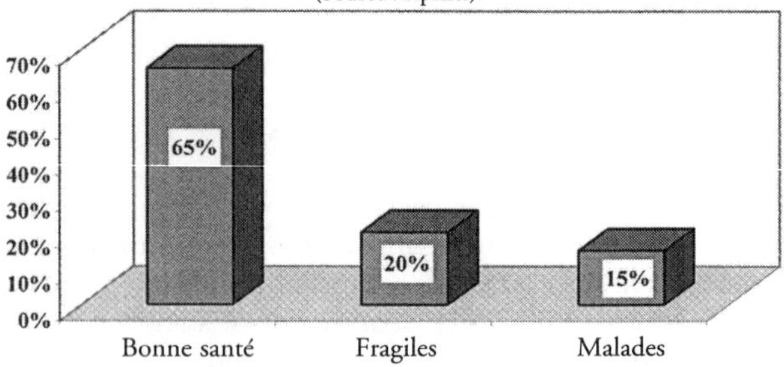

projet Chronos : « Si l'on excepte les guerres qui ont décimé la population, c'est une génération "increvable". Comment vont vieillir les enfants élevés en milieu urbain, gavés d'oxyde de carbone et de nourriture industrielle ? » Nous verrons bien. Et Ladislas Robert, biologiste, de conclure : « Nous vieillissons de plus en plus en bonne santé. Au lieu de décliner, nous allons vivre en pleine forme jusqu'à cent vingt ans bientôt. Avant de mourir en parfaite santé. Mais de quoi au juste ? Mystère. »

Les vieux se refusent à mourir

La population française, comme celle des autres pays industrialisés, vieillit à grande vitesse et cette révolution démographique bouleverse toutes les données économiques, sociales et médicales.

On a assisté au fil des siècles à une chute de la mortalité infantile. Avant Pasteur, un enfant sur deux n'atteignait pas dix ans. Aujourd'hui, la mortalité infantile est de 4 à 5 pour 1 000. Si la femme française porte en moyenne 1,7 enfant, le chiffre tombe à 1,5 pour l'Espagnole, 1,2 pour la Portugaise et l'Italienne, tandis que la femme chinoise a droit à 1,2, un garçon de préférence... Conséquence pour ce dernier pays : le taux le vieillissement de sa population est le plus important de toute la planète.

Parallèlement, on note une chute de la mortalité des personnes âgées. « Les vieux se refusent à mourir », souligne avec humour le Dr Allard. Pour preuve, sur 10 personnes nées en 1834, il en restait 1 en 1899 (soixante-cinq ans plus tard). Sur 10 personnes nées en 1934, il en restait 9 en 1999.

Quant aux conditions de vie de l'adulte, elles aussi ont évolué et il parvient à la retraite en grande forme : son travail a été moins pénible que celui de ses grands-parents, sa retraite est payée et, souvent, anticipée, il a une alimentation plus riche et diversifiée, il possède un réfrigérateur et un congélateur, il voit couler de l'eau potable de son robinet... Il bénéficie également des progrès médicaux de pointe (dépistage, chirurgie, antibiotiques, vaccins...) qui lui permettent de survivre à des maladies auxquelles ses ancêtres succombaient. Le revers de cette médaille, c'est qu'il souffre maintenant de maladies d'usure.

Le millénaire des centenaires

En 2015, près d'un Français sur deux sera âgé de plus de cinquante ans. Il y avait en France 200 centenaires en 1950, 1 000 en 1970, 3 000 en 1990. Il y en a 10 000 en l'an 2000, et il y en aura 150 000 en 2050 ! Et ils voudront être en bonne santé, si possible : selon l'*eugeria,* ou le bien-vieillir d'Aristote (*eu,* « bon », et *geria*, « vieillir »). Toujours selon le Dr Allard, le troisième millénaire sera le leur.

Les 150 000 futurs centenaires ont aujourd'hui cinquante ans. Parmi eux, lesquels seront les élus ? Ceux qui adoptent un état d'esprit positif. La nouveauté n'est donc pas l'existence de centenaires, mais leur nombre croissant. Et, demain, une vie qui n'atteindra pas cent ans sera considérée comme écourtée.

Selon de récentes découvertes en génétique, nous serions programmés pour vivre cent vingt ans. Or, on constate que, si la médecine conventionnelle dépiste et traite de mieux en mieux certaines maladies graves dues au vieillissement, tels l'hypertension artérielle, les accidents vasculaires, cardiaques et cérébraux, elle est incapable d'enrayer la montée en puissance des troubles mentaux, cancers, affections ostéoarticulaires, ou d'éviter la diminution, voire la perte, de la vue ou de l'audition :

– la fréquence des affections ostéoarticulaires liées à l'ostéoporose ou l'arthrose est ainsi maximale entre soixante-cinq et soixante-dix-neuf ans. On dénombre 50 000 fractures du col du fémur par an ;

– la fréquence des troubles mentaux a été multipliée par dix chez les hommes, par cinq chez les femmes depuis 1970. La mortalité par démence augmente (accidents divers dus à un défaut d'appréciation, déconnexion des fonctions vitales, comportements inadaptés…). On comptera sans doute sous peu en France 300 000 personnes atteintes de la maladie d'Alzheimer ;

– la fréquence des cancers augmente de façon exponentielle. Une personne sur deux en sera atteinte dans vingt ans.

Vivre plus longtemps, et plus en forme : oui, mais comment ?

Agir, tout de suite

Une alimentation saine complétée par des suppléments alimentaires est capitale pour qui veut vivre longtemps et en bonne santé. À l'inverse, une alimentation mal choisie peut accélérer le vieillissement, activer les gènes de maux divers. Nous ne mourons pas de vieillesse, mais de maladies ! Les principaux responsables sont les problèmes cardio-vasculaires et les cancers. Or, ceux-ci sont largement influencés par l'alimentation et la protection qu'apportent certains suppléments en micro-nutriments.

Ainsi, plus de 70 % des cancers pourraient être évités grâce à une bonne hygiène de vie, notamment alimentaire. D'autres maladies, telles que l'ostéoporose, la dégénérescence ou la malnutrition, sont suffisamment graves pour assombrir le pronostic vital ! Quant aux troubles de la libido, douleurs

PRINCIPALES CAUSES DE DÉCÈS CHEZ LES PLUS DE 64 ANS

(Source : *La Santé en France,* Haut Comité de santé publique, 1996)

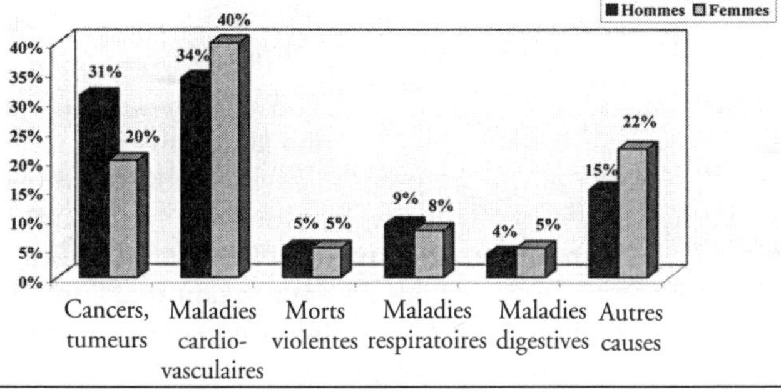

digestives permanentes, mauvaise audition et autres, ils diminuent la qualité de la vie. Tous ces maux, sans exception, ont une composante alimentaire, sur laquelle il est facile de jouer.

Rappelons la formule de Richard Lewonstin, spécialiste éminent de génétique de l'université de Harvard : « Même un trait que l'on hérite à 100 % peut être modifié radicalement par l'environnement. »

Manger équilibré ne suffit plus

La croyance voulant qu'une bonne alimentation fournisse tous les nutriments essentiels est loin de faire l'unanimité. Il faut prendre conscience de ce que les hommes ont fait de la nature, et surtout reconnaître que de nouvelles menaces, associées à notre civilisation, pèsent sur nous. Il n'était pas prévu dans les plans de la nature que, grâce aux avancées médicales (antibiotiques, chirurgie, imagerie médicale...) et environnementales (alimentation, hygiène), nous parviendrions à un âge aussi avancé.

Le Dr Denham Harman, père de la théorie des radicaux libres, précise : « Nous sommes en fait voués, en raison des lois de la nature, à dégénérer après l'âge moyen, c'est-à-dire une fois remplie notre fonction procréatrice. Il ne faut pas oublier que, du strict point de vue de l'évolution des espèces, c'est la transmission des gènes d'une génération à l'autre qui importe, et non une longue vieillesse à laquelle n'est attachée aucune fonction précise. »

La supplémentation n'est pas le dopage

Attention : se supplémenter ne signifie pas se « doper », ce qui serait inutile et dangereux. Tenter d'optimiser sa forme et sa santé par la nutrition, prendre davantage de vitamines, de minéraux, d'oligo-éléments, consommer beaucoup de fruits, du poisson, opter pour une supplémentation hormonale, tout cela ne constitue pas un dopage tant que l'on reste dans les limites physiologiques. Certes, on peut se demander quel est le taux d'hormones optimal pour chaque individu.

Si vous avez la réponse à cette question, vous saurez certainement quel doit être votre taux plasmatique de DHEA (déhydroépiandrostérone), de GH (hormone de croissance) ou de zinc à 60, 70, 80, 90, 100 ans et plus…

Cent ans de jeunesse… pour quoi faire ?

Aujourd'hui, tous les laboratoires du monde nous envoient le même message, selon lequel l'élixir de jouvence est à portée de main. Mais, en attendant l'éternelle jeunesse, nous pouvons parier, yeux fermés, sur un accroissement spectaculaire de la longévité en grande forme. Pour quoi faire ? Pour voyager, découvrir le monde, jouer avec nos arrière-petits-enfants, apprendre des milliers de choses, tomber amoureux ou amoureuse, gagner au loto, nous mettre à Internet, prendre des cours de cuisine, faire repeindre dix fois la salle de bains, contempler des centaines de couchers de soleil, danser, manger des montagnes de framboises, écouter de la musique en regardant les vagues, frotter des brins de lavande entre nos mains, dévaler la montagne, humer des senteurs en forêt encore et encore, jouir de la vie, aimer nos proches et le leur prouver… Bref, être heureux !

Première partie

Les antioxydants, facteurs de longévité

1

Pourquoi vieillit-on et comment retarder ce processus ?

Dès notre naissance, nous vieillissons. Chaque minute qui passe nous éloigne du « début » pour nous rapprocher de la « fin ». Le vieillissement est un processus permanent de transformation, dont la mort est l'étape ultime. Chaque phase influe sur la suivante. Si tout va bien, un enfant en bonne santé et correctement nourri deviendra un adulte épanoui et en pleine forme, et un senior au summum de ses capacités.

Dans nos sociétés, on parle volontiers des « jeunes », mais il est impoli de dire « les vieux ». C'est qu'il est impossible de fixer un point de départ à la vieillesse. Tout au plus pouvons-nous préciser que les « vieux » ont vécu plus longtemps que la plupart de ceux qui les entourent, et qu'ils ont moins de temps à vivre que de temps vécu.

Autrefois, la mort interrompait prématurément le cours de la vie. Aujourd'hui, avant cette inéluctable fin, s'impose le lent processus de la vieillesse qui fait des « vieux » les annonciateurs de la mort. Alors que vieillir signifie donner plus d'années à la vie ! Cette image négative que nous avons du quatrième âge traduit bien sûr notre angoisse face à notre propre mort. En fait, comme le souligne Benjamin Franklin, « tout le monde voudrait vivre longtemps, mais personne ne voudrait être vieux ».

Le naufrage de la vieillesse

Premier cheveu blanc, première ride, difficulté à rester en forme après une nuit écourtée, amélioration plus lente des performances sportives : l'adulte se retrouve, à cause du temps qui passe, avec quelques-uns de ces symptômes si souvent évoqués devant lui. Puis, insensiblement, il avoue : « J'entends de moins en moins bien », « Je me fatigue plus vite qu'avant », « J'ai de plus en plus de douleurs », « Je digère moins bien », « Ma peau se ride », « Je ne dors plus »... Plus il vieillit, plus il se plaint de maux, de ces changements qui surviennent au fil des ans. On résume en disant : « Je vieillis. »

Avec l'âge s'amoindrissent :

- la minéralisation des os
- le volume et la force des muscles
- la mobilité des articulations
- l'épaisseur, l'élasticité et le degré d'hydratation de la peau
- les capacités fonctionnelles pulmonaires et cardio-vasculaires
- la tolérance au glucose
- les défenses immunitaires
- le nombre des neurones
- la vitesse de conduction nerveuse
- la synthèse de certains neurotransmetteurs
- l'acuité sensorielle.

Très logiquement, ce déclin ouvre la porte à une multitude de maladies dégénératives (infarctus, accidents vasculaires cérébraux, arthrose, cancers...).

En vertu de quel principe devrait-on se laisser dépérir sans protester, sans réagir ? Selon quelle loi devrions-nous subir le « naufrage » de la vieillesse, pour reprendre l'expression chère au général de Gaulle ?

Les principales théories du vieillissement

En réalité, personne ne sait pourquoi nous vieillissons. Il s'agit d'un phénomène extrêmement complexe.

Bien sûr, diverses théories ont vu le jour, dont certaines se complètent. Cependant, l'hypothèse qui prévaut aujourd'hui, et semble faire l'unanimité parmi les scientifiques, est celle des radicaux libres. Il faut remonter jusqu'aux rouages les plus secrets de notre corps – les cellules – pour comprendre le processus du vieillissement.

1941 : la théorie de la réticulation (*ou* cross-link)

Au fur et à mesure, certaines molécules se lient à d'autres *(cross-link)*, ce qui entraîne leur inactivation réciproque. Ces molécules liées se dégradent mal et pourraient être responsables du vieillissement.

1955 : les théories génétiques

Dans chaque cellule, nous retrouverions la programmation de notre vieillissement, et donc de notre mort. Nombre d'arguments vont dans ce sens, notamment le fait que chaque espèce possède une durée de vie spécifique, et que nul individu n'y déroge. La souris vit au maximum trois ans, l'homme cent vingt. Par ailleurs, certaines modifications sur un gène particulier entraînent un vieillissement accéléré qui se traduit par la progérie, le syndrome de Werner ou de Down. Dans le premier cas, l'espérance de vie est de quinze ans (au mieux), et la personne meurt en général de maladie cardio-vasculaire : l'aspect de l'enfant est alors celui d'un vieillard.

Plusieurs théories génétiques coexistent. L'une des plus connues est celle des télomères : lors de la division des cellules, les extrémités (les télomères) des chromosomes diminueraient jusqu'à ce qu'ils soient si petits qu'ils ne puissent plus raccourcir. Cette découverte est récente et suscite bien des espoirs car on connaît des cellules immortelles qui ont la capacité d'ajouter de nouvelles séquences télomériques aux extrémités de leurs chromosomes, les empêchant ainsi d'atteindre le seuil critique. Ce n'est qu'une théorie mais, ce qui est sûr, c'est que les cellules se divisent d'autant plus rapidement qu'il leur faut lutter contre les attaques de l'ADN, les oxydants, bref… les radicaux libres. Protégeons nos télomères !

Une autre théorie intéressante est celle du suicide programmé de nos cellules (apoptose) : elles sont censées se détruire d'elles-mêmes, et cette fin est programmée en elles. Ce mécanisme est activé (ou stimulé) par les agressions telles que celles des radicaux libres !

1963 : la théorie des erreurs catastrophiques

De telles erreurs apparaîtraient dans une partie de l'ADN, au fil de ses réplications, au fur et à mesure des divisions cellulaires, pour aboutir à l'inactivation d'enzymes. Celles-ci se concentreraient, avec les protéines, dans les cellules qui, bloquées dans leur fonctionnement, finiraient par en mourir. Cela aboutirait, à la longue, à une désorganisation de l'ensemble de l'organisme.

1969 : les théories immunologiques

Le système immunitaire fonctionnerait de moins en moins bien au fur et à mesure que passe le temps. Il deviendrait notamment incapable de discriminer de façon efficace le « soi » de l'étranger. Il attaquerait alors ses propres protéines, entraînant les maladies auto-immunes. D'où cancers et maladies immuno-dépressives.

1971 : la théorie des mutations somatiques

Les cellules seraient altérées par des mutations spontanées et provoquées par l'environnement. Peu à peu, cette situation affecterait l'organe, puis l'organisme entier.

1973 : les théories neuro-endocriniennes

Notre développement est conditionné en grande partie par les hormones. Or, la production de la plupart d'entre elles décline avec l'âge (hormone de croissance, DHEA, mélatonine, cortisol, hormones testiculaires, ovariennes, thyroïdiennes). L'organisme fonctionnerait alors de plus en plus au ralenti, entraînant la vieillesse et les maladies qui lui sont associées.

2000 : théories génétique, neuro-endocrinienne et radicalaire

Qu'est-ce qu'un radical libre ?

Les premières recherches sur ce sujet datent de 1957. Les radicaux libres, dont plus personne ne pense qu'il s'agit d'un parti politique, ne sont pas des entités vivantes comme des virus ou des bactéries : ils sont bien plus petits ! Ce sont des atomes ou des molécules présentant un électron célibataire à leur surface. Ils ont une vie très courte, une fraction de seconde, sont très instables et réactifs. Car ces corps cherchent à voler des électrons aux structures biologiques voisines, aux molécules de l'organisme, les « oxydant », de façon à ce qu'elles deviennent elles-mêmes des radicaux libres, diversement agressifs, en fonction de leur nature. Il se forme ainsi une réaction en chaîne qui provoque toujours plus d'oxydation tissulaire.

Pour mieux comprendre, une image simple : le radical libre est comme un nouvel arrivant dans un immeuble, qui serait célibataire. Fauteur de troubles, il prend pour maîtresse la femme de son voisin lequel, resté seul, prend lui aussi une maîtresse dont le mari, resté seul, prend une maîtresse, etc. Et ainsi, tout l'immeuble entre dans l'anarchie, puis la communique aux immeubles voisins : car, lorsque le dernier des locataires a perdu sa femme, pour ne pas rester seul il part s'installer dans un autre immeuble où se reproduit le même schéma. Les radicaux libres se conduisent ainsi, comme des voyous, saccageant tout ce qu'ils trouvent sur leur passage au sein de notre troupeau de cellules dociles et organisées.

Ces substances ont été mises en évidence par les fabricants de… pneus ! En effet, ces derniers cherchaient à comprendre pourquoi le caoutchouc rancissait. Ils ont découvert que, sous l'influence de l'air et du soleil, les pneus se craquelaient. À l'origine du phénomène : les radicaux libres. Dans notre organisme, ils contribuent au vieillissement de diverses manières.

La théorie

Pour compliquer le tout, les radicaux libres sont indispensables à la vie. Ils sont les produits normaux du fonctionnement de nos cellules. Le simple fait de respirer en génère. Grâce à eux, une cellule malade meurt plus vite, et peut donc être remplacée : sans eux, notre organisme pullulerait de cellules malades ou inefficaces, ce qui engendrerait notre fin rapide. Il est même possible que certains cancers se développent en raison de l'incapacité de la cellule à s'autodétruire. Par ailleurs, les radicaux libres sont indispensables pour lutter contre les agents infectieux par phagocytose (ils « avalent » les bactéries).

En réalité, c'est l'excès de radicaux libres qui est néfaste. S'ils ne sont pas les seuls agents du vieillissement, ils y contribuent et l'aggravent. Mauvaise nouvelle : ils commencent leurs attaques à notre naissance. Bonne nouvelle : nous avons sur eux de plus en plus d'informations pour limiter leurs dégâts, voire les faire reculer dans certains cas. Les gros pourvoyeurs de radicaux libres sont désormais connus : tabac, pollution, stress, médicaments particuliers, un certain type d'alimentation et d'hygiène de vie. Dans la plupart des cas, il est possible d'agir sur eux.

L'oxygène, ami et ennemi

Comme les pneus, constitués de carbone, notre organisme est le siège d'oxydations correspondant à un rancissement.

Ce terme désigne la modification biochimique et structurelle de la matière vivante (ou non) sous l'influence de l'oxygène que contient l'air. Cet oxygène nous est indispensable pour vivre, mais nous mourons à cause de lui. Nous vieillissons donc plus ou moins vite en fonction de notre oxydation, de notre rancissement. Par quels phénomènes ?

Les oxydants (ou radicaux libres) s'attaquent d'abord aux membranes cellulaires, constituées de graisses : c'est la lipoperoxydation. Celles-ci s'altèrent, deviennent perméables aux agents infectieux, chimiques, hormonaux, etc. Les cellules ne sont plus nourries normalement. Peu à peu, les structures intracellulaires sont atteintes, notamment les mitochondries.

DANS LA FAMILLE « RADICAUX LIBRES »

Voici les 5 principaux radicaux libres connus à ce jour. Nul doute que de nouveaux oxydants seront identifiés dans les années à venir.

- **Radical hydroxyle** (OH)

Se forme à partir de l'anion superoxyde et du peroxyde d'hydrogène en présence de fer et de cuivre. Dû au rayonnement solaire. Il provoque de nombreuses lésions attribuées au vieillissement.

- **Radical superoxyde** (O-)

Anion superoxyde très instable, entraîne la formation de toute une série de radicaux libres. Dû à l'oxygène. Brûle les graisses et les sucres. Se lie aux globules rouges pour améliorer l'immunité, mais favorise l'inflammation.

- **Radical peroxynitrite** (NO-)

Dû à l'oxydation des nitrates alimentaires présents dans les hot dogs, charcuteries, lait, fromages... bref, tous les produits d'origine animale, mais aussi dans l'eau de table des régions à agriculture intensive, les produits cosmétiques, certains médicaments. Attaque nos protéines et nos gènes. Le NO- est impliqué dans les maladies rhumatismales, neurologiques et digestives.

- **Peroxyde d'hydrogène (H_2O_2 ou eau de javel)**

Généré par certains enzymes, il n'est pas en lui-même un radical libre, mais peut donner naissance au radical hydroxyle.

- **Oxygène singulet** (O)

Dû aux UV. Responsable des rides et des cancers cutanés.

Ceci entraîne des troubles de la respiration des cellules, qui finissent par conduire à leur mort. Enfin, c'est au tour du noyau d'être agressé : ses ADN et ARN, auxquels les radicaux libres se lient également, se déforment au point de créer des maladies. Scléroses, inflammations chroniques, cancer, souffrance immunitaire... plus de cent maladies sont directement imputables aux radicaux libres. Et on en connaîtra probablement bien plus dans un avenir proche. Leur excès, ou le « stress oxydatif », est responsable de toutes les pathologies ci-dessous :

- **Maladies de dégénérescence (liées au fait que nous vieillissons)**

– cancer
– sclérose

- **Maladies liées à l'affaiblissement de l'immunité**

– infections virales
– allergies
– certaines formes de diabètes
– dysfonctionnement thyroïdien
– polyarthrite rhumatoïde
– fragilité accrue aux infections

- **Maladies cardio-vasculaires**

– angines de poitrine
– infarctus
– varices
– pathologies capillaires : syndromes de Raynaud
– autres : pertes de mémoire et des fonctions cognitives et relationnelles, insuffisance cérébrale, hypertension artérielle

- **Troubles de la régulation hormonale en partie due aux radicaux libres**

– mastose, kyste mammaire ou ovarien, fibrose, endométriose chez la femme
– adénome de la prostate chez l'homme

- **Dégénérescence du système visuel**

– cataracte
– dégénérescence maculaire de l'œil

- **Dysfonctionnement général**

– fatigue anormale
– hypersensibilité au stress
– sécheresse et rides de la peau

LES MALADIES PROVOQUÉES PAR LES RADICAUX LIBRES

(Source : Aprifel 1999)

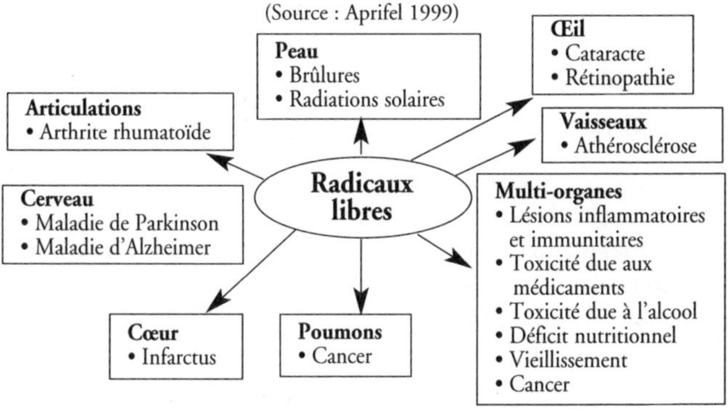

– perte des cheveux
– maladie d'Alzheimer

Les alliés des radicaux libres : nos ennemis

On a identifié les facteurs favorables à la production des radicaux libres, et à leur maintien en quantités excessives.

- **L'environnement :**

– rayons solaires, fumée, poussière ;
– radiations ionisantes ;
– substances xénobiotiques (étrangères à l'organisme, provenant de l'air, de l'alimentation, des médicaments) ;
– herbicides, insecticides, métaux toxiques ;
– médicaments de synthèse utilisés en cancérologie, anti-inflammatoires, antibiotiques, anti-infectieux… tous les médicaments « anti » sont oxydants.

- **Les déficits nutritionnels en antioxydants :**

Les besoins en antioxydants varient en fonction du bagage génétique, de l'état de santé, de l'hygiène de vie. Ils sont à adapter au cas par cas, selon la nature de l'environnement et les habitudes de vie : tabac, pollution, destruction de la couche d'ozone, agriculture intensive, etc.

• **Le stress :**

Prolongé et mal contrôlé, il provoque une surconsommation voire une fuite des nutriments essentiels à la défense antiradicalaire.

Les antioxydants, ennemis de nos ennemis

Ce que les oxydants redoutent le plus, ce sont bien sûr les antioxydants dont les recherches ont montré, depuis dix ans, le rôle majeur qu'ils jouent. Certes, l'organisme sait faire face seul aux radicaux libres ! Il leur oppose continuellement son armée d'enzymes et d'autres antioxydants, à l'efficacité tout aussi impressionnante. Selon leur nature, ces véritables « forces de l'ordre » feront obstacle aux intrus, les dirigeront vers des voies sans issue, stopperont leur prolifération ou encore se sacrifieront elles-mêmes en mourant au combat. Les pertes sont élevées dans les deux camps, et il est vital de soutenir le nôtre.

Des antioxydants se trouvent naturellement dans notre organisme qu'ils protègent en permanence de l'action néfaste de l'oxygène : il s'agit des vitamines, des minéraux et des enzymes. L'homme ne fabrique pas les deux premières, qu'il lui faut aller chercher, notamment dans l'alimentation, et plus particulièrement dans les fruits et légumes !

Pour mettre en évidence ces faits, les scientifiques ont réalisé une expérience originale : l'étude 10 par jour. Mais voyons tout d'abord quelques définitions, qui nous seront fort utiles.

Quelques définitions préalables

Acides aminés

Les acides aminés sont des molécules simples qui, savamment enchaînées, constituent les protéines. Neuf d'entre eux sont qualifiés d'essentiels, car nous ne savons pas les synthétiser : il faut donc les acquérir par l'alimentation. Les autres sont tout aussi importants, mais nous sommes capables de les fabriquer : ils n'ont pas droit à l'appellation « essentiel ». Ils sont présents dans les aliments protéiques, animaux ou végétaux.

Enzymes

Ce sont des protéines qui accélèrent les réactions biochimiques, synthétisent ou dégradent les molécules complexes qui nous composent et nous permettent de fonctionner. Chaque cellule est une petite usine de transformation chimique. À l'intérieur, les enzymes convertissent les produits élémentaires (acides aminés, minéraux, oligo-éléments) apportés par la circulation sanguine en produits finis : hormones, protéines. Les vitamines et minéraux jouent le rôle de coenzymes activatrices, et leur présence en quantité insuffisante ralentit des chaînes entières de réactions. Nous sommes livrés avec un système enzymatique intégré, c'est-à-dire que nos enzymes ne proviennent pas de l'alimentation. En revanche, attention ! Certains additifs provoqueraient des troubles digestifs par inactivation enzymatique, selon le Dr Le Goff[1]. Il s'agit des conservateurs E 220 à 227, ainsi que le E 290, des antioxydants E 338 à 341, et des émulsifiants E 450, E 460 à 466, E 470 à 475 et E 480 à 483. Lisez bien les étiquettes.

Vitamines

Une vitamine est un micronutriment extrêmement puissant, présent dans l'organisme en quantité infime. C'est une « amine » indispensable à la vie, d'où son appellation. Il existe diverses sortes de vitamines, mais toutes ont des points communs : elles sont indispensables au bon fonctionnement de l'organisme (leur carence provoque des troubles), n'apportent pas de calories, agissent en quantité infinitésimale, ne peuvent pas être fabriquées par le corps – donc il doit les importer –, elles ne peuvent pas se remplacer mutuellement. Les vitamines peuvent agir seules, mais elles sont le plus souvent utilisées comme coenzymes, c'est-à-dire qu'elles agissent comme constituants d'une enzyme.

1. Auteur de *Nourrir la vie, encyclopédie de l'alimentation biologique et de l'équilibre nutritionnel*, Éditions Roger Jollois, 1997, Paris.

Les vitamines sont fragiles et facilement détruites par les traitements industriels. C'est dans les aliments « bruts » qu'on en trouve le plus.

Minéraux

Les minéraux sont des métaux ou des métalloïdes impliqués dans l'ensemble de l'activité des cellules. L'homme ne peut pas vivre s'il n'en a pas une vingtaine à sa disposition, qu'il ne fabrique pas et doit importer, comme les vitamines. Ils jouent un rôle vital car ils participent à la synthèse enzymatique. Lorsqu'ils figurent en quantité importante dans l'organisme, on appelle les minéraux des macroéléments. C'est le cas du calcium, du phosphore, du soufre, du potassium, du sodium, du chlore et du magnésium. Les oligo-éléments sont présents en quantités très faibles (fer, zinc, silicium, cuivre), voire sous forme de traces (manganèse, nickel, cobalt, iode, sélénium, fluor, chrome, molybdène, étain, vanadium).

Acides gras

Ce sont les composants principaux des graisses. Constituants essentiels des membranes cellulaires, ils jouent également un rôle de réserve énergétique. Là aussi, il existe des acides gras dits « essentiels », que nous ne savons pas fabriquer, tels que les fameux oméga 3 présents dans les poissons gras. Les acides gras ne sont pas des antioxydants, mais participent de bien d'autres manières à l'antivieillissement.

Dix fruits et légumes par jour

Comment les modifications de régime alimentaire agissent-elles sur le « statut antioxydant » de l'organisme ? Une étude récente apporte des éléments de réponse.

Le principe était de tester les effets d'apports en fruits, légumes et graisses sur les « marqueurs d'oxydation lipidique ». Cent vingt-trois volontaires sains ont été soumis à trois types de régime :

- un « régime contrôle » pauvre en fruits et légumes

(4 portions de 30 g par jour, tout de même, soit 120 g) et apportant 36 % de calories lipidiques ;

• un régime riche en fruits et légumes (9 portions par jour), et par ailleurs similaire au précédent ;

• un régime combiné, à la fois riche en fruits et légumes (10 par jour) et pauvre en lipides (26 % des calories), avec une prédominance de graisses polyinsaturées. Dans les trois cas, l'apport énergétique était ajusté aux besoins pour maintenir un poids stable tout au long de l'étude.

Les 123 personnes ont d'abord suivi le régime contrôle pendant trois semaines. Elles ont ensuite été séparées en trois groupes comparables, chacun étant soumis pendant huit semaines à l'un des trois régimes.

Divers dosages sanguins ont permis d'apprécier le « statut oxydatif » de l'organisme – c'est-à-dire de mesurer la quantité de radicaux libres et d'antiradicaux –, avant et après intervention diététique : teneur en malonyldialdéhyde (MDA), lipides plasmatiques, caroténoïdes, rétinol, tocophérol. Les chercheurs ont également dosé la capacité d'absorption du radical oxygène (ORAC), reflet de la capacité antioxydante globale du plasma. Enfin, ils ont mesuré le taux d'éthane expiré, traduisant le degré de lipoperoxydation in vivo.

Les résultats ont été clairs : les fruits et légumes sont de puissants antioxydants. En effet, dans le groupe contrôle pauvre en fruits et en légumes, l'excrétion respiratoire d'éthane a sensiblement augmenté, traduisant une forte oxydation lipidique. En revanche, elle n'a pas été modifiée dans le groupe fruits-légumes, et a même diminué dans le groupe combiné, ce qui reflète une réduction de l'oxydation.

La capacité antioxydante du plasma (ORAC) a été réduite dans le groupe contrôle et a augmenté de façon très claire dans les deux autres groupes, ainsi que les concentrations plasmatiques en caroténoïdes. L'attention était focalisée sur ces deux derniers composés, mais d'autres antioxydants (comme les flavonoïdes, la vitamine C…) ont certainement contribué à accroître la capacité antioxydante du plasma. À titre d'exemple, le simple fait d'ajouter 5 ou 6 portions de fruits et légumes par jour aux 4 du régime contrôle a pour effet d'augmenter l'apport en vitamine C de 200 mg. Dernier fait particulièrement instructif : l'effet bénéfique des végétaux sur la tension artérielle.

Les 123 participants ont été recrutés pour une autre étude, intitulée Dash *(Dietary Approch to Stop Hypertension)*, destinée à évaluer l'impact de l'alimentation sur la pression artérielle de 354 sujets sains. Ceux qui ont suivi le régime fruits et légumes, et surtout le régime combiné, ont vu leur tension artérielle baisser de manière importante au terme des huit semaines – fait d'autant plus appréciable qu'il s'agissait de personnes hypertendues.

La réduction des graisses alimentaires est, depuis de nombreuses années, le cheval de bataille des cardiologues. On peut supposer, à la vue de cette étude, que la consommation de fruits et de légumes marquera le nouveau millénaire. Le régime « dix fruits et légumes par jour » a démontré sa supériorité dans la prévention antioxydante, estime le Dr T. Gibault, de l'Aprifel.

Pour vous aider à bénéficier au maximum des substances bioactives présentes dans vos fruits et légumes, nous vous proposons en annexe une « ronde des saisons », à consulter avant d'aller faire votre marché... Vous ferez ainsi le plein en vitamines et minéraux, et permettrez aux enzymes de fonctionner correctement.

Apprenez à reconnaître vos alliés

Voici la liste des antioxydants reconnus comme tels à ce jour. La plupart des nutriments (vitamines, minéraux, acides aminés...) peuvent jouer un rôle antioxydant : s'ils ne figurent pas sur cette liste, c'est que l'essentiel de leur action connue se situe dans un autre domaine.

Les deux familles d'antioxydants

Notre système de défense contre les radicaux libres est complexe. On peut classer nos guerriers antioxydants en deux grands groupes : les antioxydants internes et externes.

PRINCIPALES SUBSTANCES ANTIOXYDANTES				
Vitamines	**Minéraux**	**Acides aminés et protéines**	**Enzymes**	**Autres**
Vitamine C	Sélénium Zinc	Cystéine	Glutathion peroxydase (GPX)	Indoles (DIM) Terpènes
Vitamine E (naturelle)	Manganèse Magnésium	Méthionine		
Vitamine Q10		Acide lipoïque	Glutathion transférase (GST)	
Vitamine A		Acide urique		
Rétinol Caroténoïdes (bêta-carotène et lycopène, lutéine)		Bilirubine (pigment jaune de la bile)	Glutathion réductase (GRD)	
Vitamine P (bioflavonoïdes) Proantho-cyanidines, flavones et flavonols : quercétines, kaempférol, pectine		Glutathion (Gsh) Tryptophane Phénylalanine	Superoxyde dismutase (SOD) Catalase	

LA GUERRE DES TRANCHÉES

Chaque antioxydant s'attaque à « son » oxydant. La superoxyde dismutase (SOD) lutte par exemple contre les radicaux superoxydes.

SOD : radical superoxyde
Bêta-carotène : oxygène singulet
Vitamine E : oxydant des lipides des membranes
Glutathion : radical hydroxyle
Coenzyme Q10 : radicaux libres produits dans les mitochondries (« poumons des cellules »)

Les antioxydants internes sont des enzymes, des protéines et d'autres éléments qui seront détaillés plus loin. Les principaux sont :

- la glutathion peroxydase (GPX) ;
- la glutathion transférase (GST) ;
- la glutathion réductase (GRD) ;
- la catalase ;
- la superoxyde dismutase (SOD) ;
- N. acétyl-cystéine (NAC). Ce dernier possède une place à part. C'est un acide aminé antioxydant, précurseur de l'enzyme glutathion peroxydase.

Les antioxydants externes proviennent de l'alimentation ou de la supplémentation. On les appelle aussi *« scavengers »*. Ce sont les :

- vitamines, minéraux et oligo-éléments ;
- acides aminés soufrés (méthionine, cystéine) ;
- acides aminés aromatiques (phénylalanine) ;
- acides aminés indoliques (tryptophane) ;
- acide alpha-lipoïque.

Les stratégies de défense de l'organisme

Contre les agresseurs, le corps dispose de deux lignes de défense : à la périphérie et à l'intérieur des membranes cellulaires, et dans les cellules elles-mêmes.

Première ligne de défense : le milieu graisseux dans les membranes

A ce niveau, ce sont les vitamines liposolubles qui travaillent, un peu comme des « éboueurs ». Elles piègent une partie des intrus pour les diriger vers la sortie. On retrouve au cœur de ces mécanismes la coenzyme Q10, la vitamine E, le bêta-carotène, l'enzyme superoxyde dismutase.

La coenzyme Q10 a été récemment reconnue comme antioxydant. Certains spécialistes affirment même qu'elle serait dix fois plus active que la vitamine E, pourtant une référence en la matière... Elle possède la propriété exclusive de fournir des électrons pour neutraliser le très dangereux oxygène singulet. Elle augmente par ailleurs l'activité antioxydante de la vitamine E. Elle se trouve au cœur de la membrane lipidique, tandis que la vitamine E possède ses quartiers à la périphérie de cette membrane. Toutes deux agissent ensemble pour une meilleure répartition des tâches et une plus grande efficacité.

Deuxième ligne de défense : le milieu aqueux dans la cellule

Ici, ce sont la vitamine C, les bioflavonoïdes, les vitamines B et le glutathion qui jouent leur rôle.

RÉTABLISSONS LES « *GAP JUNCTION* »

Les cellules communiquent constamment entre elles : elles échangent des informations (signaux intracellulaires), partagent des nutriments. Ces échanges se réalisent à travers d'innombrables petits canaux qui traversent les membranes de deux cellules voisines. Ils permettent la diffusion de petites molécules hydrosolubles de cytoplasme en cytoplasme. Ces cellules, qui ont des *gap junction* (ou des jonctions communicantes) efficaces, partagent à chaque instant leurs stocks d'acides aminés, de sucres et d'acide nucléique nécessaires à leur activité, qu'il s'agisse de petites molécules pour la nutrition (dont l'eau) ou la réparation. Elles échangent aussi des ions et d'autres messagers qui participent à la régulation de nombreux gènes. Ces bonnes pratiques de communication participent grandement au contrôle de la prolifération des cellules, ainsi qu'à leur bon fonctionnement.

Lorsqu'il y a rupture (ou absence) de communication intercellulaire, certaines cellules deviennent isolées. Elles échappent alors au contrôle des cellules environnantes, ce qui peut entraîner divers dysfonctionnements, le développement de pathologies, et notamment du cancer. Des études, conduites par le Pr John S. Bertram (Centre de recherche sur le cancer de l'Université d'Hawaii), ont montré que les caroténoïdes activent un gène qui stimule la communication entre les cellules. Dans de nombreuses tumeurs, la communication intercellulaire est déficiente. Lorsqu'on la restaure, la prolifération des cellules cancéreuses est ralentie.

La nutrithérapie, médecine du XXIe siècle

Cette médecine est l'approche nutritionnelle de la maladie. En nutrithérapie, on utilise exclusivement des molécules naturelles, donc hautement métabolisables. Ceci signifie qu'elles sont reconnues par l'organisme comme adaptées à l'homme : il les a déjà rencontrées dans l'alimentation.

En nutrithérapie, les molécules utilisées sont les mêmes, mais renforcées et purifiées. Selon Yves Ponroy, fondateur des laboratoires du même nom, un des leaders français dans le domaine, c'est la médecine du XXIe siècle. Il témoigne : « La phytothérapie existe depuis des millénaires puis est apparue l'homéopathie en 1870, et enfin l'allopathie dans les années 1950, ce qui est excessivement récent. Demain, la quatrième voie de soin possible sera la nutrithérapie. Cette dernière est fondée sur la biochimie (*bios :* vie), contrairement à l'allopathie, exclusivement fondée sur la chimie. Cette approche implique un aspect de prévention, une prise en compte du fait que l'on travaille sur du vivant *(bios)*, et sur la cause plutôt que sur le symptôme. Enfin, et surtout, c'est l'acceptation de l'aspect multifactoriel de la maladie (génétique, environnement…). Les nutrithérapeutes ne sont pas des gourous assénant la vérité et excluant toute autre forme de soin ! »

Les débuts de la nutrithérapie remontent aux années 70. « À l'époque, se souvient Yves Ponroy, le soin par la prévention, la nutrition et le naturel était une idée tout à fait incongrue ! Il faut se replacer dans le contexte. Lors de la Seconde Guerre mondiale, la chimie est arrivée sur le devant de la scène thérapeutique. C'est la grande époque des sulfamides anti-infectieux et des antibiotiques. Ces deux innovations majeures ont conféré à la chimie une très grande notoriété, à tel point que l'on croyait que tous nos maux allaient disparaître grâce à elle. Je travaillais alors dans un laboratoire et je voyais bien que cette "nouvelle" médecine ne s'intéressait qu'aux symptômes. Par exemple, si les hypoglycémiants ont été une invention majeure pour les diabétiques, elle ne les a jamais soignés : ces médicaments ramènent la glycémie à la normale, mais le patient est toujours diabétique ! Il devient alors un diabétique avec un taux de sucre normal… Mais sa maladie est ailleurs : elle réside dans un déséquilibre métabolique. Il faudrait donc stimuler ce métabolisme d'une manière ou d'une autre. Or, avec la chimie, on ne peut qu'inhiber, jamais stimuler. Stimuler n'est possible qu'avec des molécules naturelles. La médecine allopathique est dépassée, elle a atteint son seuil de compétence. Avec les molécules naturelles, tout reste à faire : il n'y a aucune limite. »

Pourquoi la nutrithérapie est-elle encore si peu connue ?

D'abord en raison de l'essor de la chimie, mais aussi pour des raisons financières. « Les substances naturelles ne sont pas brevetables, ou très rarement, nous explique encore notre interlocuteur. Donc, ça n'intéresse pas les laboratoires pharmaceutiques d'investir des millions d'euros dans des recherches qui profiteraient ensuite à tous. Pourtant, la santé mérite mieux que la chimie. Savez-vous que seules les substances naturelles peuvent s'insérer où il le faut pour corriger un déséquilibre ?

Considérons les maladies dégénératives du cerveau, par exemple, qui vont devenir l'une des priorités en raison du vieillissement de la population. Il faut savoir que notre cerveau est très bien gardé, et que rien ne passe sa membrane. Il se protège de tout, et seules quelques molécules naturelles, forcément lipidiques et d'une certaine classe, ont le feu vert pour aller réparer certaines lésions. La chimie, bien plus grossière, ne passe pas, et heureusement car elle risquerait de faire des dégâts considérables. Aujourd'hui, on n'a pas le choix : c'est le naturel ou la chirurgie.

En fait, on peut distinguer deux types de maladies : les maladies externes, dues à un virus, une bactérie…, qui relèvent éventuellement de la chimie, et les maladies internes (rebaptisées maladies de civilisation), qui relèvent de la biochimie.

Cancer, maladie cardio-vasculaire, maladie auto-immune… tout cela est un échec total pour la médecine moderne. Malgré ses soi-disant progrès, et malgré des autosatisfactions que l'on entend ici ou là. Et il ne s'agit pas seulement de maladies imputables au vieillissement : il y a également de plus en plus de diabète juvénile et de cancer du sein chez des femmes de trente-cinq ans ! La nutrithérapie va devenir incontournable. Il commence à y avoir une prise de conscience de ce qu'est une maladie : c'est une lésion biochimique, donc réparable avec la biochimie, pas avec la chimie ! Il est temps que toutes les médecines cohabitent pour n'en former qu'une, au service de notre santé.

L'attentisme français

Les scientifiques anglophones s'étonnent toujours de l'attentisme de leurs homologues d'outre-Manche. Pourquoi « attendre » ? Et attendre quoi ? On ne sait pas. Les Français arguent du manque de preuves, d'études, de recul, en concluent que les suppléments alimentaires sont inutiles, voire dangereux. Quoi qu'il en soit, cette attitude passéiste gêne considérablement l'essor de ces produits en France et, hélas, nous trouvons toujours des complexes vitaminiques ridiculement sous-dosés.

C'est une position politique propre à la France ; en Angleterre ou en Belgique, le choix est bien plus vaste. Or, ne pas agir, c'est se laisser mourir, comme l'affirment de nombreux gérontologues, qui précisent que nous sommes en guerre, et que l'enjeu de cette lutte est la vie ou la mort.

Nous sommes tous concernés. Chacun est libre de décider de son attitude. Rappelons-nous l'un des fléaux les plus dévastateurs des temps anciens : le scorbut. Certains scientifiques ont pressenti très tôt que le manque de fruits frais en était la cause. Il fallut attendre deux siècles pour que ce soupçon se mue en « certitude » et que la France inclue des citrons dans les rations de ses marins. Entre-temps, plus de 200 000 d'entre eux étaient morts ! Le Dr Walford, professeur de pathologie et de gérontologie à l'université de Californie à Los Angeles, raille : « Certains chercheurs préfèrent attendre, “voir venir”, comme ils disent, avant d’agir. S’ils attendent trop longtemps, ils risquent de ne plus rien voir du tout ! »

À une époque où l’échec n’est plus toléré, les performances physiques et psychiques ne sont pas un luxe. Plus que jamais, nous sommes engagés dans la lutte pour la vie. Vivre plus longtemps ? Oui, mais si on peut vivre mieux. Puisque « papy boom » il y a, faisons tout pour rester des seniors en bonne santé. « L’avenir du vieux, c’est la médecine, l’avenir de la médecine, c’est le vieux », conclut le Dr Allard, gériatre et président de la fondation Ipsen (Institut de produits de synthèse et d’extraction naturelle).

Ce guide pratique de longévité bénéficie des dernières recherches sur le vieillissement et présente nombre de recettes pour se protéger des méfaits du temps. Le nombre d’années qu’il nous reste à vivre ne dépend que de nous.

Pourquoi les médecins restent-ils méfiants ?

Cette nouvelle approche de la maladie semble une question de bon sens. « Or, ce dernier n’est pas toujours partagé par les plus instruits, déplore Y. Ponroy. Nous changeons en permanence, nous ne sommes pas comme hier, et demain nous verra encore différents. C’est que notre organisme se reconstruit chaque jour : avec un simple verre d’eau nous changeons notre métabolisme. Nous avons donc un immense pouvoir sur nous-même et sur notre santé. Nous sommes notre premier médecin. On a laissé croire au public que la maladie tombait du ciel, que c’était une question de malchance : on l’a déresponsabilisé. Or, dans la grande majorité des cas, c’est lui-même qui crée sa maladie. Les médecins, ravis de détenir “le savoir”, ont participé à cette infantilisation. D’ailleurs, aujourd’hui, s’ils s’ouvrent à la nutrithérapie, c’est parce qu’ils voient clairement les limites de la médecine classique. Mais il n’y a toujours pas de cours de nutrition en fac de médecine ! »

Les suppléments alimentaires sont-ils chers ?

Ils le sont, mais de manière relative. « Tout est aussi une question de culture. En Russie, où les habitants ne sont pas franchement riches, on n'achète que du naturel. De même en Chine, ou au Moyen-Orient. Dès que l'on approche des pays "latins", cartésiens et "convertis" à l'allopathie, nous avons des difficultés à convaincre. » D'autre part, la baisse de prix provient de la demande : plus nous serons nombreux à réclamer des produits naturels, moins ils seront chers. Le même phénomène s'est produit pour les produits bio ! D'ores et déjà, quelques assurances privées proposent de rembourser leurs adhérents sur demande : il suffit de motiver sa supplémentation, d'expliquer ses besoins et ses choix. C'est un grand pas en avant ! Enfin, nombre des produits proposés dans ce livre sont importés et les taxes sont exorbitantes. Le gouvernement participe donc largement à ce désagrément.

Attention aux prix très bas : les produits ne peuvent pas être de bonne qualité, et c'est là que vous risquez de perdre votre argent. Des flacons en vente par correspondance à 4,25 € ou des multivitamines à 2,30 € les 100 comprimés ne peuvent rien pour vous. Ne vous laissez pas tenter.

D'autres considérations sont un peu plus philosophiques : est-il préférable de se prendre en charge pour un certain coût mensuel, sans espérer être assisté par la société, ou bien ne rien dépenser soi-même et se laisser guider par des équipes médicales qui, lorsque la maladie est là, décident de notre corps et de notre avenir à notre place ?

LES CHIFFRES DU MARCHÉ

La nutrithérapie représente 5 % du marché contre 75 % pour l'allopathie, 10 % pour la phytothérapie et 10 % pour l'homéopathie. Elle devrait progresser de 3 % à 5 % par an. 10 % des Français consomment des suppléments alimentaires, contre plus de 60 % d'Américains.

ESTIMATION DES BESOINS QUOTIDIENS EN VITAMINES			
VITAMINES	AQR (2000)	WILLIAMS	PAULING
Vitamine A	600-800 µg ER	15 000 UI	20 000 à 40 000 UI
Vitamine B1	1,1-1,3 mg	20 mg	50-100 mg
Vitamine B2	1,5-1,6 mg	20 mg	50-100 mg
Vitamine B3	11-14 mg	200 mg	300-600 mg
Vitamine B5	3-10 mg	150 mg	100-200 mg
Vitamine B9	300-330 µg	400 µg	400-800 mcg
Vitamine B12	2,4 µg	90 µg	10-200 mcg
Vitamine C	110 mg	2 500 mg	1 000 à 18 000 mg
Vitamine E	12 UI	400 UI	800 UI

Mesures : mg = milligrammes ; 1 mcg = 1 µg (microgramme) = 1 millionième de g ; UI = unité internationale.

Supplémentation et apports recommandés

Vous avez certainement entendu parler des ANC (apports nutritionnels conseillés), aussi appelés AJR (apports journaliers recommandés) ou AQR (apports quotidiens recommandés). Ils ont été établis par le Cnerna (Centre national de coordination des études de recherche sur la nutrition et l'alimentation).

Il s'agit des quantités de nutriments en deçà desquelles certaines maladies peuvent apparaître. Par exemple, au-dessous de 60 mg par jour de vitamine C, on risque le scorbut. Mais à des doses sensiblement plus élevées, elle améliore la santé et la longévité. Il y a quarante ans, Williams, Linus Pauling, Irwin Stone et bien d'autres chercheurs affirmaient déjà que l'homme non seulement pouvait, mais devait consommer bien plus que les AJR pour éviter, à long terme, des subcarences.

De nombreux chercheurs pensent donc qu'il faut réviser les AJR à la hausse, et associer plusieurs antioxydants afin d'éviter des déséquilibres entre eux. Ainsi, un fort surplus de bêta-carotène fait chuter le taux de lycopène. Il en est de même pour de nombreux nutriments, qui marchent souvent par « paires ».

Étant donné que les risques d'hypervitaminose sont proches de zéro et qu'à l'inverse les risques de carences et subcarences sont clairement décrits (ils concernent 80 % de la population), il devient urgent de se pencher sur le problème.

Quelques expériences parmi d'autres

Le « PNB » de la souris

Des centaines de chercheurs cherchent à freiner la sénescence, sur tous les plans. Comme il est difficile d'évaluer la validité d'une découverte à l'échelle humaine (la durée de vie étant trop longue), toutes les expériences sont menées en laboratoire : comme la plupart des animaux cobayes ont une vie relativement courte, il est facile d'observer, dans un groupe, ceux qui survivent le plus longtemps.

Une expérience intéressante a été menée sur des souris. Réalisée par Richard Cutler, du National Institute on Aging's Gerontology Research Center de Baltimore, elle montre que l'administration de phénylbutylnitrone (PNB) prolonge de 20 % la vie du rongeur (ce qui correspondrait chez l'homme à un gain de vie de quinze ans). Cet antioxydant a non seulement ralenti le vieillissement, mais aussi supprimé certains symptômes propres à la souris âgée.

Une autre étude, toujours sur des rongeurs, montre que ce même PNB résorbe les lésions cérébrales provoquées par les radicaux libres et rétablit la mémoire immédiate. Les déficiences de mémoire dues à l'âge sont souvent considérées comme irréparables. Cette étude suscite donc un immense espoir, celui de pouvoir « rajeunir » le cerveau. Cependant, ces deux études (et la quasi-totalité de celles menées sur les antioxydants) ont un point commun : les résultats ne sont pas permanents. Les déficiences de mémoire et les chutes de performances, observées lors des parcours en labyrinthes, réapparaissent dès l'interruption des injections.

S'il n'est pas utopique de l'imaginer, il n'existe pour

l'instant aucun médicament capable d'arrêter ou de changer le cours du vieillissement. Malgré son orgueil, l'espèce humaine n'est qu'une espèce parmi d'autres : des limites de longévité lui sont imposées. Nous devons donc continuellement fournir à notre organisme de grandes quantités d'antioxydants pour ralentir le tic-tac de notre horloge biologique. C'est l'un des objectifs de la nutrithérapie. Tout comme les diabétiques doivent s'injecter régulièrement de l'insuline, nous devons tous – à commencer par les personnes âgées – nous supplémenter régulièrement en antioxydants.

Vous reprendrez bien cinq ans et demi de vie ?

Une étude américaine portant sur 12 000 personnes à qui l'on administre vitamine C, vitamine E et micronutriments est particulièrement parlante. Par rapport au groupe placebo (des personnes qui ont reçu des comprimés neutres), le groupe sous antioxydants présente les caractéristiques suivantes :

- les hommes ont un taux de mortalité par cancer réduit de 25 %, et par pathologie cardio-vasculaire de 34 %. Leur espérance de vie augmente de cinq ans et demi ;
- les femmes ont un taux de mortalité par cancer réduit de 10 %, et par pathologie cardio-vasculaire de 22 %. Leur espérance de vie n'est augmentée que de deux ans et quatre mois. Cette différence s'explique parce que les femmes sont protégées par leurs œstrogènes jusqu'à leur ménopause. Par ailleurs, grâce à leurs pertes menstruelles, elles éliminent du fer, métal oxydant.

30 % de calories en moins pour 30 % de vie en plus ?

Cela fait déjà quelque temps que les chercheurs ont mis en corrélation restriction calorique et longévité. De nombreuses expériences animales démontrent, de façon claire, que les individus en restriction calorique de 30 à 40 % par rapport à une alimentation « normale » vivent de 20 à 40 % plus longtemps (et même davantage). Le régime a été testé sur des daphnies, des rats, des guppys, des protozoaires, des rongeurs et des singes. Même quelques humains ont décidé de se lancer dans l'aventure et testent sur eux-mêmes cette cure de jouvence.

Les résultats sont évidemment passionnants, et certains chercheurs comme Walford[1] n'hésitent pas à affirmer qu'une personne qui, dès l'âge de vingt ans, réduirait ses apports caloriques de 20 % vivrait jusqu'à... cent quarante ans. Même sans commencer aussi jeune, adopter ce régime plus tard apporte toujours des bénéfices.

Les paramètres de santé sont aussi bien meilleurs dans le groupe des « restreints », puisque le corps des singes cobayes renferme 10 % de graisses (contre 25 % pour les autres), moins de triglycérides, qu'il y a davantage de DHEA et que la pression artérielle comme la température corporelle sont plus basses.

La restriction calorique évite donc les maladies de surcharges, mais ses répercussions bénéfiques vont bien au-delà : si un régime riche en calories active les facteurs de croissance dans le premier quart de la vie, l'effet sera inverse dans le dernier quart. Ceci a été démontré par le Dr Tyler Parr, un biochimiste spécialiste du vieillissement. Ces facteurs de croissance ne seront plus produits en quantités suffisantes lors de la vieillesse, alors que l'individu en a désespérément besoin. À ce sujet, Walford aime évoquer l'île d'Okinawa, au Japon, où les habitants ont un régime pauvre en calories mais riche en nutriments, et qui compte quarante fois plus de centenaires que dans toutes les autres îles de l'archipel nippon...

Précautions d'usage en cas de restriction calorique

Précision importante : tous les animaux soumis à la diète calorique étaient supplémentés en vitamines et minéraux car, en deçà d'un seuil (1 800 calories par jour pour un homme

1. Le responsable de Biosphère 2. Lors de cette expérience réalisée en Arizona, des volontaires ont vécu deux ans coupés du monde dans une bulle. Ils produisaient leur propre nourriture mais, les rendements se révélant faibles, il leur fallut restreindre leurs rations alimentaires. Walford les aida à éviter les carences et en profita pour relever les marqueurs biologiques courants.

DE LA LEVURE À L'HOMME ?

La restriction calorique (RC) consiste en une réduction de la prise calorique sans malnutrition. Très récemment, la recherche dans ce domaine a réalisé un grand pas. Dans une communication au centième « General Meeting of the American Society for Microbiology », Michel Jazwinski (université de Louisiane) a présenté ses travaux portant sur la levure *Saccharomyces cervisiae,* à partir de laquelle il a créé un modèle expérimental d'étude des processus de vieillissement. Il a découvert qu'en diminuant les prises nutritionnelles de la levure, sa durée de vie augmentait. Il montre par ailleurs que la restriction calorique retarde beaucoup les effets du vieillissement, tout comme chez les mammifères. Ce travail a permis de donner un cadre d'étude à la restriction calorique : il est devenu possible de quantifier les apports optimaux d'alimentation de cette levure, lui conférant une durée de vie époustouflante. Parallèlement, Leonard Guarente, du Massachusetts Institute of Technology, a identifié, toujours chez cette levure, un gène régulateur de la durée de vie. Avec la réduction du métabolisme calorique, et donc la mise en place d'une restriction calorique, sa durée de vie s'allonge, s'allonge… Les chercheurs espèrent développer à terme un médicament qui permettrait de bénéficier des avantages de la restriction calorique sans ses inconvénients.

moyen), les carences sont inévitables. Ce régime est aussi idéal pour perdre du poids, mais un étudiant en philosophie qui s'est lancé dans ce programme reconnaissait ne pas être très sexy avec sa seule peau sur les os…

Quoi qu'il en soit, si la restriction calorique est indéniablement un facteur de longévité, il faut également voir qu'une vie de privation manque singulièrement de charme, et que personne ne sait si la monotonie n'entraîne pas un vieillissement accéléré !

Pour les personnes âgées, le problème est inverse : elles ne mangent pas assez. Nombre d'entre elles, pour diverses raisons, sont en effet dans un état de sous-nutrition parfois dramatique, et donc en situation de carence avérée. Mieux vaut raison garder et éviter les excès, dans un sens comme dans l'autre.

Walford lui-même reconnaît que la restriction calorique n'est pas simple à mettre en œuvre, même s'il la pratique lui-même. Il précise d'ailleurs qu'en mangeant des mets de plus grande qualité, on se met automatiquement en restriction calorique relative. Si, en effet, l'on donne une alimentation à volonté de type hamburger-frites-fromage-sucre, les volontaires mangent sans sourciller 3 000 calories. En proposant aux mêmes volontaires une alimentation à la fois de haute qualité et rassasiante, ils se contentent spontanément de 2 500 calories. En mangeant mieux, on diminue donc de 500 calories ses apports ; d'autre part, la qualité de la nourriture est très certainement un facteur primordial dans la réussite d'un régime, quel qu'il soit.

2

Les substances et aliments à éviter

Manger doit rester un plaisir. Mais une modification des habitudes alimentaires peut être nécessaire afin de retrouver les vrais plaisirs d'une nourriture saine et adaptée. Méfions-nous des « faux » plaisirs inculqués par le marketing, accompagnés d'avantages subtilement mis en avant tels que le gain de temps. Des « progrès » dont, au bout du compte, notre organisme se passerait bien. Il suffit de veiller, avec un plaisir attentif, à l'ordinaire de notre assiette. Nos goûts évoluent au fil des années et de nos besoins. La course contre la montre commence dès notre naissance, voire avant.

Le meccano de la vie

Notre corps « traite » 1 à 1,5 kg de nourriture par jour. Cela signifie tout de même que, dans une vie, nous consommons environ 4 bœufs, 20 porcs, 8 moutons, 400 poulets, 250 kg de poisson, 3 000 kg de pain, de pâtes ou de riz, 7 000 kg de fruits et légumes, 600 kg de beurre, d'huile ou de margarine… en moyenne, bien sûr. Et ces aliments ne font pas que passer : nous les assimilons, ils nous donnent non seulement de l'énergie, mais encore deviennent « nous ». Après un impressionnant démontage-remontage – la digestion –, nos cellules utilisent ce qu'elles veulent des huîtres, carrés de chocolat, quartiers de mandarine… C'est ainsi que cette nourriture se mue en globules rouges, cellules de notre peau, cheveux ou os. Dans le grand jeu de meccano de la vie, nous sommes donc exactement comme de la salade verte ou une tranche de pâté, mais monté différemment. Cela donne à réfléchir : si nous mangeons n'importe quoi, ne devenons-nous pas n'importe quoi ? Chaque minute, 200 millions de nos cellules disparaissent pour être remplacées par de jeunes cellules… vigoureuses si le carburant est bon, défaillantes s'il est bas de gamme. À mesure que nos cellules meurent, c'est notre corps qui vieillit et la rapidité à laquelle se déroule ce processus dépend en grande partie de ce que nous consommons. Les aliments sont en effet des ensembles très complexes d'agents pharmacologiques très puissants qui, en pénétrant dans nos cellules, en modifient la composition chimique et le fonctionnement.

Alors que nous savons de mieux en mieux ce qu'il faut manger, il serait illogique de ne pas mettre toutes les chances de notre côté pour tirer le meilleur parti de notre organisme, de notre environnement, de notre alimentation… afin d'en profiter le plus longtemps possible. S'il existait une potion magique permettant de vivre éternellement, ne tenteriez-vous pas l'impossible pour la boire ? Nous avons aujourd'hui la certitude que certains comportements, aliments et suppléments alimentaires peuvent prolonger notre vie. Cela ne coûte rien ou presque. Le prix à payer si l'on ne suit pas ces conseils ? Des années de vie en moins.

Mais avant de savoir quoi consommer, il faut apprendre quoi proscrire de notre alimentation, connaître les substances toxiques à éviter. Et elles sont nombreuses.

Que de poisons dans notre environnement !

Parmi les indéniables facteurs de vieillissement : la pollution. Celle-ci arbore de multiples visages, et on ne peut passer sous silence la toxicité insidieuse et chronique des métaux lourds et pesticides. Nous avons ajouté à cette liste noire quelques polluants notoires – curieusement peu remis en cause – tels que le polystyrène ou les additifs. Ces ennemis se combattent eux aussi. Le mieux est bien entendu de les éviter au maximum, mais ce n'est pas toujours possible. Les antioxydants viennent encore une fois à la rescousse, complétés parfois par un minéral ou un composé particulier. Faites-en des cures régulières si vous êtes particulièrement exposé.

Les métaux lourds

Les métaux lourds toxiques sont tolérés par notre organisme, puisqu'ils sont présents dans la nature. Cependant, au-delà d'une certaine quantité, ils deviennent toxiques et, en deçà, ils le sont aussi lorsque leur état moléculaire n'est plus compatible avec notre métabolisme (différence ou absence d'ionisation rendant les corps inorganiques). La pollution de l'environnement concourt à notre intoxication via l'alimentation ou la respiration.

Le plomb

Nous entendons rarement parler de saturnisme, car cette maladie atteint surtout des personnes vivant dans des immeubles très vétustes. En revanche, la surcharge chronique est fréquente et passée sous silence ! Pourtant, on trouve du plomb partout, et, comme ses sels sont solubles, il migre facilement dans les rivières et nappes phréatiques, et donc dans notre eau. Son absorption est nettement corrélée à une baisse du QI.

Il entre dans la composition de nombreuses peintures, du tabac, de produits pour l'agriculture, le bâtiment, la chimie, la pharmacie, l'artisanat (émaux, céramiques, bougies). On l'utilise encore dans l'essence et pour la fabrication des autoroutes : sur les 260 000 tonnes de plomb fabriquées en France par an, 200 000 sont utilisées pour notre réseau autoroutier. Et bien sûr, nous polluons l'ensemble de la planète : les salades cultivées près des autoroutes affichent jusqu'à 50 mg de plomb par kilo et on en a retrouvé 500 fois plus dans les neiges du Groenland en 1977 qu'en 1900. Imaginons le chiffre atteint en l'an 2000…

Le mercure

C'est le seul métal liquide, et son autre nom d'hydragyre (eau d'argent) montre la fascination qu'il exerçait sur les alchimistes. Bien que les thermomètres au mercure soient désormais interdits, ce métal est toujours présent dans certains médicaments, pesticides, piles, accumulateurs électriques, miroirs, colorants et, bien sûr, dans le Mercurochrome. Le plus grand risque d'absorption de ce métal reste l'intoxication alimentaire, notamment par l'ingestion de gros poissons (tels que le thon) se trouvant à l'extrémité de la chaîne alimentaire : leur organisme est saturé du mercure présent dans les proies qu'ils ont avalées.

À propos des amalgames dentaires

Appelés à tort « plombages », les amalgames dentaires sont des alliages de métaux. Ils comportent en général des composés mercuriels et de l'argent. On sait aujourd'hui qu'ils provoquent une intoxication chronique activée par la salive. Plus ces alliages sont complexes, plus les risques sont importants de se retrouver avec de véritables « piles » dans la bouche. On se souvient tous de la personne qui captait la radio par leur intermédiaire… Les amalgames peuvent provoquer divers troubles : douleurs et problèmes nerveux, allergies ou inflammations. Beaucoup de dentistes préfèrent désormais poser des composites résineux inertes à leurs patients, d'autant qu'ils sont eux-mêmes susceptibles de contracter une toxicose au mercure : ils sont en effet très exposés à ses vapeurs lors du fraisage des dents. Vous pouvez faire changer vos « plombages » : c'est une excellente idée, mais attention ! Une mauvaise dépose peut être pire que le mal. Il faut absolument choisir un dentiste aux compétences avérées.

Le cadmium

Après le plomb, c'est le toxique que nous respirons le plus souvent. Les peintures, plastiques, produits photo, la fumée de cigarette, en rejettent 83 tonnes par an dans l'atmosphère. Nous en avalons également lorsque nous mangeons des aliments acides contenus dans une assiette en porcelaine ou céramique.

POUR LIMITER L'INGESTION DE CES POLLUANTS

- Otez soigneusement les feuilles extérieures des légumes, la pelure des fruits s'ils ne sont pas bio, ou au moins lavez-les sous l'eau courante (pas dans un saladier !).
- Jetez les boîtes de conserve qui traînent chez vous depuis plus d'un an, durée à partir de laquelle la teneur en plomb des aliments augmente.
- Ne buvez pas de jus de fruits en canette métallique : il y a une possibilité d'oxydation.
- Limitez votre consommation d'abats, qui concentrent ces métaux.
- Pas d'ustensiles de cuisine en aluminium, pas d'aluminium pour enrober vos aliments.

L'aluminium

Les batteries de cuisine de nos grand-mères étaient en aluminium. Mieux vaut éviter d'en hériter, car ce métal migre dans les aliments chauffés, surtout s'ils sont acides, et son absorption est corrélée avec la maladie d'Alzheimer. Pensez-y aussi lorsque vous préparez de belles papillotes avec du jus de citron.

Les polystyrènes

Ils composent une grande partie de nos emballages alimentaires et transmettent du styrène, composé cancérigène, aux aliments qu'ils protègent.

Le fluor

Sous la forme que nous lui connaissons, c'est-à-dire le fluorure de sodium, c'est un réel toxique qui ne se rencontre pas dans la nature. Tous les dentifrices ou presque en contiennent et, s'il peut effectivement être utile localement, il ne faut pas en avaler. Se rincer abondamment la bouche après le brossage rituel est indispensable. Évitez les comprimés de fluor à avaler. On dit que le thé, les algues ou les germes de blé en contiennent, ce qui est vrai, mais il s'agit en fait de fluorophosphate de calcium. Ce dernier est parfaitement absorbé et protège effectivement des caries.

Les pesticides

Qu'il s'agisse d'insecticide, d'herbicide, de fongicide ou autre « cide » (« qui tue »), ces produits sont particulièrement dangereux, et plus encore pour le manipulateur (l'agriculteur) que pour le consommateur. On note une augmentation notable de cancers du cerveau chez les personnes qui les utilisent pour leur travail.

Si vous n'avez jamais vu une séance d'épandage sur un champ, préparez-vous à être impressionné : l'applicateur (c'est son nom) est protégé de la tête aux pieds par une combinaison spéciale, et porte un masque et des gants. S'il ne prenait pas ces précautions, il s'exposerait à de très graves brûlures. On accuse également les pesticides de s'accumuler dans le cerveau, la moelle, les ovaires et surrénales et d'y provoquer des dégâts irrémédiables, d'être cancérigènes, de provoquer des épilepsies.

Bref, ces produits sont extrêmement toxiques… mais nous les ingérons ensuite, dans les aliments ou l'eau, parce qu'ils s'infiltrent dans le sous-sol. Quant aux nitrates, dont on parle beaucoup, et qui contaminent effectivement peu à peu nos dernières réserves d'eau potable, ils se transforment dans notre estomac en nitrites, sous-produits hautement cancérigènes.

La pluie

D'un élément on ne peut plus naturel, l'homme a réussi à faire un polluant. Chargée de nos résidus toxiques, elle s'acidifie et… retombe sur nous, puisque c'est son rôle ! Les pluies acides nous attaquent, de même que les arbres ou les pierres. Il n'est plus question de se rincer les cheveux avec cette eau, ou d'en arroser les plantes fragiles, et les aquariophiles ont renoncé depuis longtemps à en remplir leur bac.

TOXIQUE	PRÉSENCE	CONSÉQUENCES POUR L'ORGANISME	PROTECTEURS NATURELS
Plomb	Tout l'environnement	Anémie, anorexie, troubles nerveux, crises d'angoisse, vertiges, troubles de mémoire, douleurs musculaires ou abdominales	Vitamines C, E, calcium, zinc, algue (fucus), fer, fruits (la pectine de fruits, associée à leurs fibres, transforme le plomb en sels métalliques insolubles et non absorbables donc excrétés), ail, charbon de bois, argile
Mercure	Les poissons prédateurs comme le thon	Atteinte des appareils urinaire, digestif et génital, décalcification, atteinte des glandes surrénales et du pancréas, allergies, anémie, anorexie, troubles de l'humeur, hallucination, dépression, trouble de la latéralité…	Sélénium, vitamines C et E, fruits, ail, charbon de bois, argile
Cadmium	L'atmosphère, la vaisselle en céramique ou en porcelaine	Anorexie, troubles articulaires, amaigrissement, troubles dentaires et cutanés	Zinc, calcium, fruits, ail, charbon de bois, argile
Polystyrènes	Emballages alimentaires	Agression possible du patrimoine génétique (ADN et ARN)	Aucun. Évitez son utilisation.
Aluminium	Casseroles, emballages, papier, pansements gastriques, certains déodorants	Troubles nerveux paralysants, psoriasis, troubles de mémoire, épilepsie, insuffisance hépato-rénale chronique, co-facteur de la maladie d'Alzheimer	Aucun. Évitez son utilisation.
Fluor	Dentifrices, insecticides	Fluorose : déséquilibre calcique et magnésien, mauvais état des os et des dents (!)	Aucun. Évitez son absorption.
Pesticides	Tout l'environnement	Divers en fonction du produit	Aucun. Rincez bien les végétaux, mangez bio !

Les éthers de glycols

L'innocuité de ces molécules amiphiles (solubles à la fois dans l'eau et dans les graisses) n'a été étudiée que très récemment, alors qu'elles sont employées depuis une trentaine d'années. En 1994, André Cicolella, un chercheur de l'Inrs, a donné l'alerte sur leurs risques possibles, mais on l'a prié de cesser ses travaux séance tenante. Les quatre principaux composés qu'il dénonçait furent cependant interdits à l'usage domestique. On sait maintenant qu'ils sont nocifs, notamment pour les systèmes reproducteurs masculin et féminin, probablement aussi pour le fœtus. On les retrouve dans les peintures, vernis, produits ménagers, encres, colles, dans certaines spécialités pharmaceutiques et cosmétiques...

À noter : si vous décidez de suivre une cure d'argile détoxiquante, faites le bon choix. Refusez les argiles stérilisées (une argile est naturellement stérile et antiseptique !), aseptisées aux rayons gamma ou chauffées au four. La plupart des argiles disponibles sur le marché ont malheureusement subi l'un de ces traitements. Nous vous conseillons la marque Argiletz. Pour le charbon, nous vous conseillons le charbon de Belloc en capsules molles de Chefaro-Ardeval.

Les additifs

Les industriels en utilisent plus de 2 000. Certains de ces produits ont été autrefois employés à bon escient, pour conserver des produits alimentaires, mais la plupart sont aujourd'hui inutiles, voire toxiques. On pourrait par exemple se passer de tous les colorants et autres agents d'aromatisation, qui n'aident pas à la conservation. Certes, la quantité consommée peut paraître très faible ; le problème réside surtout dans la diversité et la méconnaissance absolue des conséquences de ce véritable cocktail absorbé chaque jour par notre organisme.

Cela fait cinquante ans que certains scientifiques tirent la sonnette d'alarme, mais il est très tentant d'employer ces additifs pour la préparation de mousses qui se tiennent, pour

LISTE DES ADDITIFS SUSPECTS

Accidents vasculaires : E 250, 251, 252
Antivitamine B1 : E 222 à 227
Antivitamine B12 : E 220
Aphtes : **E 330**
Cancérogènes : **E 123**, 131,142, **210**, 211 à 218, 239
Métaux lourds : E 171 à 174
Chélateurs de fer : E 236 à 238
Calculs rénaux : E 477 (cet additif n'est pas mentionné sur les étiquettes)
Troubles digestifs : E 220 à 224, 226, 338 à 341, 407, 450, 460 à 463, 465, 466, 470 à 475
Interférences cérébrales : glutamate de sodium
Troubles du foie ou des reins : E 230 à 233
Anémiants : E 250 à 252
Troubles cutanés : E 230, 231, 232, 233, 311, 312
Attention aussi à : E 102, 110, 120, 123, 124, 125, 127, 129, 141, 150, 152, 153, 240, 241, 477, ferrocyanures, acide guanylique, acide inosinique.

Source : Antoine Roig, *Dictionnaire des polluants alimentaires,* Cévic, 1985

obtenir une belle viande bien rouge, des pommes luisantes, des bonbons fluo ou des sirops colorés. Parce qu'on ne dépasserait pas les doses tolérées, il n'y aurait pas de danger… Non seulement ce raisonnement est aberrant, puisqu'un poison reste un poison, même à petite dose, mais encore il est faux : si on calcule la tolérance de l'être humain pour chaque élément ajouté, qu'en est-il pour l'ensemble des multiples additifs ingérés dans une même journée ? Le Pr Bauer, cancérologue, parle de cocancérogenèse : des produits de synthèse a priori non cancérigènes peuvent le devenir s'ils sont associés à d'autres molécules du même type.

Il faut donc faire la chasse aux additifs. Pour y parvenir, lisez attentivement les étiquettes : certains produits en contiennent une liste tout à fait impressionnante. Il faut cependant rester méfiant, car certaines étiquettes ne comportent pas obligatoirement la liste des additifs utilisés : c'est le cas de nombreux alcools (bière, cidre, eau-de-vie, mousseux, hydromel), de certains produits laitiers (laits concentrés et en poudre, laits fermentés, fromages frais et fermentés) et des produits à base de cacao.

Pour éviter les additifs suspects, **reportez-vous au tableau p. 61**. Nous avons classé leurs conséquences sur la santé par ordre alphabétique. Les E inscrits en gras sont particulièrement suspects.

Les aliments raffinés

On raffine les céréales, le sucre, le sel et les huiles pour rendre leur stockage et leur conservation plus faciles. Le raffinage n'est pas un simple nettoyage destiné à enlever les fibres. C'est une succession d'opérations hautement techniques, guère appétissantes : pour les céréales, on ôte les enveloppes adhérant à l'amande par usinage sur des cônes d'abrasion. Le grain perd alors la couleur brune du son, il est « blanchi ». Il peut être également glacé, c'est-à-dire enrobé de glucose et de talc.

Les aliments raffinés, très appauvris en vitamines, minéraux et autres microéléments, n'apportent que des calories vides. Comme nous avons besoin de ces éléments pour métaboliser correctement, ces aliments sont non seulement carencés, mais aussi carençant, puisque nous devons puiser dans nos propres stocks de minéraux pour les digérer. Il est donc médicalement absurde de raffiner les aliments parce qu'on les rend inadaptés à notre physiologie.

Les procédés de raffinage

- *Le sucre.* La canne à sucre est broyée (ou la betterave, trempée dans de l'eau chaude). Ensuite, on traite ce produit à la chaux, pour neutraliser les acides organiques, puis à l'anhydride carbonique et sulfureux ; puis il est bouilli pour la clarification, et on le décolore au sulfoxylate de sodium. Alors commence le raffinage

ATTENTION !

Les céréales complètes non bio sont encore pires que les céréales blanches. Elles conservent leurs fibres et leurs micronutriments mais gardent aussi les résidus de pesticides « coincés » dans leur enveloppe. Si vous en mangez, apprêtez-vous à avaler de l'acétate de phénylmercure et du silicate de méthoxy-éthylmercure, deux conservateurs de semences très dangereux (2 g suffisent à tuer un adulte). Mais vous « bénéficierez » aussi des pesticides, désherbants, insecticides… c'est-à-dire de toutes les substances absorbées par la plante. Le pesticide Lindane, par exemple, est autorisé par la législation française à raison de 1 mg par kilo de farine panifiable. Mais l'Allemagne interdit la commercialisation de farine en renfermant plus de 0,1 mg/kg. Au cours du transport, en plus de cette substance, les grains sont encore arrosés de dibrométhane, phosphore d'aluminium… un joli cocktail nature, sain et savoureux ! Évitez donc la farine, les pâtes, riz et autres pains complets, s'ils ne sont pas bio.

proprement dit. Le saccharose est isolé pour devenir « chimiquement pur », afin de répondre à la législation (les « impuretés » éliminées sont les vitamines, protéines, minéraux, oligo-éléments, qui seront données aux animaux sous forme de mélasse !) ; la substance ainsi obtenue est éventuellement… recolorée, pour donner du sucre roux. Le sucre peut être stocké des années. Détail ironique : le « vrai » sucre (complet) n'a pas le droit à l'appellation « sucre »… Il se nomme : « Suc de canne complet ». Le processus est pratiquement identique pour le sel.

- *les huiles.* Si elles ne sont pas de première pression à froid, c'est qu'elles ont subi des outrages assez violents (pour la majorité d'entre elles). Les huileries industrielles pratiquent une extraction à l'aide de solvants provenant de la distillation du pétrole, dont le plus utilisé est l'hexane. On procède alors à la distillation sous vide, supposée éliminer toute trace de cette substance (mais est-ce possible ?). Enfin, on passe au raffinage proprement dit : démucilagination, neutralisation, décoloration, désodorisation puis… recoloration ! Un ensemble d'opérations chimiques et physiques qui se font à des températures comprises entre 100 et 200 °C.

Les aliments à surveiller de près

Généralités

Certains aliments doivent être consommés avec prudence. Il en est ainsi des huiles végétales polyinsaturées riches en oméga 6 : huile de carthame, de maïs, de tournesol, de soja. Elles s'oxydent facilement (elles sont rapidement altérées par l'oxygène) et sont par conséquent susceptibles de produire des radicaux libres toxiques. Dans cette même catégorie, on peut ajouter la margarine et les œufs en poudre incorporés à une large variété de préparations industrielles, telles que flans et desserts déshydratés, plats déshydratés, biscuits, etc.

Remplacez les huiles de cuisson par l'huile d'olive, seule matière grasse stable à haute température. Pour une utilisation à froid, vous pouvez également choisir l'huile de colza, de noix, ou de macadamia.

Les acides gras « trans »

Certains procédés industriels sont nécessaires à l'élaboration de produits gras et solides. L'hydrogénation, notamment, consiste à ajouter de l'hydrogène à haute température aux acides gras saturés de l'aliment, opération surnommée « perte d'identité », parce qu'elle transforme la structure moléculaire. Une huile de tournesol hydrogénée peut ainsi, à l'analyse, devenir une huile d'arachide !

Résultat : si les molécules végétales de départ possèdent des acides gras insaturés (bénéfiques pour la santé cardio-vasculaire), appelés « cis », ils deviennent des acides gras saturés à la fin de l'opération, que l'on appelle des « trans ». En Grande-Bretagne et aux États-Unis, ce problème est bien connu du public et soulève de violentes polémiques, car ces pays sont de grands consommateurs de margarine, mais on y

À ÉVITER

- tout produit comportant la mention « Huile végétale partiellement hydrogénée » ;
- les aliments riches en graisses cachées : viande, produits laitiers, peau des volailles ;
- les charcuteries consommées trop régulièrement ;
- la cuisson à trop haute température des viandes, volailles, poissons, sucre (caramel) qui génère des composés chimiques hautement délétères. On les soupçonne d'accélérer le déclenchement de plusieurs types de cancers : du foie, du pancréas, du sein, du côlon ;
- les boissons bouillantes, qui peuvent occasionner des brûlures et ulcérations sur la muqueuse de l'œsophage. À force, ces agressions favorisent le cancer dans cette zone ;
- les boissons alcoolisées, qui doivent être limitées à un ou deux verres par jour – vin rouge de préférence –, en évitant les alcools forts. Jusqu'à cette dose, l'alcool protège ; au-delà, il accélère le vieillissement de façon vertigineuse. Le cerveau d'un jeune alcoolique de trente ans ressemble à celui d'un homme de cinquante ans ;
- les sucreries. Elles provoquent des sécrétions répétées d'insuline, formidable accélérateur du vieillissement ;
- les aliments et les compléments alimentaires recelant du fer, sauf carence révélée par un dosage sanguin. Il accentue les effets des radicaux libres et oxyde tout ce qu'il rencontre sur son passage ;
- les produits contenant des nitrates, pesticides ou additifs. Ceci est en particulier valable pour tous les produits préparés. Préférez les produits bio, ou au moins issus de l'agriculture raisonnée. Évitez les produits longue conservation ;
- les aliments appauvris par un mauvais type de préparation : ionisation, stockage et trempage prolongé, cuissons multiples, plats réchauffés, barbecue, grill, micro-ondes.

mange aussi beaucoup de produits contenant des graisses hydrogénées « cachées » : quiches, viennoiseries, biscuits, pizzas, tartes préparées. Une famille consomme en moyenne, à son insu, entre 8 et 13 g d'acides gras « trans » par jour (maximum recommandé : 5 g). Selon certains scientifiques (indépendants), les acides gras « trans » seraient responsables de dizaines de milliers de morts en raison de leurs effets délétères. Le lobby des margarines (ainsi que les scientifiques qui le cautionnent) affirme que rien n'est prouvé. Ce n'est pas l'avis de leurs opposants, qui démontrent que ces acides gras :

- prennent la place des acides gras polyinsaturés (qui combattent le cholestérol) sans en avoir les propriétés puisqu'ils augmentent ce même taux de cholestérol ;
- perturbent les cellules en empêchant la synthèse de prostaglandines, essentielles pour la protection du cœur ;
- ne sont pas reconnus par les cellules ;
- favorisent les inflammations ;
- passent librement la barrière placentaire chez la femme enceinte, pour prendre la place des bons acides gras dans le cerveau du fœtus ;
- empêchent le rassasiement du bébé. Les femmes qui allaitent et consomment de la margarine ne rassasient pas leur enfant, et sont obligées d'allaiter plus fréquemment ou de passer au biberon : le lait de ces femmes serait carencé. Mais en quoi ? On ne sait pas.

Il faut enfin savoir que la margarine, loin d'être un aliment naturel, est un produit hautement sophistiqué qui subit de nombreuses opérations et contient souvent de multiples additifs, dont l'arôme « beurre » ! En partant des graines végétales, les industriels dégomment (par chauffage avec adjonction éventuelle d'acide phosphorique), raffinent (en ajoutant un mélange de soude et de carbonate de sodium), décolorent (avec de l'acide sulfurique ou chlorhydrique), désodorisent (par chauffage), hydrogènent (haute température plus hydrogène), estérifient (selon une autre technique de solidification). Si, en France, les margarines ne sont pas hydrogénées, on trouve néanmoins des huiles hydrogénées dans la majorité des biscuits, pizzas et pâtes à tartes.

Le sel

Consommé en excès, comme c'est malheureusement très souvent le cas, c'est un véritable ennemi caché. En 1998, l'étude Monica-France, portant sur 3 000 personnes prises au hasard dans plusieurs villes de France, donnait lieu à un rapport. Ce dernier, repris en toute bonne foi dans les médias, affirmait entre autres qu'il n'y avait aucun rapport entre la consommation de sel et l'hypertension. Or, l'un des coauteurs, néphrologue de renom, était rétribué par… les industriels du sel. La conclusion de ce document était et reste malheureusement fausse.

L'échec de la lutte contre l'hypertension

L'hypertension artérielle touche près de 7 millions de personnes en France et représente la plus grosse dépense de santé, avec plus de 7 milliards de médicaments antihypertenseurs vendus par an. Elle atteint plus de 40 %

CONSOMMATION DE SODIUM ET POTASSIUM SELON L'ALIMENTATION

(Source : *Ces aliments qui nous protègent,* Éditions Terre Vivante, 1999)

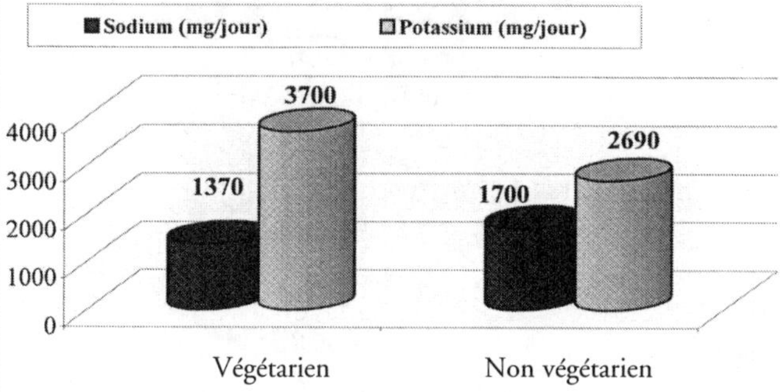

des personnes après soixante-dix ans. Les résultats thérapeutiques sont quasi nuls en regard des « efforts » déployés : moins de 50 % des hypertensions sont dépistées (1 hypertendu sur 2 n'a pas conscience de sa maladie), moins de 20 % sont guéries – bien que plus de 70 % soient traitées.

Ceci aboutit à des chiffres tout simplement grotesques : à Strasbourg, par exemple, seuls 8 % des hommes ont une tension correcte – ce chiffre peut sans doute être extrapolé à tout le territoire national. Or l'hypertension augmente le risque d'infarctus du myocarde et d'accidents vasculaires cérébraux (AVC) dans de formidables proportions. Vous avez 10 fois plus de risques pour une pression artérielle augmentant de 125/75 à 175/105 mm de mercure.

Il faut noter que les seuils d'hypertension ou de tension « normale » sont tout à fait arbitraires. Ainsi, la relation entre

TENSION ARTÉRIELLE SELON L'ALIMENTATION

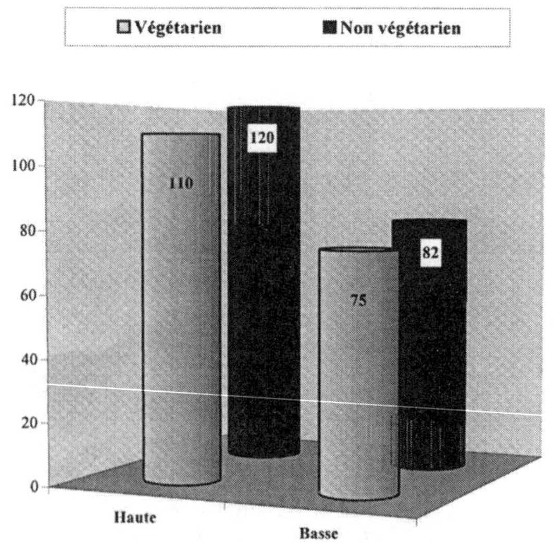

la survenue d'une maladie cardio-vasculaire et le niveau de pression artérielle apparaît déjà bien au-dessous des 140/90 mm de mercure, seuil dit « d'hypertension ». C'est donc en réalité 15 millions de Français qui ont une pression artérielle trop élevée. Si l'on ne prend pas de mesures, il faut alors accepter les 300 000 à 400 000 accidents cardio-vasculaires – dont 100 000 à 150 000 aboutissent à un décès – qui surviennent chaque année en France. Un bon tiers est directement imputable à l'hypertension.

La relation entre hypertension et sel ne date pas d'hier. Un médecin chinois notait déjà il y a quatre mille cinq cents ans que « si trop de sel est ajouté aux aliments, le pouls durcit ». L'étude la plus parlante sur le sujet, intitulée Intersalt, s'est déroulée en 1997 et porte sur 10 000 personnes dans 32 pays. Elle montre que la réduction – même faible – de la consommation de sel entraîne une diminution de pression artérielle pouvant atteindre 5,6/5 mm de mercure. Mais en quelques semaines on parvient déjà à des résultats bien supérieurs à ceux obtenus par les médicaments antihypertenseurs. Les bénéfices sont encore supérieurs si l'on associe à la réduction de sel une perte de poids.

L'hypertension n'est pas une fatalité

On peut très bien se protéger de l'hypertension. En effet, celle-ci n'est en aucun cas inéluctable, et certaines populations n'en souffrent absolument pas. Les bushmen du Kalahari, certains peuples de Nouvelle-Guinée, d'Amazonie ou de Bornéo (sans aucun lien génétique) n'ont ni hypertension, ni maladie cardio-vasculaire, ni AVC. Ce sont donc des facteurs typiques des pays industrialisés qui ont été recherchés… et trouvés. Les trois grands coupables sont : le surpoids, une consommation excessive de sel et, à l'inverse, une insuffisance de potassium. D'autres facteurs tels que le stress, le tabac, l'alcool et la sédentarité n'arrivent que très loin derrière. Dans cette affaire, le fameux paradoxe français ne nous protège pas, car ses bienfaits ne concernent que l'infarctus du myocarde. En revanche, on constate une augmentation de 100 % des accidents vasculaires cérébraux depuis ces dix dernières années.

À la recherche du sel caché

Malheureusement, moins saler ses aliments ne peut pas changer grand-chose, car 96 % du sel que nous ingérons est du sel « caché », c'est-à-dire présent dans les aliments industrialisés sans que nous en ayons conscience. Un argument de plus en faveur des produits simples, frais et à préparer soi-même. Quelques exemples ? Dans un bol de céréales, il y a plus de sel que dans un bol d'eau de mer, et dans un bol de soupe instantanée, il y en a 10 fois plus ! Il faudrait donc faire un grand nettoyage dans les produits industriels. La Grande-Bretagne a décrété le 10 février 2000 une journée de lutte contre le sel. À cette occasion, les industriels ont juré qu'ils souhaitaient réduire de 10 à 40 % la teneur en sel de leurs préparations. À suivre.

Mais en France, le sel représente un chiffre d'affaires de 3,9 milliards de francs par an, ce qui constitue un marché colossal… qui n'est rien à côté de celui des boissons. Or, plus on mange salé, plus on boit, et certains spécialistes curieux ont calculé que, si l'on baisse de 30 % la consommation de sel dans l'alimentation, on fait chuter de 40 milliards de francs le marché des boissons, toutes catégories confondues (en dehors de l'eau du robinet). Nous sommes bien peu de chose…

On l'a vu, les produits industriels contiennent presque tous du sel. Mais certains sont pires que d'autres :

- soupes et concentrés de bouillon ;
- viandes et poissons salés (anchois, caviar, hareng salé, sardines, thon et saumon en conserve, toutes les charcuteries y compris le jambon) ;
- graines et noix salées ;
- craquelins, bretzel, pop-corn salé ;
- choucroute industrielle, olives, marinades ;
- ketchup, moutarde, raifort, monoglutamate de sodium (MGS) – additif –, les sauces en général y compris la sauce au soja ;
- sodas.

SOURCES DE POTASSIUM (EN MG POUR 100 G)			
LÉGUMES		FRUITS	
Persil	800	**Abricots secs**	1 520
Épinards	529	**Bananes séchées**	1 150
Topinambours	478	**Raisins secs, figues séchées**	780
Pourpier	450	**Noix**	770
Ail	446	**Dattes**	690
Fenouil	430	**Avocat**	677
Champignons	420	**Banane**	522
Pissenlits	420	**Noix de coco**	385
Oseille	390	**Abricots**	380
Artichaut	385	**Melon**	315
Brocolis	370	**Kiwis**	300
Pommes de terre	370	**Groseilles**	287
Betteraves	326	**Cerises**	280
Potiron	323	**Grenades**	250
Céleri	320	**Prunes, raisins**	232
Chou-fleur	320	**Figues fraîches**	220
Salsifis	320	**Framboises, mûres, coings, pêche**	**200**

Source : Pierre Meneton, Inserm, U367, Paris

Le potassium à la rescousse

C'est un peu le frère ennemi du sodium, puisque plus on en ingère, plus notre tension baisse.

Le sodium se trouve dans le milieu extracellulaire et le potassium dans le milieu intracellulaire. Il y a environ trois fois plus de potassium que de sodium dans l'organisme. Pour que tout se passe bien, l'alimentation devrait maintenir ce rapport. Tel serait le cas si tous les aliments étaient consommés à l'état naturel, puisque l'ensemble des produits animaux et végétaux comportent plus de potassium que de sodium. Dans les produits animaux, ce rapport, appelé « rapport molaire potassium/sodium », est proche de 3 ; il est très supérieur à 10 pour les végétaux.

Mais l'industrie alimentaire s'en est mêlée, et le rapport potassium/sodium est devenu très faible dans beaucoup d'aliments (de 0,1 à 0,2), jusqu'à être inversé. Seule une consommation abondante de fruits et légumes permet un rééquilibrage, mais on sait que ces aliments sont loin d'être consommés en quantité suffisante. Et, face à un apport de sodium et de potassium peu physiologique, l'organisme réagit en devenant malade, notamment par l'hypertension artérielle. Même si nous ne sommes pas tous égaux devant le sel, il apparaît clairement que ce facteur joue un rôle clé dans la prévalence de l'hypertension.

À l'inverse, une carence en potassium élève le niveau de pression artérielle. Il est donc conseillé d'en ingérer, et cela tombe bien car on le retrouve particulièrement dans les végétaux… mais aussi dans le chocolat ! Ce potassium naturel, délivré sous forme de sels organiques (phosphates, citrate, bicarbonate), semble avoir d'autres effets bénéfiques : il protégerait des accidents vasculaires cérébraux, de l'ostéoporose et des calculs rénaux, ce qui n'est pas le cas du chlorure de potassium que l'on trouve sous forme de comprimés.

Mais si la consommation de sel est très excédentaire, celle de potassium est notoirement insuffisante : nous n'en consommons aujourd'hui que 2 à 6 g par jour. Ses principales sources sont les végétaux.

Une restriction sodée est d'abord indispensable : pensez à limiter les aliments trop salés et évitez d'ajouter du sel dans vos plats. Malheureusement, ces mesures sont insuffisantes et il est difficile de les appliquer de façon drastique : le sel donne du goût aux aliments, et permet de manger avec appétit.

Apprenez donc surtout à augmenter votre consommation de potassium ! Il est essentiel d'associer les aliments en fonction de leur complémentarité. Les végétaux sont très riches en potassium, dont l'action est double : il neutralise à la fois les propres acides du végétal en question et ceux produits par la dégradation des protéines. C'est pourquoi il est important de consommer des protéines avec des légumes (même les pommes de terre !) et non avec des pâtes ou du fromage *(cheeseburger)*.

Le potentiel alcalinisant des aliments : évitons l'acidose !

Selon leur composition en minéraux et éléments organiques, les aliments ont des effets acidifiants (viande, poisson, œufs, pain) ou alcalinisants (fruits et légumes).

L'absorption de trop d'aliments acidifiants acidifie l'organisme, et inversement. Une alimentation anti-âge doit comprendre les bonnes associations alimentaires, équilibrant le rapport potassium/sodium et le pouvoir alcalinisant des aliments.

À long terme, les acidoses favorisent le vieillissement accéléré des muscles et des os. Il est donc indispensable de consommer suffisamment d'aliments alcalinisants, qui évitent la fuite de calcium (venant essentiellement de l'os) via les urines, aggravée par les aliments contenant trop de sel. Chez les femmes, lorsque l'apport en calcium est suffisant, la consommation de fruits et légumes freine les effets délétères de la ménopause (notamment l'ostéoporose). Ces derniers ont un pouvoir alcalinisant.

Les bonnes associations

L'effet acidifiant des viandes et des œufs provient à la fois de leur richesse en acides aminés soufrés et en phosphore. L'action alcalinisante des fruits et légumes est liée à leur faible taux de protéines et de phosphore, et à l'abondance du

RAPPORT MOLAIRE POTASSIUM/SODIUM			
Aliments ayant un rapport < 3 Acidifiants		**Aliments ayant un rapport < à 1 Grands acidifiants**	
Légumes secs	100	**Œufs**	0,6
Pommes de terre	90	**Pain complet**	0,4
Fruits	30-60	**Pâtes, riz**	0,2
Légumes frais	10-60	**Biscuits**	0,2
Lait de vache	3,0	**Corn flakes**	0,16
Bœuf	2,9	**Pain blanc**	0,13
Porc	2,8	**Charcuterie**	0,1
Poulet	2,6	**Fromage salé**	0,07

Source : Christian Rémésy, Inra, Theix

potassium. Concrètement, il suffit d'éviter de marier les aliments riches en sodium et faibles en potassium. En revanche, ces produits peuvent, et doivent, être associés aux aliments riches en potassium. Les associations melon/parme, pommes de terre/fromage, céréales/légumes, œufs/légumes, céréales/ fruits, charcuterie/pommes de terre/légumes... sont tout à fait judicieuses.

Pensez aux fruits qui peuvent, en guise de dessert, améliorer à eux seuls l'équilibre alcalinisant de l'ensemble du repas. Contrairement aux idées reçues, et en dépit de leur saveur acide, les agrumes ne sont pas acidifiants mais alcalinisants.

Sucre blanc, problèmes noirs

Le sucre blanc n'a aucune qualité et beaucoup de défauts. On en consommait 0,5 kg par an et par Français en 1789. On en est aujourd'hui à 33 kg ! Il n'est pas directement responsable de diabète, d'attaques ou de troubles du comportement mais on le soupçonne d'être le premier maillon d'une chaîne aboutissant à divers problèmes de santé.

Il est le premier responsable de la formation de caries. On suppose aussi qu'il accélère le vieillissement de façon vertigineuse car, chaque fois que l'on ingère du sucre blanc, le pancréas doit sécréter de l'insuline afin de le faire entrer dans les cellules et sortir du sang. Peu à peu, cette glande s'épuise et fait moins bien son travail : le taux de sucre augmente, ouvrant la porte à de nombreuses maladies dégénératives, entre autres le diabète.

Quant au sucre qui a réussi à pénétrer les cellules, il se transforme en énergie pour rien et augmente le taux de radicaux libres. En outre, le sucre présent dans le sang se lie avec les protéines qui l'entourent, aboutissant à la glycation : ensemble, ils créent deux des composés rigides et insolubles, nouvelle source de radicaux libres.

Le sucre augmente le risque de développer certains cancers, notamment celui du côlon. Il augmenterait également le taux sanguin de triglycérides, devenant l'un des principaux facteurs de risque nutritionnel, devant les graisses animales (mais ceci reste à prouver).

À tout cela, il faut ajouter les effets pervers induits par l'excès de sucre : on consomme moins de produits frais, moins de fruits, moins de fibres. En outre, les aliments les plus sucrés sont souvent les plus gras.

Dans les aliments non raffinés, tels que les fruits, les sucres sont accompagnés d'éléments aidant leur métabolisation, notamment la vitamine B1. Le sucre blanc, lui, n'en contient pas : il faut donc que votre organisme puise dans ses réserves de magnésium pour l'ingérer. Ce mécanisme crée ou aggrave certaines carences. Résultat : troubles de mémoire, moindre résistance au stress et à la fatigue, baisse de l'efficacité du système immunitaire. Lorsqu'on ajoute du sucre au régime alimentaire des rongeurs, dans des proportions comparables aux nôtres, leur durée de vie est écourtée de 10 %.

Remplacer le sucre

Il faut d'abord éviter les sucreries et autres aliments récréatifs : donner un bonbon à un enfant n'est pas vraiment un cadeau ! Il suffit par exemple de le remplacer par des fruits secs, bien plus sains et apportant la note sucrée recherchée. Les plats et préparations industriels contenant presque tous du sucre, il est facile de les éviter.

Pour remplacer le sucre de table, diverses possibilités s'offrent à vous. Elles sont également à préférer, en toutes circonstances, aux édulcorants de synthèse (saccharine, cyclamate, aspartam, sucralose) :

- le miel ;
- le sirop d'érable : 15 ml apportent 50 calories (65 pour le miel et 48 pour le sucre), mais il est plus riche en minéraux, et ceux qu'il contient sont présents en quantité plus importante que dans le miel (potassium, calcium, phosphore et vitamine B). La mention « Sirop d'érable » sur l'étiquette implique que le produit n'est constitué que de sève d'érable. Sinon, on a pu lui adjoindre du sucre, de l'eau…
- la caroube : fruit du caroubier, arbre originaire de Syrie,

la caroube est utilisée comme substitut de cacao (matière grasse en moins). Très sucrée, sa saveur demande à être relevée par de la cannelle ou de la menthe, par exemple. Elle est moins soluble que le cacao : délayez-la avec de l'eau chaude avant utilisation afin d'éviter les dépôts au fond du récipient. C'est l'édulcorant le plus riche en fibres et en calcium et qui, en outre, renferme des tanins. La caroube se digère bien et n'est pas allergisante. On en trouve dans tous les magasins d'alimentation naturelle ;

- le stevia : dès 1915, on découvre dans les feuilles de stevia une saponine possédant un pouvoir édulcorant. Le pouvoir sucrant du stevia est 250 fois supérieur à celui du saccharose ; il ne fermente pas, n'est pas métabolisé, n'est pas calorique. Il n'entraîne donc aucun effet glycémiant (des expériences concluantes ont été entreprises entre 1931 et 1982). Cet édulcorant, recommandé aux diabétiques, se trouve sous trois formes : en poudre ou en feuilles séchées (dans les magasins de produits naturels), à saupoudrer sur les aliments et les boissons, et depuis peu en sucrettes (dans les supermarchés) ;
- le kitul : édulcorant végétal issu de la tige des fleurs du Caryota Urens, la sève de kitul provient du Sri Lanka. Elle est récoltée chaque jour (on coupe un morceau de tige), filtrée puis bouillie jusqu'à 110 °C pour obtenir une couleur et une densité agréables. Elle est utilisée au Sri Lanka par les personnes désireuses de contrôler leur consommation de sucre et soucieuses d'une alimentation équilibrée. Elle renferme enfin des vitamines et minéraux (B1, B12, C, calcium, fer…). Sa saveur se rapproche de celle du sirop d'érable, et elle ne perd pas son pouvoir édulcorant à la cuisson ;
- le sucre complet ;
- le fructose : ce sucre issu des fruits, 100 % naturel, possède exactement les mêmes propriétés que le sucre blanc : même présentation, même goût, même utilisation… mais son pouvoir sucrant est bien supérieur (on en consomme 2 fois moins pour la même saveur), et

son index glycémique est très bas, ce qui signifie qu'il n'y a pas de pic insulinique : idéal pour consommer moins de sucre et pour les diabétiques. On en trouve en magasin diététique et en grande surface.

Analyse nutritive comparative des sucres			
Constituants	Sucre complet de canne	Sucre roux ou brut	Sucre blanc
Sels minéraux	1 500-2 900	250-500	30-50
Potassium	600-1 000	5-150	3-5
Magnésium	60-120	3-23	0
Calcium	40-110	75-95	10-15 *
Phosphore	20-100	3-4	0,3
Fer	2-10	0,5-1,3	0,1
Vitamine B1	0,0023-0,1	0,001	0
Vitamine B2	0,06-0,1	0,006	0
Vitamine E	2,9	0	0

Source : Institut Vit'all

* Taux de calcium dû à l'ajout de chaux lors de la fabrication (agent antimousse)

DU CARAMEL DANS LES TISSUS

La réaction de Maillard, ou glycation, passionne les biologistes. Elle est provoquée par un excès de glucose dans le sang, qui réagit avec les protéines de l'organisme et entraîne une rigidification du collagène. Comme une caramélisation. Ce mécanisme contribue à nous décatir avant l'âge, car pour une fois la nature n'a rien prévu pour empêcher ces liaisons dangereuses. Bien sûr, on pourrait supprimer le glucose, mais on mourrait immédiatement puisque nous en avons autant besoin que d'oxygène. Une alimentation trop sucrée aggrave le problème. Certains préconisent déjà de ne consommer des glucides qu'avec des protéines, afin que la réaction de Maillard se déroule pendant la digestion et épargne notre collagène. Mais rien n'est démontré. On peut facilement se rendre compte des effets néfastes de cette réaction en faisant la cuisine : le carbonisé des viandes, notamment cuites au barbecue, relève du même processus de caramélisation.

3

L'EXERCICE PHYSIQUE ET MENTAL, L'AUTRE FONTAINE DE JOUVENCE

Une alimentation judicieuse et une supplémentation alimentaire antioxydante sont les deux premières préoccupations de qui veut accroître sa longévité. Elles entrent dans le cadre d'un plus large programme comprenant sport, gestion du stress, stimulation intellectuelle et, bien sûr… qui implique d'arrêter de fumer. Il serait en outre totalement illusoire d'imaginer que quelques pilules quotidiennes remplaceront de longues balades dans la nature ou de bonnes nuits de sommeil !

Le corps s'use si l'on ne s'en sert pas !

L'activité physique régulière est un indéniable facteur de longévité. Bien conduite, elle dispense ses bienfaits dans tellement de domaines qu'il est impossible de tous les énumérer. Dans un premier temps, la pratique du sport libère des radicaux libres, mais le corps finit très vite par s'adapter. On peut facilement constater que certains paramètres témoignent alors d'un ralentissement du vieillissement : la fréquence cardiaque au repos diminue, les

> **ATTENTION**
>
> Les sports anti-âge sont toujours des sports d'endurance : marche rapide, ski de fond, natation, randonnées, danse, water-polo, hockey, vélo d'appartement, rameur... Ces sports ne doivent pas vous empêcher d'être actif au quotidien : jardiner, monter les escaliers à pied, marcher plutôt que prendre la voiture, etc.

muscles sont mieux vascularisés, le cholestérol est mieux éliminé, la vitamine E est mobilisée, le taux de coenzyme Q10 augmente, etc.

Ceux qui pratiquent régulièrement maîtrisent mieux leur poids, sont victimes de moins d'infarctus et, le cas échéant, ont moins de risques d'en décéder. L'activité physique possède également une indéniable action antistress.

D'innombrables études établissent des parallèles entre sport et longévité. Le sport permet d'atténuer les problèmes cardiaques, qu'il s'agisse de prévention ou de traitement. Bien d'autres améliorations sont franchement surprenantes :

- une enquête, portant sur 18 000 fonctionnaires suivis pendant dix ans, montre que la fréquence des accidents coronariens est inférieure de 50 % chez ceux qui ont une activité physique régulière et soutenue, par rapport aux sédentaires, et ceci quel que soit l'âge. Plus grande est l'intensité, plus les bénéfices seront importants. Ainsi, lorsqu'on passe d'une activité représentant 500 kcal par semaine à une pratique de 3 000 kcal, le risque cardiovasculaire diminue de moitié ;
- une communication, publiée dans la prestigieuse revue *Nature Neuroscience* en mars 1999, révèle que le jogging pourrait permettre au cerveau de fabriquer de nouvelles cellules ! Le corps et l'esprit entretiennent décidément des relations très étroites...
- une autre enquête, menée auprès des femmes, montre également que les plus sportives sont moins souvent victimes du cancer du sein : ce bon résultat doit

probablement être imputable à une meilleure hygiène de vie globale.

Nous pourrions citer des dizaines d'autres exemples, mais vous êtes probablement déjà convaincu des bienfaits de l'activité physique. Ne serait-ce que le plaisir qu'elle apporte !

Précautions d'usage

Ne pas dépasser une certaine fréquence cardiaque

Pour ne pas dépasser votre fréquence cardiaque (FC) optimale (FCmax), celle que vous devez atteindre et conserver pendant l'effort physique, nous vous conseillons vivement de vous procurer un cardio-fréquencemètre.

Bien utilisé, cet instrument est un véritable coach qui vous aidera à rester dans le droit chemin : pour éviter une intensité trop faible, donc inutile, et ne pas laisser le cœur s'emballer, ce qui peut être dangereux. Le cardio-fréquencemètre calcule votre fréquence et, à chaque nouvelle séance, réajuste les paramètres automatiquement, en fonction de votre état de forme. Lorsque vous êtes fatigué, il le sait et abaisse la zone cible. Sympathiques non ? La nouvelle génération de ces appareils, simples d'utilisation et peu onéreux, vous permet par ailleurs de faire des tests de forme tout à fait fiables, aussi souvent que vous le souhaitez, tranquillement allongé chez vous – ce test s'effectuait jusqu'à présent à l'hôpital et était exténuant ! La société Polar propose un essai gratuit de ses produits. Renseignez-vous dans les magasins de sport.

BESOINS EN ACTIVITÉ PHYSIQUE SELON L'ÂGE

Avant 40 ans : 3 séances hebdomadaires de 30 min.
40 ans : 3 x 45 min.
50 ans : 3 x 1 h.
60 ans : 4 ou 5 x 45 min.
Après 60 ans : 4 ou 5 x 1 h.
Plus on avance en âge, plus les séances seront nombreuses et longues, car plus leur intensité diminuera.

Fréquence cardiaque maximale selon l'âge				
Age	FCmax (220-âge)	Intensité faible	Intensité faible à modérée	Intensité modérée
25	195	95-115	115-135	135-165
30	190	95-110	110-130	130-160
35	185	90-110	110-125	125-155
40	180	90-110	105-125	125-150
45	175	85-105	105-120	120-145
50	170	85-100	100-115	115-140
55	165	80-95	95-115	115-140
60	160	80-95	95-110	110-135
65	155	75-90	90-105	105-130

L'autre méthode pour calculer sa fréquence cardiaque maximale est de soustraire son âge du chiffre 220.

Par type d'effort, il vous faudra évoluer dans certaines zones « cibles », estimées en pourcentages :

- la zone d'intensité faible correspond à 50-60 % de votre FCmax. Ce type d'exercice est facile (une marche d'allure rapide), mais améliore déjà l'état de santé ;
- la zone d'intensité faible à modérée correspond à 60-70 % de votre FCmax. Cette zone est idéale pour la forme et favorise la perte de poids ;
- à 70-85 %, vous êtes dans la zone d'intensité modérée. L'effort est plus intense, mais en vaut la peine si vous y trouvez du plaisir.

Éviter l'hyperoxygénation

Résultant souvent de l'hyperventilation, elle provoque une production massive de radicaux libres. L'exercice physique soutenu augmente aussi notre taux de radicaux libres, et renforce l'oxydation du cholestérol, facteur de risque pour les maladies cardiaques. C'est pourquoi le sport de haut niveau et la compétition sont déconseillés, ainsi qu'un entraînement amateur trop intensif. Il n'est pas rare de voir des champions de trente ans posséder un âge biologique de soixante ans… Il semble cependant qu'une supplémentation en vitamine E puisse contrecarrer ces effets.

Conseils de nutrition aux sportifs

Plusieurs études menées à l'issue de compétitions sportives ont démontré la présence d'un stress oxydatif au niveau des lipides sanguins et de l'ADN cellulaire. En utilisant la technique de la résonance paramagnétique (RPE), la formation de radicaux libres a été mise en évidence dans le sang de sujets volontaires. L'exercice physique se traduit aussi par une élévation des antioxydants sanguins, tels que les vitamines A et C, l'acide urique et les enzymes antioxydantes (superoxyde dismutase et glutathion peroxydase). « Il s'agit d'une adaptation au stress oxydatif qui peut sembler positive à première vue, mais qui s'effectue toujours au détriment des réserves de l'organisme en agents protecteurs ! », affirme le Pr Pincemail, du CHU de Liège. L'apport en micronutriments apparaît donc de plus en plus indispensable, non pas pour améliorer ses performances mais pour éviter les dégâts oxydatifs. En outre, s'il est important de ravitailler régulièrement la « machine » en sucres, certaines vitamines et minéraux doivent accompagner ceux-ci pour qu'ils soient bien assimilés. Enfin, il s'avère que le sportif ne boit jamais assez.

Lors de la dernière Coupe du monde de football, les médecins de l'équipe de France ont effectué des contrôles sanguins sur les joueurs, durant l'entraînement et la compétition, et ont surveillé l'apport en antioxydants.

C'est pourquoi, sans rentrer dans les détails de la diététique du sportif, qui mérite tout un livre à elle seule, nous conseillons vivement la consommation de produits adaptés à l'effort, y compris pour le sport de loisir. Cela concerne toutes les activités physiques, surtout si elles sont prolongées (1 heure ou plus). L'ère de la gourde remplie d'eau au sirop est bel et bien révolue ainsi que l'époque où, pour se donner du courage, le sportif éclusait de temps à autre une bière ou un petit verre de blanc…

Les boissons de l'effort existent sous forme liquide ou en

poudre pour des préparations maison. Une fois de plus, lisez attentivement les étiquettes. En général, ces breuvages contiennent :

- des glucides directement assimilables (glucose, saccharose, fructose, maltose, dextrose...) ;
- des vitamines B qui favorisent la transformation des glucides en énergie ;
- des minéraux (calcium et magnésium), qui soutiennent l'activité musculaire et contribuent à réduire fatigue et crampes ;
- des vitamines antioxydantes (A, E, C) qui neutralisent les radicaux libres générés par l'effort.

Il existe des produits hypotoniques (concentration inférieure à celle du sang), isotoniques (égale à celle du sang) ou hypertoniques (supérieure).

Dans le cas des boissons hypotoniques et isotoniques, l'absorption de l'eau passe avant celle des substances dissoutes (sucres, minéraux...), par phénomène d'osmose. Si la boisson est hypertonique, le mécanisme est inversé. S'il fait chaud ou ensoleillé, optez plutôt pour les boissons hypotoniques ou isotoniques, qui réhydratent efficacement sans surcharger l'estomac, car la chaleur augmente la déshydratation et la tolérance digestive. En période hivernale, la dépense énergétique peut doubler, voire tripler. Les boissons hypertoniques présentent alors un intérêt nutritionnel, car l'assimilation des substances dissoutes se fait avant celle de l'eau.

La fréquence d'absorption est la même que pour l'eau : toutes les 15 minutes, par petites gorgées. Il faut avaler environ un litre de liquide par heure d'effort. Après l'effort, buvez immédiatement pour réhydrater et reminéraliser votre organisme.

Grâce à ces produits, vous éviterez les fringales, donc les apports incontrôlés de sucre qui mènent aux sécrétions insuliniques « sauvages », facteurs de vieillissement. Vous pouvez être amené à consommer également des barres de céréales, de pâte d'amande ou des gelées énergétiques. Nous vous conseillons toujours de choisir des produits diététiques adaptés au sport car ils sont complémentés en vitamines, ce qui n'est pas le cas, par exemple, des pâtes d'amande pour pâtisserie.

Si vous avez tendance à souffrir de maux d'estomac, choisissez une formule au pH neutre.

Testez plusieurs marques et gardez celle qui vous convient le mieux. Ces produits ne sont pas très onéreux et comportent de nombreux avantages. Ils évitent également bien des fatigues et des crampes inutiles, ainsi que des récupérations trop lentes.

LES SUPPLÉMENTS MEILLEURS QUE LES ANTI-INFLAMMATOIRES !

Les mouvements répétitifs qu'on effectue pendant l'activité physique présentent des facteurs de risque inflammatoires majeurs (tendinites, arthrites...). Dans ce processus, qui produit d'importantes quantités de radicaux libres, interviennent divers phénomènes immunologiques, avec production de médiateurs chimiques, le corps mettant en place toute sa panoplie défensive... Or, les anti-inflammatoires ont de puissants effets secondaires. Mais en associant l'oméga 6, l'oméga 3 et certains antioxydants (sélénium, zinc, vitamines A, B6, C et E) – tout en prescrivant, parfois, des séances de kinésithérapie –, le malade, en plus d'être presque totalement soulagé, peut rapidement reprendre ses activités sportives.

NOTRE SÉLECTION

Pharma Nord Biosport : 270 comprimés, cure d'un mois, 59 €.

(pH NEUTRE)

Gaylord Hauser, Athlon ; Décathlon, Hydra, Sportibiane : pendant l'effort, 10 sachets, 12,20 €.
Pilèje, Maxibiane : avant ou après l'effort, 10 sachets, 15,25 €.

Les vitamines du sport

Les vitamines de l'effort sont celles du groupe B, C et E. Plus l'effort est intense, plus les besoins sont importants. Comme nous ne les fabriquons pas et que nous n'augmentons pas forcément nos apports alimentaires en période d'activité, les compléments nutritionnels s'avèrent essentiels. Si vous avez besoin de plusieurs heures (ou jours) pour vous remettre d'une séance, vous êtes probablement carencé.

Vivre pleinement et avoir un bon mental

Être en grande forme, vivre longtemps… d'accord, mais pourquoi ? Il ne s'agit pas d'un simple challenge, mais d'acquérir un autre état d'esprit. Prolonger sa vie n'a guère de sens si l'on n'est pas en paix avec soi-même et avec les autres.

Il ne s'agit pas d'intégrer une secte ou de participer à des stages bizarres, de partir à la recherche de votre moi profond, mais d'une simple question de développement personnel. Réfléchissez à votre propre vie : que voulez-vous en faire, quel sens voulez-vous lui donner ? Comment mieux vous connaître ? Il n'existe aucune réponse standard, puisque vous seul pouvez soulever le voile.

Toute une kyrielle d'outils est à votre disposition : interprétation des rêves, art, graphologie, musique, sophrologie, astrologie, symbolisme, yoga, religion. Il suffit aussi parfois de se promener dans la nature pour mieux comprendre… Peu importe. Se lever le matin pour prendre ses compléments alimentaires, puis continuer à vivre dans les déséquilibres qu'on a peut-être laissé s'installer ne présente aucun intérêt. En la matière, l'alimentation, les pilules ou le sport ne vous aideront guère… même s'ils sont indispensables !

Si vous souffrez d'un problème psychologique et qu'il vous semble invalidant, consultez un psychologue, un psychanalyste ou toute autre personne de votre choix. Vivre longtemps mais sans bonheur, à cause d'un blocage mental ou d'une blessure intime, est-ce vraiment vivre ? Trouver une écoute professionnelle est toujours gratifiant et permet de repartir dans l'existence sur de meilleures bases.

Autres « trucs » anti-âge liés au mental

En attendant le marchand de sable

Durée de vie et sommeil sont-ils liés ? Oui et non. Si l'on retient le sommeil comme seul paramètre, mieux vaut faire partie des dormeurs « normaux », c'est-à-dire de ceux dont le sommeil dure entre 7 et 9 heures. Dormir plus de 11 heures ou moins de 5 heures augmente le taux de mortalité. Mais il ne s'agit là que d'une statistique. D'autres éléments sont bien plus importants : mieux vaut ne dormir que 5 heures par nuit que de fumer 20 cigarettes par jour…

Lutter efficacement contre le stress

Le stress n'est pas une maladie, mais une fonction salutaire de l'organisme. En des temps reculés, il permettait de bénéficier rapidement d'un regain d'énergie, par exemple, pour fuir lorsque surgissait un problème grave (bête sauvage, agresseur). Le cœur se mettait à battre plus vite, la plante des pieds et la paume des mains transpiraient afin de mieux s'accrocher sur le sol, ou pour saisir plus fortement le manche d'une arme, etc.

LE STRESS SE DISSOUT DANS L'ACTIVITÉ

- On peut apprendre à gérer son stress à tout âge !
- Ayez des activités intellectuelles, culturelles, créatives.
- Rencontrez des gens, de nouvelles personnes.
- Apprenez une langue étrangère, l'informatique, le jardinage, etc.
- Pratiquez une activité physique régulière : c'est non seulement bon pour la circulation, mais aussi pour beaucoup d'autres choses…
- Associez des suppléments nutritionnels adéquats à vos médicaments : les effets peuvent être spectaculaires dans certains cas. Les combinaisons sont à voir au cas par cas avec le nutrithérapeute.

LE STRESS EST SOLUBLE DANS LA PAIX

- Ne cherchez pas à paraître mais à être.
- Ne cherchez pas, à 60 ou 70 ans, à développer des capacités que vous n'aviez pas à 30 ou 40 ans.
- Ne visez pas l'euphorie mais la joie.
- Ne cherchez pas la jeunesse mais la santé.

17 TRUCS ANTI-STRESS

- Je choisis les vraies priorités.
- Je vais de l'avant.
- J'aborde les problèmes de manière réaliste.
- Je ne broie pas du noir toute la nuit.
- Je me distrais.
- Je remets les choses à leur juste place.
- J'apprends à déléguer et à dire non.
- Je prends du temps pour mes loisirs.
- Je mange tranquillement, assis, sans parler de choses stressantes.
- Je m'intéresse aux autres.
- Je partage mes soucis avec les amis ou la famille.
- Je pratique régulièrement un sport.
- Je me récompense lorsque j'ai fait quelque chose de bien.
- J'apprends à mieux me connaître : j'améliore mes qualités et je renforce mes faiblesses.
- Je ne suis pas trop dur envers moi-même.
- Je me détends régulièrement.
- Je m'amuse !

Aujourd'hui, les bêtes sauvages ont été remplacées par le rendement, le divorce, les emprunts à la banque et autres situations stressantes. La réponse physique de l'organisme est devenue inadaptée, et le surplus d'énergie qu'il met à votre disposition se disperse en somatisations diverses, ce qui peut provoquer toutes sortes de dysfonctionnements : maladie cardio-vasculaire, troubles immunitaires, cancer, asthme, obésité, lombalgie, colite ulcéreuse, hyperthyroïdie, psoriasis, maladie de Raynaud, maux de tête et migraines, syndrome prémenstruel, dépression, troubles de l'adaptation, maux de ventre… (Dans certains cas, le stress peut être seul facteur de risque mais, pour la majorité de ces affections, il agit comme « cofacteur ».) Bref, le stress et les souffrances psychiques accélèrent le vieillissement.

Deuxième partie

Les antioxydants dans l'alimentation et en supplémentation

– *Excès de radicaux libres, voilà votre problème.*
– *De radicaux libres, monsieur ?*
– *Oui. Ce sont des toxines qui détruisent l'organisme et le cerveau lorsqu'on abuse des viandes rouges, du pain et du gin-Martini.*
– *Dans ce cas, je vais supprimer le pain, monsieur.*

James Bond dans *Jamais plus jamais*
(Ian Fleming, 1983)

1

La flore digestive

L'appareil digestif est habité par 100 000 milliards de bactéries. Certaines sont plutôt bénéfiques (L. acidophilus, bifidobactéries), d'autres non (streptocoques), mais toutes constituent notre flore intestinale, où cohabitent des centaines d'espèces différentes. L'équilibre de cette flore, relativement précaire, se définit par la prédominance des bonnes bactéries sur les mauvaises et détermine l'état de santé général de tout notre organisme et de notre système immunitaire.

Le nouveau-né possède un intestin stérile. Au bout de quelques mois, sa flore colique est en place. On a longtemps cru que cette flore ne changeait plus par la suite. C'est faux : cet équilibre n'est pas statique mais dynamique. La flore dominante (bénéfique) doit toujours réprimer la dominée.

La flore digestive remplit de multiples fonctions. Elle permet de synthétiser les vitamines B et K. Elle digère ce qui a échappé à l'estomac. Elle dégrade le cholestérol, réduisant son taux. Elle transforme certains médicaments afin de les rendre efficaces (on compte sur une flore stable et en bonne santé pour accomplir ce travail !). Elle permet la dégradation complète des aliments et l'élimination des déchets : ceci est particulièrement important car, en cas de dysfonctionnement, les déchets s'accumulent et l'organisme s'intoxique. C'est aussi grâce à cette flore que nous assimilons correctement les nutriments. Elle régule le transit intestinal.

Indirectement, elle influe sur le cancer du côlon, qui reste le type de cancer le plus répandu en France et dans tous les pays industrialisés. Disposer d'une bonne flore intestinale réduit notablement ce risque pour plusieurs raisons : la paroi cellulaire des bactéries lactiques absorbe les substances cancérigènes produites lors de la cuisson à haute température ; cette même paroi active les globules blancs qui « avalent » les cellules cancéreuses. Rappelons d'ailleurs au passage que l'intestin contient 80 % des cellules immunitaires.

Notre intestin constituant la dernière barrière susceptible de stopper des envahisseurs, il est primordial de le maintenir en constant état d'alerte afin que tout ennemi y soit neutralisé. Une flore en bon état présente, de ce point de vue, un atout décisif.

Les bifidobactéries des bébés

Les bébés nourris au sein abritent dans leur intestin 95 % de bifidobactéries, dont la production est stimulée par une substance présente dans le lait maternel. Les bifidobactéries jouent un rôle majeur dans le contrôle des bactéries pathogènes : elles font partie des « chefs » de la flore dominante. En fait, ce sont les bactéries antibactériennes ! Elles produisent en effet des acides très puissants, capables d'inhiber des bactéries de type listériose. Les bébés nourris au lait maternisé en hébergent moins, et souffrent plus souvent de gastro-entérites.

Lorsque nous abusons d'aliments et de sucre raffinés ou de protéines animales, quand nous ne mangeons pas suffisamment de fibres ou que nous avons suivi un traitement antibiotique de manière prolongée, cette flore bénéfique peut se laisser déborder par les bactéries pathogènes. Celles-ci produisent alors des métabolites toxiques au niveau du côlon (ammoniaque, dérivés aminés) qui auront, à plus ou moins long terme, des conséquences néfastes.

À QUOI SERVENT LES FOS ?

Les fructo-oligosaccharides sont des fibres. Elles sont présentes à l'état naturel dans de nombreux aliments (miel, banane, oignon, tomate, seigle...), mais en très faible quantité.

Il en existe de nombreuses variétés, qui n'ont pas toutes les mêmes propriétés. Les FOS se distinguent des pectines, car elles n'augmentent pas la viscosité du bol alimentaire et n'empêchent donc pas les pics de glycémie.

Elles n'agissent pas non plus comme la cellulose, car elles sont totalement digérées, ce qui explique qu'elles n'aient presque aucune action sur le transit intestinal.

En revanche, leur fermentation permet la production d'acide butyrique, nutriment tout à fait fascinant : en effet, le butyrate s'oppose à l'implantation de germes pathogènes, stimule l'immunité intestinale, débloque toute une série de processus préservant la santé.

Un exemple : les cellules cancéreuses fabriquent des leurres afin de ne pas être reconnues par le système immunitaire, qui les laisse passer sans réagir. L'acide butyrique force ces cellules à afficher leur identité réelle : elles sont alors immédiatement repérées et éliminées par les défenses immunitaires. Le butyrate est l'aliment préféré des cellules du côlon.

Les industriels, ayant saisi l'intérêt de ces formidables composés, les incorporent à divers produits tels que le lait ou le sucre. C'est ce que vous retrouvez sur l'étiquette sous l'appellation « enrichi en bifidofibres » ou « riche en bifidogènes » ou encore « contient des FOS ».

Les pires ennemis de la flore, selon le Dr Bouhnik, gastro-entérologue à l'hôpital Lariboisière à Paris, sont les antibiotiques qui détruisent les bonnes bactéries, laissant les mauvaises prendre le dessus.

NOTRE SÉLECTION

- **Vit'all + Acidophilus + bifidus** (25 millions de chaque par comprimé) : 3 à 6 par jour, cure de 10 jours, boîte de 100 gélules, 18,30 €.

- **Vit'all + Equiflor** (ensemble de bactéries + FOS + fenouil) : 1 à 2 gélules par jour, cure de 10 jours, flacon de 30 gélules, 26,60 €.

- **Biotechnie, Florinol** (fos + salsepareille + myrtille + 1 milliard de bactéries) : 2 par jour, cure de 20 jours, boîte de 40 gélules, 13 €. La salsepareille ajoute à ses vertus purifiantes un effet fongicide sur le candida albicans, entre autres.

- **Solgar, ABC Dophilus** (poudre de bactéries pour les bébés et les enfants) : 1/2 cuillère à thé 1 ou 2 fois par jour, pot de 50 g, 28,20 €.

- **Solgar Advanced Multi-Billion Dophilus** (5 milliards de micro-grammes par gélule) : 60 gélules, 37,05 €.

- **Lactibiane Pilèje :** sachets dosés à 1 g, 2,5 g, 5 g, 1 par jour, les 30 sachets de 1 g 21,35 €, de 2,5 g 30,50 €, de 5 g 45,75 €.

- **Enterogenic Concentrate Labo Biodynamics :** 2 à 6 comprimés par jour, 90 gélules, 26,50 € : pré et probiotiques dans la même formule.

NB : Ces compléments nutritionnels doivent impérativement être avalés en dehors des repas et avec beaucoup d'eau. Par ailleurs, pensez à conserver vos boîtes au frais après ouverture.

On peut restaurer cet équilibre vital de deux manières :
– en supplémentant la flore par des probiotiques : ferments lactiques qui apportent des bactéries vivantes bénéfiques (yaourts, choucroute) ;
– en nourrissant et en stimulant la flore bénéfique grâce aux prébiotiques, constitués par les fibres, amidons, FOS (fructooligosaccharides, autrement dit, les fameuses bifidobactéries).

Avant toute supplémentation, il est indispensable de préparer le terrain en assainissant et régénérant la flore intestinale par une cure intensive de dix jours. Cependant, le plus important reste encore de consommer quotidiennement assez d'aliments riches en fibres. Les fruits, légumes et céréales complètes nous apportent diverses variétés de fibres. Toutes sont indispensables. Pour savoir si vous en consommez un peu, beaucoup, à la folie ou… pas du tout, faites donc un des tests proposés en annexe.

2

LE PARFAIT CUISINIER ANTI-ÂGE

Ustensiles nécessaires

Comment bénéficier au maximum des substances bioactives présentes dans les aliments préparés ? En utilisant certains ustensiles, qui figurent parmi la panoplie du parfait « cuisinier-antioxydants » :

- un couteau économe : bien aiguisé, il permet de n'ôter qu'une fine pellicule de peau, sauvegardant ainsi une bonne partie des substances nutritives du légume ou du fruit ;
- des récipients en verre opaque et/ou en acier inoxydable. Ils sont indispensables pour éviter le rancissement des huiles riches en acides gras polyinsaturés. Huiles de noix, de germes de blé et autres graines doivent être conservées dans un endroit sombre, frais, hermétique… et consommées rapidement ;
- une brosse à ongles, mais pas pour ceux-ci ! Pour brosser les fruits avec de l'eau et du savon, afin d'éliminer la pellicule de cire et les pesticides de surface. Cela évite de peler les fruits ;
- des poêles et casseroles de qualité. De type Téflon, elles sont composées de plusieurs couches successives de produits d'accrochage, avec des silicones, des plastifiants phtaliques… Si le fond est rayé, ou simplement usé, elle

perd, en plus de ses qualités adhésives, certains composés toxiques qui sont révélés par la chaleur et migrent dans les aliments.

Éviter de même les instruments en aluminium. Ce métal se transforme très vite, créant des substances oxydantes : une fois absorbé par l'organisme, elles détruisent la vitamine C et favorisent la rétention du plomb.

Les meilleurs ustensiles sont en terre, pour la cuisson à l'étouffée ou au four, et en pyrex, car ce verre résiste à la chaleur et à l'acidité des aliments. Les épaisses poêles en inox sont chères à l'achat, mais résistent normalement plus de dix ans sans se déformer : elles sont parfaites, de même que la fonte, qui ne doit cependant pas être émaillée, car celle-ci contient (au même titre que l'acier) du plomb ;

- des couvercles hermétiques pour que les nutriments ne s'échappent pas avec la vapeur d'eau. Toutes les bonnes odeurs de cuisine qui flottent agréablement dans la maison sont des nutriments en moins pour vous…
- un vaporisateur d'huile, ou au moins un pinceau en bois et soie naturelle. Ces ustensiles permettent de limiter le recours aux corps gras pour beurrer moules et plats. Attention aux pinceaux en plastique qui fondent au contact d'une casserole chaude.

La préparation des aliments

• Coupez les légumes, fruits, noix, graines, herbes, etc., juste avant de les servir ou de les faire cuire. En coupant les végétaux, on libère une enzyme qui détruit la vitamine C, et l'aliment s'oxyde à grande vitesse. Vous pouvez rétablir l'équilibre en arrosant les parties découpées de jus de citron.

• Ne laissez pas tremper les aliments dans l'eau, sauf les légumineuses. Lavez plutôt à grande eau et brossez les carottes. Les nutriments – surtout les minéraux – migrent facilement dans l'eau de trempage… puis dans le siphon de l'évier.

• Choisissez la bonne huile pour la bonne utilisation.

Quelle huile pour quelle température ?			
Huile	**Salade**	**Basse température**	**Haute température**
Olive	X	X	XXX
Arachide			X
Sésame			X
Maïs		X	
Noisette	X	X	
Colza	X	X	
Pépins de raisin			X
Carthame			X
Soja		X	
Noix	X		

La cuisson

Limitez le temps de cuisson. Portez à ébullition avant d'ajouter fruits et légumes (même les pommes de terre). Couvrez hermétiquement la casserole ou le cuit-vapeur pour empêcher la vapeur de s'échapper. Faites cuire le moins longtemps possible, et servez sans attendre. Il ne faut pas « laisser chauffer » sur un diffuseur (en attendant par exemple un retardataire), opération qui fait fuir de nombreux nutriments ; mieux vaut refroidir et réchauffer rapidement plus tard.

- Les meilleures cuissons sont sans conteste celles à la vapeur et à l'étouffée, car toutes deux conservent un maximum de nutriments.
- La cuisson à l'eau bouillante les dilue. En revanche, elle porte plus rapidement les aliments à haute température, ce qui neutralise l'enzyme détruisant la vitamine C. Lorsque vous faites cuire des aliments dans de l'eau bouillante, ne les immergez pas complètement : laissez-les baigner dans 2 ou 3 cm de liquide seulement. Vous pourrez ainsi récupérer ce « bouillon » en fin de cuisson.

Les agents destructeurs de vitamines				
Vitamines	**Chaleur**	**Lumière**	**Oxydants**	**Humidité**
A	+	++	++	0
D	+	++	++	0
E	+	+	+	0
K	0	++	+	0
B1	++	+	0	+
B2	0	++	0	0
B3 (PP)	0	0	0	0
B5	+	0	0	+
B6	0	+	0	0
B8	0	+	0	0
B9	0	+	++	0
B12	0	+	0	+
C	+	+	++	+

0 : neutre
+ : assez agressif
++ : très agressif
Source : Centre d'information sur les vitamines

Même si les recettes traditionnelles le préconisent, ne salez pas l'eau en début de cuisson. Par un effet d'osmose, l'eau salée attire en effet à elle les sels minéraux des aliments. N'ajoutez pas non plus de bicarbonate de soude à l'eau de cuisson : cette technique conserve aux légumes leur belle couleur verte mais détruit la vitamine C.

Le four à micro-ondes

Cette technique de cuisson est très agressive envers les protéines, au point qu'elle modifie la structure de certains acides aminés : au cours d'une cuisson par micro-ondes, chaque molécule change de polarité 2,45 milliards de fois par seconde.

Le résultat n'est pas seulement un réchauffement : l'hydroxyproline et la proline du lait se transforment, devenant toxiques pour le foie, les reins et le système nerveux. Pensez-y en faisant réchauffer les biberons… Par ailleurs, la digestibilité des protéines est amoindrie, tandis que des composés nouveaux de radiolyse apparaissent, dont nous nous passerions aisément : les protéines deviennent indésirables dans l'organisme, qui cherche à s'en débarrasser par des réactions auto-immunes. Les acides gras, surtout s'ils sont insaturés, subissent une oxydation avec formation de radicaux libres.

L'agitation moléculaire se poursuit plusieurs minutes après la sortie du four, interférant probablement avec notre propre agitation moléculaire, et entraînant à nouveau la formation de radicaux libres. Enfin, la biovitalité des aliments a totalement disparu : ils ne sont plus « vivants ».

Il faut ajouter à ces problèmes ceux provoqués par les fours anciens ou peu hermétiques, dont les fuites provoquent brûlures graves, atteintes oculaires, jusqu'à la cataracte accidentelle – en effet, le cristallin, qui possède une très forte teneur en eau associée à une faible irrigation sanguine ne parvient pas à évacuer la chaleur emmagasinée. À cela, il faut ajouter vertiges, maux de tête, stérilité, troubles de grossesse, etc.

Enfin, comme le micro-ondes ne cuit pas les aliments, mais les chauffe, il peut provoquer le développement de bactéries dans les aliments s'ils en contiennent avant l'opération.

Bref, sans vouloir être alarmiste, se servir de temps à autre d'un micro-ondes peut rendre service, mais mieux vaut éviter son utilisation quotidienne.

Le barbecue

Optez pour un modèle vertical et non horizontal, afin que les graisses s'écoulent hors du foyer pendant la cuisson. Cela limite le taux de benzopyrènes (le noirci), qui sont très cancérigènes. Pour diminuer encore celui-ci, choisissez de la viande maigre et faites-la cuire peu de temps.

Taux de benzopyrènes (mg/kg)	
Cuisson dans la flamme	30 à 100
Barbecue horizontal	4 à 12
Barbecue vertical	1 à 3

Ce type de cuisson doit rester exceptionnel. Les populations habituées à ces pratiques souffrent d'un taux anormalement élevé de cancers du tube digestif (mer Baltique, Japon, y compris dans des villages de pêcheurs, pourtant très proches de la nature).

Plaidoyer pour un quatrième repas

Le mythe des trois repas par jour a fait long feu. On sait maintenant qu'il est préférable de répartir ses calories quotidiennes sur quatre repas plutôt que sur trois, donc de prendre un goûter. Selon le Pr Louis-Sylvestre, de la faculté de médecine de Bobigny, les « goûteurs » réguliers sont en effet plus minces que les autres, ont un meilleur équilibre alimentaire et font plus de sport. Paradoxe apparent, les obèses font beaucoup de repas. L'explication est fort simple : les « goûteurs » mangent parce qu'ils ont faim, les obèses par stress, envie ou ennui.

D'un point de vue physiologique, cela se traduit simplement : la sensation de faim survient lorsque notre taux de sucre dans le sang (glycémie) est bas. Dans ce cas, si l'on mange, l'aliment est immédiatement exploité et transformé en énergie, et la glycémie remonte de façon normale. Si on n'a pas faim, la glycémie n'est pas basse. Le fait de manger néanmoins force l'organisme à utiliser un aliment dont il n'a que faire. La glycémie augmente alors de façon exagérée, et l'aliment n'est pas exploité mais stocké sous forme de graisses.

Les chercheurs expliquent également que, pour une même quantité calorique ingérée, mieux vaut fractionner les repas. Pendant un gros repas, la glycémie augmente ainsi de façon considérable, car l'organisme doit faire face à un excès de calories. Si on fractionne la même quantité de nourriture en deux repas plus petits, la glycémie totale est moins élevée et on ne stocke pas.

Le goûter correspond donc à une demande de l'organisme. Attention : il ne doit pas être confondu avec le grignotage, qui consiste à manger n'importe quoi, n'importe quand, en n'importe quelle quantité. Le goûter est un rendez-vous régulier, sain et nutritif, où l'on évite d'engloutir trois barres chocolatées, toujours trop grasses. Pour faire un goûter équilibré, il faut manger, par exemple : une banane, quelques fruits secs et un yaourt ; ou quelques tranches de pain d'épice et une orange. Il permet, en outre, de ne pas arriver affamé au dîner et d'éviter de se ruer sur les amuse-gueules de l'apéritif ou autres tranches de saucisson.

3

AU CŒUR DES VÉGÉTAUX, LES MOLÉCULES ANTI-ÂGE DE DEMAIN

Qu'est-ce qu'une alimentation anti-âge ?

C'est avant tout une alimentation équilibrée et sans excès. Elle compte 10 à 15 % de protides, et 30 à 35 % de lipides. Elle est composée, pour plus de 50 %, par des féculents, comme le pain, les céréales, ou les pommes de terre. Il faut donc choisir des produits complets pour bénéficier de leurs vitamines, minéraux et fibres. Il est indispensable de consommer des fruits et légumes en grande quantité : ils sont bons pour la ligne et protègent des maladies.

Ce sont les premiers aliments antivieillissement : 5 portions par jour, soit environ 10 fruits ou légumes, donc 400 g en moyenne, semblent le minimum. Les aliments frais sont toujours à préférer, suivis des surgelés. Encore faut-il consommer ces derniers dans les six mois qui suivent l'achat. Au-delà de ce laps de temps, la vitamine C n'est plus qu'un souvenir…

Les conserves sont toutes trop sucrées ou salées, et apportent peu de vitamines. Le poisson « gras » devrait figurer à votre repas trois fois par semaine au minimum, tandis qu'une viande par semaine est largement suffisante.

Les céréales peuvent être consommées au quotidien et, si vous y associez des légumineuses, vous aurez un repas parfaitement complet et équilibré.

Les produits laitiers font l'objet de nombreuses polémiques (voir p. 322) : le lait de vache ne semble pas être indispensable. Mieux vaut même l'éviter, surtout s'il est entier, et lui préférer les fromages blancs à 20 % ou les yaourts demi-écrémés. Le fromage, s'il est utile en petite quantité, est aussi très riche en lipides : il doit donc être consommé avec parcimonie. Si vous craignez de manquer de calcium, rassurez-vous : on en trouve dans beaucoup d'autres aliments (voir le chapitre sur les os). Les produits « ludiques », gras et sucrés, sont à éviter au maximum (chips, sucreries, gâteaux, sodas, beignets...).

Fruits et légumes : généralités

Les antioxydants végétaux portent des noms un peu barbares : quercétine, zéaxantine, caroténoïdes... Ce sont pourtant de braves molécules toutes simples, qui se mettent en quatre pour nous protéger du temps qui passe.

Il en existe des centaines de milliers dans les plantes. Celles-ci, parce qu'elles sont immobiles, possèdent un système de défense très développé pour se protéger des ultraviolets, de l'oxydation, des variations climatiques, des infections, des attaques d'insectes, de bactéries ou de champignons. Les substances qu'elles produisent les aident non seulement à se défendre mais aussi à attirer les auxiliaires qui assureront leur survie.

Pour le Pr Rémésy, chercheur à l'Inra (Institut national de recherches agronomiques) et au Centre de recherche en nutrition humaine, les antioxydants végétaux représentent la principale voie de recherche pour la lutte contre le vieillissement. Nos « cellules-soldats » doivent être soutenues pour ne pas se transformer, à leur tour, en oxydants : « Le monde végétal joue un rôle primordial, car l'organisme parfait sa protection grâce à lui, et ne pourrait le faire avec aucun autre type d'aliment. Tout ce système agit donc en synergie, et privilégier tel ou tel nutriment n'a pas de sens. Il est d'ailleurs probable que les vitamines agissent d'autant mieux qu'elles baignent dans un milieu riche en micronutriments divers. »

Globalement, on distingue dix grandes familles d'antioxydants d'origine végétale.

Les caroténoïdes

Leur rôle biologique est complémentaire de celui des vitamines A et E. Micronutriments liposolubles, donc utilisables avec un support gras, ils sont très répandus dans la nature et confèrent aux fruits et légumes une couleur orange ou rouge, souvent masquée par la chlorophylle. Légumes verts, carottes, potiron, betterave rouge, tubercules colorés, fruits jaunes et orangés en regorgent. Ils protègent les cellules végétales de l'oxydation, et par conséquent du vieillissement. Il existe plus de 6 000 caroténoïdes.

Ils en font voir de toutes les couleurs à un certain type de radical libre : le peroxynitrite. Les radicaux peroxynitrites favorisent le développement de l'athérosclérose, de certaines maladies des poumons, d'inflammations chroniques et de désordres neurologiques. Les chercheurs qui ont très récemment étudié la capacité des caroténoïdes à neutraliser l'indésirable sont arrivés à la conclusion suivante : les caroténoïdes les plus efficaces sont, par ordre décroissant, le lycopène, l'alpha-carotène, le bêta-carotène, la bêta-cryptoxanthine et la lutéine.

Il semble donc qu'un mélange de caroténoïdes soit plus efficace qu'un seul d'entre eux, dans l'âpre combat contre les radicaux libres. Découverte majeure, car l'oxydation des *« low density lipoproteins »* (LDL) est un premier stade dans le développement des maladies cardiaques.

Le bêta-carotène : le bouclier de notre peau

Le bêta-carotène est composé de deux molécules de vitamine A. Dans l'organisme, il se scinde pour fournir la vitamine A à la demande, d'où son rôle de précurseur. En plus de ses propriétés antioxydantes, il possède donc les qualités de la vitamine A et protège notre peau des rayons solaires. On le trouve dans tous les végétaux de couleur orange (carotte, melon, abricots...).

Lutéine et zéaxantine : rien que pour nos yeux

La lutéine est issue du souci, du chou ou de la laitue, et la zéaxantine provient du maïs : toutes deux luttent contre la dégénérescence maculaire de la rétine, première cause de cécité. Elles fortifient plus spécifiquement les petits vaisseaux qui nourrissent la macula (rétine) et la protègent des ultraviolets.

Le lycopène : spécial homme

Issu de la tomate, il a été découvert de façon fortuite par les Américains, qui avaient remarqué que la communauté italienne souffrait moins de cancers de la prostate... et qu'on y mangeait beaucoup de sauce tomate ! Cet antioxydant est particulièrement indiqué pour les hommes. De nouvelles études montrent qu'il protégerait aussi du cancer du pancréas et de l'utérus (il y a corrélation entre carence en lycopène et ces deux cancers). Le lycopène donne aux fruits leur couleur rouge, et ne craint ni la cuisson, ni la congélation, ni la mise en conserve.

Les polyphénols (ou bioflavonoïdes)

Cette grande famille compte des milliers de molécules que l'on classe en trois grands groupes : les acides phénoliques, les acides hydroxycinnamiques et les flavonoïdes. Ces substances sont présentes dans l'enveloppe de toutes les plantes, notamment celle des fruits, légumes, céréales et graines, qu'elles protègent du pourrissement. On les trouve également dans le vin rouge.

On s'intéresse aux flavonoïdes depuis la découverte de la vitamine C, en 1932 ! On a alors constaté que les symptômes hémorragiques du scorbut, provoqués par la fragilité des vaisseaux, étaient guéris par des extraits de paprika ou de jus de citron, le traitement par la seule vitamine C s'avérant peu efficace.

Les flavonoïdes sont aussi anti-inflammatoires, anticancéreux, antiviraux… Il est difficile d'évaluer exactement leurs propriétés, tant celles-ci sont étendues, contrairement à celles d'un médicament qui agit sur une cible précise. Les flavonoïdes confèrent une couleur jaune, rouge ou violette au végétal : on les trouve en grande quantité dans l'oignon jaune, les cerises ou le chou rouge.

La quercétine : lorsqu'il y a de l'allergie dans l'air

Au top 10 des flavonoïdes les plus efficaces, elle compte parmi les premiers. Selon le Pr Leighton, de l'université de Berkeley, la quercétine est l'un des agents anticancéreux les plus puissants jamais découverts. Elle possède une action antioxydante sur les lipides, ce qui protège les artères contre le mauvais cholestérol LDL oxydé. Par ailleurs, elle inhibe la libération d'histamine responsable des manifestations allergiques. Pensez-y en cas de troubles nerveux, d'eczéma, d'asthme… Enfin, elle est antithrombotique : elle empêche la formation de caillots sanguins. Elle ne craint ni la cuisson ni la congélation.

La rutine : adieu jambes lourdes !

Extraite d'un arbuste africain, le dimorphandra, la rutine n'est disponible en quantités significatives que sous forme de compléments alimentaires. Cet antioxydant favorise la circulation du sang dans les membres inférieurs.

Les glucosides flavones : du « super » pour votre cerveau

Les glucosides flavones et les lactones terpènes, substances appelées gingkolides, sont uniquement présentes dans le gingko biloba, un arbre originaire d'Extrême-Orient. Hautement antioxydantes, elles favorisent la circulation du sang dans les niveaux supérieurs du corps, surtout vers le cerveau, et plus spécifiquement dans la région dévolue à la mémoire. On le prescrit de plus en plus aux personnes âgées, notamment pour lutter contre la maladie d'Alzheimer. Le ginkgo alimentaire n'existant pas, il faut recourir à des suppléments.

Les bioflavones d'agrumes : contre les petites plaies

Issus des agrumes, ils préviennent la fragilité capillaire et renforcent les membranes cellulaires. Ils se glissent entre les cellules pour protéger nos acides gras insaturés. Lorsqu'on leur associe de la vitamine C, leurs propriétés sont efficaces contre les aphtes, les petites plaies, les varices et les hémorroïdes.

Les OPC (oligomères de protoanthocyanidine) : polyvalents

Il existe plus de 2 000 de ces molécules qui confèrent aux plantes, aux fruits et aux légumes, leur grande variété de couleurs. C'est au Pr Masquelier que l'on doit la découverte de l'un des plus importants OPC : le pycnogénol, issu du pin maritime. Son pouvoir antioxydant est exceptionnel. Il protégerait également le tissu nerveux et serait conseillé en cas de maladie d'Alzheimer.

Isoflavones : spécial ménopause

On parle beaucoup, ces derniers temps, de leurs propriétés phyto-œstrogéniques. Les isoflavones sont des modulateurs hormonaux et des antioxydants tout à fait honorables. En raison de cette double propriété, ils seraient utiles dans la prévention des cancers du sein et de l'utérus. Les isoflavones protégeraient aussi l'appareil cardio-vasculaire et lutteraient contre les maladies dégénératives. Comme tous les flavonoïdes, ils « chélatent », permettant à l'organisme d'évacuer les métaux lourds. Ils ne sont donc pas réservés aux femmes, bien qu'ils soient efficaces contre les bouffées de chaleur ! On trouve les isoflavones dans le soja, le trèfle rouge, la réglisse, les céréales, les légumes, le tofu.

Les phytostérols : anticholestérol

On les trouve surtout dans les graines riches en huile, telles que le tournesol, le sésame ou le soja. Ce sont des cousins du cholestérol, puisqu'ils ont une formule chimique très proche, mais leur effet est radicalement opposé : ils font baisser le taux de cholestérol et préviennent la formation du cancer du gros intestin.

Les indoles : pour les hormones

Dans cette famille encore relativement inexplorée, les DIM (diindolylméthane) sont les petits derniers à avoir été étudiés. Issus des crucifères, et notamment des brocolis (toujours eux !), ils sont incomparables. Ils assurent un bon rapport hormonal entre œstrogène et testostérone, chez l'homme comme chez la femme. Cet équilibre retrouvé a des répercussions bénéfiques dans des domaines aussi divers que l'humeur, la peau, les muscles, la libido, le dynamisme et la régulation du poids.

Leur mode d'action est fort simple : les DIM améliorent le métabolisme en augmentant les bons métabolites des œstrogènes et en diminuant les mauvais. Cela permet à la testostérone – présente en quantité parfois insuffisante chez les hommes et excessive chez certaines femmes – de retrouver son taux moyen. Nous entendrons sans nul doute parler de plus en plus de ces fameux indoles…

Les glucosinolates : antibactériens

Ces substances aromatiques piquantes donnent leur pleine mesure dans les aliments tels que le raifort, le chou, la moutarde et d'autres légumes. Pour bénéficier de ces composants bioactifs (isothiocyanates, indoles, thiocyanates), il est indispensable de hacher menu les végétaux. Un effort qui n'est pas vain, puisque les glucosinolates protègent du cancer et chassent les micro-organismes indésirables.

Les saponines

On les considérait, récemment encore, comme nocives car susceptibles d'endommager nos globules rouges. Mais ce sont en réalité des bienfaitrices polyvalentes. Surtout présentes dans les légumineuses, on les retrouve cependant (en plus faibles proportions) dans l'ensemble du règne végétal. Elles sont absorbées par petites quantités par l'organisme et leurs effets s'exercent surtout sur le tube digestif. Les saponines préviennent le cancer, freinent le développement des micro-organismes, calment les inflammations. Mais leur grande vertu demeure la régulation du taux de cholestérol.

Les terpènes

Ce sont des constituants des huiles essentielles, que l'on retrouve dans de nombreuses plantes : parmi elles, le menthol de la menthe, le limonène du citron, le carvon du carvi. Ils sont encore mal connus, mais leur action anticancer est très probable…

Les inhibiteurs de protéase

C'est le soja qui en contient le plus, mais on les retrouve dans toutes les légumineuses. Ils permettent au végétal de conserver ses réserves de protéines jusqu'à la germination. Dans notre organisme, ces composés inhibent certaines enzymes. On les a donc longtemps considérés comme nocifs, mais leur blason s'est nettement redoré depuis que l'on a établi la liste de leurs actions bénéfiques : action antioxydante générale, régulation de la glycémie, prévention du cancer, soulagement des inflammations.

Les sulfides

L'ail, l'oignon et le poireau en sont les grands récipiendaires, et ce sont eux qui leur donnent la saveur piquante. Une fois de plus, il faut hacher ou mâcher les végétaux pour libérer ces bioactifs. Ils anéantissent de nombreux micro-organismes, évitent l'oxydation et protègent du cancer, mais stimulent également le système immunitaire et freinent la coagulation du sang.

L'acide phytique

Encore un mal-aimé ! Comme il se combine au fer et au zinc, empêchant leur absorption, on l'a longtemps accusé d'être à l'origine de carences. Mais on sait maintenant que trop de fer nuit, et on loue désormais l'acide phytique. Il nous évite d'absorber certains minéraux particulièrement oxydants, régule la glycémie et protège du cancer. On le trouve dans l'enveloppe des céréales, légumineuses et autres graines oléagineuses – c'est pourquoi il faut consommer des céréales complètes et des huiles non raffinées –, où son rôle est de stocker le phosphore.

LES SUBSTANCES BIOACTIVES ET LEURS EFFETS

MODE D'ACTION	ANTI-CANCÉRIGÈNE	INHIBITION DES BACTÉRIES, VIRUS ET MOISISSURES	PRÉVENTION DES OXYDATIONS PATHOGÈNES	PRÉVENTION DES CAILLOTS SANGUINS	RENFORCEMENT DU SYSTÈME IMMUNITAIRE	ABAISSEMENT DU TAUX DE CHOLESTÉROL
VERTUS						
Caroténoïdes	X		X		X	
Phytostérols	X					X
Saponines	X	X			X	X
Glucosinolates	X	X				X
Polyphénols	X	X	X	X	X	
Inhibiteurs de la protéase	X		X			
Terpènes	X					
Phyto-œstrogènes	X			X		
Sulfides	X	X	X	X	X	X
Acides phytique	X		X		X	X
FibresX				X	X	
Substances présentes dans les aliments fermentés	X				X	X

Source : *Ces aliments qui nous protègent,* éditions Terre Vivante, 1999.

<table>
<tr><th colspan="2">VITAMINE A — RÉTINOL</th></tr>
<tr><td colspan="2">Huile de foie de morue, foie, jaune d'œuf, produits laitiers</td></tr>
<tr><th colspan="2">CAROTÉNOÏDES/PROVITAMINE A</th></tr>
<tr><td>Bêta-carotène</td><td>Citrouille, carotte, courge orangée, melon (cantalou), patate douce, spiruline, brocoli, chou frisé, algues bleu-vert, épinard, légumes verts à feuilles</td></tr>
<tr><td>Lycopène, lutine</td><td>Tomate, pastèque (melon d'eau), pamplemousse rose, abricot, épinard, brocoli</td></tr>
<tr><th colspan="2">VITAMINE C</th></tr>
<tr><td colspan="2">Papaye, mangue, agrumes (orange, pamplemousse, citron), brocoli, melon (cantalou), chou de Bruxelles, fraise, poivrons vert et rouge (piments doux), kiwi, asperge, raisin, petits pois (pois verts), oignon, persil, épinard, tomate, navet.</td></tr>
<tr><th colspan="2">VITAMINE E</th></tr>
<tr><td colspan="2">Huile de germe de blé, graine de tournesol, noix, amande, noisette, beurre de cacahuète, huile de soja, de canola, de sésame, olives, mayonnaise, beurre, patate douce, riz brun, avocat, produits laitiers, épinards crus.</td></tr>
<tr><th colspan="2">VITAMINE P (BIOFLAVONOÏDES)</th></tr>
<tr><td>– Proanthocyanidines</td><td>Feuilles de ginkgo biloba, de bouleau, de myrtilles (bleuets), extraits de pépins de raisin, d'écorce de pain maritime, peau du raisin et des bleuets (myrtilles)</td></tr>
<tr><td>– Flavones et flavanols (quercétine, keampférol, pectine, etc.)</td><td>Thé vert, feuille de ginkgo biloba, ail, oignon, brocoli, peau du raisin et des bleuets (myrtilles) et agrumes (citron).</td></tr>
<tr><td>– Isoflavones (génistéine)</td><td>Fèves, soja, tofu, tempeh, miso (pâte de soja fermenté)</td></tr>
<tr><td>– Silymarine</td><td>Chardon Marie</td></tr>
<tr><th colspan="2">VITAMINE Q10</th></tr>
<tr><td colspan="2">Poissons gras (maquereau, sardine), abats (cœur, foie, rognons), bœuf, soja, cacahuète.</td></tr>
<tr><th colspan="2">SÉLÉNIUM</th></tr>
<tr><td colspan="2">Noix du Brésil, céréales entières, thon, espadon, fruits de mer, graine de tournesol, abats, viande, jaune d'œuf, ail, levure de bière.</td></tr>
<tr><th colspan="2">ZINC</th></tr>
<tr><td colspan="2">Graine de citrouille, légumineuses (pois), huîtres, produits laitiers, viandes maigres, noix, jaune d'œuf, abricot, féculents, levure de bière.</td></tr>
<tr><th colspan="2">MAGNÉSIUM</th></tr>
<tr><td colspan="2">Graines de citrouille de courge, céréales de son complètes, algues (varech, dulse), amande, noisette, sésame, noix, cacahuète, chocolat, figue, pomme, maïs, soja, thé, légumes à feuilles vertes, riz.</td></tr>
</table>

4

Les aliments essentiels

Nous n'en sommes qu'au début des recherches en matière de protection anti-âge. Il est donc impossible de dire s'il vaut mieux, par exemple, manger des lentilles ou des choux pour prolonger l'espérance de vie. Sans doute faut-il manger de tout, car on sait que la nature a dispersé ses bienfaits. Cependant, des études de plus en plus nombreuses mettent en avant les larges bénéfices d'une nourriture riche en végétaux, au détriment des produits animaux. Pour preuve, les végétariens se portent plutôt mieux que les non-végétariens. Ils sont plus attentifs à leur santé, boivent aussi moins d'alcool, fument moins et essaient de suivre les grands principes d'une vie saine. Et cela leur réussit plutôt bien ! Pour augmenter la longévité, la meilleure recette paraît de privilégier fruits et légumes, même si d'autres facteurs entrent certainement en ligne de compte.

Dans cet ouvrage, nous abordons essentiellement le règne végétal. Si l'on se contente de tirer du règne animal les seuls macronutriments indispensables, notamment des protéines (viande, poisson et œuf), les effets antioxydants seront minimes ; en revanche, un excès de produits animaux entraînera une production incontrôlée de radicaux libres…

La teneur en vitamines et minéraux des végétaux dépend de nombreux facteurs : le type d'agriculture, les conditions de cueillette, la composition du sol, les variétés, le climat, le

LES PRODUITS BIO

Les produits bio sont-ils meilleurs pour la santé ? Sans doute. Mais, comme les convictions ne suffisent pas, le Pr Joyeux, cancérologue, coordonne une étude pour le prouver. L'étude ABARAC, dont les résultats devraient être rendus publics en janvier 2001, porte sur dix-neuf aliments. Chacun est issu de producteurs distincts, lesquels travaillent soit sur l'agriculture bio ou l'agriculture raisonnée, soit sur l'agriculture traditionnelle. Le but : faire apparaître les différences nutritionnelles existant entre ces trois types d'agriculture sur un même aliment.

L'élevage bio recueille nos faveurs. Ainsi, les poules pondeuses bio avalent de la nourriture bio. Tout traitement antibiotique, colorant ou autre médicament est interdit, alors qu'il est systématiquement pratiqué dans les élevages concentrationnaires. Le nombre de poules est limité à 10 (au lieu de 25) par m^2 et elles ont accès à une promenade en plein air, avec verdure et graviers. Cela peut faire sourire… Mais savez-vous que l'œuf, comme le lait, est un émonctoire de la bête, qu'il concentre tous les poisons que l'organisme ne peut absorber pour mieux la protéger ? Saviez-vous que l'obsession de la fraîcheur de l'œuf n'est pas une garantie de santé puisque l'œuf n'est digeste que quarante-huit heures au moins après sa ponte ?

Les agriculteurs bio n'exploitent pas la terre, ils la cultivent. Nuance. Les appeler « exploitant agricoles », c'est leur faire injure. Ils n'utilisent aucun pesticide de synthèse, engrais, organisme génétiquement modifié ni aucune hormone : tout

stockage… font varier les chiffres du simple au… quintuple, ou plus ! Les végétaux de saison et de région sont toujours les plus intéressants, et c'est pourquoi nous vous engageons à lire la « Ronde des saisons », en annexe.

Plus les fruits et légumes viennent de loin, plus ils sont cueillis verts pour supporter le transport. Par ailleurs, certains pays fournisseurs de fruits exotiques suivent des l'art de la protection des cultures et du bétail réside dans l'utilisation de moyens naturels de prédation biologique. On peut facilement apprécier le résultat : un produit bio transformé, tel que la confiture ou la sauce tomate, ne contient ni colorant, ni arôme ou conservateur artificiels, et n'est pas irradié. Ceci ne relève pas d'une lubie écologique, mais d'un système global. Le fermier bio respecte la vie et s'inscrit dans un cycle cohérent : cultiver des végétaux, pour nourrir des animaux qui vont nourrir le sol… qui alimentera les végétaux. Les produits bio, affichant le logo AB, sont très strictement réglementés. Le lien entre ce mode de production et son influence sur la santé ne saute pas forcément aux yeux, mais les produits bio offrent à l'évidence bien des avantages. Ils sont plus riches en matières sèches, contiennent donc moins d'eau et plus de substances nutritives. À propos des substances bioactives (les seules qui nous intéressent ici), Claude Abert, agronome et directeur du centre d'écologie « Terre Vivante », explique : « On commence à découvrir le rôle bénéfique de ces composés – tels que les polyphénols – qui nous protègent du cancer et des maladies cardio-vasculaires. Nous pensons que les plantes cultivées en bio contiennent davantage de ces substances, parce qu'elles doivent se défendre par elles-mêmes contre les maladies et autres agressions naturelles. » Les pesticides ont un impact sur le métabolisme des plantes. Le Dr Lylian Le Goff, fervent défenseur de la bio, précise que les traitements de synthèse agissent sur les micro-organismes qui vivent en symbiose sur les racines, ou encore sur les vitamines.

législations laxistes. Ainsi, vous pouvez retrouver dans votre salade de fruits des pesticides interdits en France, Belgique, Suisse ou Canada. Cependant, de nombreux fruits exotiques sont très intéressants d'un point de vue nutritionnel : la goyave est ainsi le seul fruit riche en lutéine et xanthine ; la mangue contient, quant à elle, une quantité appréciable de vitamine E et de bêta-carotène. Les fruits exposés au soleil des pays chauds sont particulièrement riches en antioxydants protecteurs. Faute de quoi, ils brûleraient. Ce sont souvent des fruits exotiques qui deviennent des fruits secs : raisin de Californie, banane, mangue, figues... Mettez-les régulièrement à votre menu, accompagnés de leurs inséparables oléagineux (amandes, noisettes, etc.). Mais attention aux allergies, toujours possibles avec les fruits exotiques.

De l'« ail » au « yaourt », nous avons recensé les aliments sur lesquels il ne faut pas faire l'impasse.

Voici les stars antioxydantes de nos assiettes !

Ail : le cocktail antioxydant

L'ail est mythique ! Sa réputation n'est pas usurpée, car il est l'aliment-médicament vedette. Utilisé à des fins médicinales par les Grecs et les Romains, ses propriétés n'ont cessé d'étonner et d'être soulignées. Des papyrus égyptiens de 1 500 ans av. J.-C. font état de 22 traitements à base d'ail !

Aujourd'hui, ce remarquable condiment est toujours à la mode. Il est l'un des piliers du régime crétois et de la cuisine asiatique. On a constaté qu'en Chine, dans une région où sa consommation est très importante (20 g par jour !), la fréquence des cancers de l'estomac est 13 fois moindre qu'ailleurs. En 1990, plus de 150 scientifiques et responsables gouvernementaux se sont réunis à Washington pour le premier congrès mondial sur « l'ail et la santé ».

Ce végétal se compose de plus de 400 constituants chimiques, dont au moins une douzaine d'antioxydants. Il est d'ailleurs probablement l'un des aliments antioxydants les plus puissants, grâce à la composition variée de ses nutriments : manganèse, zinc, sélénium, germanium, vitamines A et C.

Cet aliment est si complexe que les chercheurs n'arrivent pas à s'accorder sur le composé le plus recommandable ! Il favorise une bonne circulation et, surtout, il aide l'organisme à lutter efficacement contre toutes les agressions, qu'il s'agisse de bactéries, virus ou cellules cancéreuses. L'ail est un antibiotique naturel, et son champ d'action est largement supérieur à celui des médicaments, même si sa puissance est moindre. Il est efficace, à hautes doses, contre les mycoses, l'herpès, la grippe, le rhume, la gastro-entérite… et tout cela pour un apport calorique négligeable !

La consommation régulière de 1 à 2 gousses fraîches par jour régularise un taux de cholestérol trop élevé, provoque une baisse importante de la tension artérielle, protège de l'infarctus (le risque d'en être victime baisse de 66 % si on consomme 2 petites gousses chaque jour). De même, 1 gousse et demie par jour bloque la formation de nitrosamines, qu'on considère comme les principaux responsables du cancer de l'estomac.

L'ail protège le système immunitaire et le cerveau des effets débilitants de l'âge – on le prescrit depuis longtemps en Chine dans ce but. Les cancers de l'estomac, du côlon, de la prostate (et probablement ceux du sein et du foie) sont diminués de moitié chez les consommateurs réguliers.

Malheureusement, probablement en raison de l'odeur qu'il confère à l'haleine, sa consommation n'est que de 800 g par personne et par an. Ce faible chiffre place la France en deçà de la plupart des pays voisins.

Consommation

Pas de mystère : il faut le consommer frais et, si possible, cru. En effet, tout comme l'oignon, c'est dans l'huile volatile, qui dégage l'odeur bien connue, que se trouvent les antibiotiques. Le mieux est encore de l'écraser et de le manger le plus vite possible, dans les salades par exemple. Mijoté dans un plat chaud, il perd ses vertus antibiotiques, même s'il en conserve beaucoup d'autres… Si vous êtes réellement réfractaire à l'ail cru, sachez que la poudre d'ail possède des effets bénéfiques, mais à des degrés moindres.

Pour combattre l'odeur de l'ail, les grands classiques sont efficaces : croquez dans un grain de café ou mâchez du persil.

Recette ukrainienne contre la démence sénile : hachez 1 kg d'ail, mélangez au jus de 24 citrons. Couvrez et laissez macérer le tout 24 jours. Prendre ensuite 1 cuillère à thé de ce mélange chaque soir.

Attention !

À fortes doses, l'ail cru peut être toxique. Au-delà de 3 gousses par jour, vous risquez des gaz, des diarrhées, voire de la fièvre et, au-delà de 8 gousses, l'hémorragie gastrique ! De la sagesse, donc.

Apports principaux

Calcium, fer, soufre, manganèse, zinc, sélénium, germanium, vitamines B1, B6 et C.

Algues : des nutriments originaux

Il en existe des dizaines de milliers d'espèces, dont certaines sont comestibles. Elles demeurent relativement exotiques en France mais il n'en est pas de même pour certains pays qui en ont fait la base de leur alimentation, comme le Japon. En 1952, Alain Bombard a prouvé qu'un naufragé pouvait survivre des mois en ne se nourrissant que de plancton. Qu'il s'agisse de phytoplancton, premier maillon de la chaîne alimentaire, premier fournisseur d'oxygène de la planète (bien avant les forêts), ou des algues (macroplancton), ces remarquables habitants des mers figurent au top 10 des aliments-santé.

En France, on les utilisait surtout comme additifs, et on en trouvait de façon confidentielle dans les magasins de diététique ; on peut maintenant acheter du sel aux algues à la supérette du coin, en commander toute une gamme par correspondance (pâtes, court-bouillon, algues séchées à intégrer à des plats ou des salades).

Sur les 25 000 espèces d'algues (encore largement inconnues), 12 seulement sont autorisées à la consommation en France. Mieux vaut acheter des produits contrôlés que de ramasser, au petit bonheur la chance, des spécimens peut-être pollués sur les rivages de Bretagne – sauf si vous connaissez des endroits très propres (et ils sont nombreux). Comme ces végétaux concentrent environ 50 000 fois les minéraux présents dans l'eau de mer, ils accumulent les polluants éventuels ; c'est pourquoi (bien que la cueillette existe toujours) la majorité des algues commercialisées proviennent de cultures.

Les algues apportent des nutriments totalement originaux par rapport aux végétaux terrestres. Leur richesse en iode est telle qu'il ne faut pas en manger à volonté : 25 g de poids sec par semaine couvrent largement les besoins en iode. Vous pouvez cependant en consommer bien plus, car notre alimentation manque globalement d'iode, particulièrement si vous habitez loin de la mer, et notamment en montagne. Cette carence dérègle la glande thyroïde et rien ne va plus : la maladie (le plus souvent, une hypothyroïdie) ralentit le métabolisme, entraîne fatigue et prise de poids, perte de mémoire et goitre chez les adultes, retard mental chez le fœtus et l'enfant. Par ailleurs, des études ont montré que ces carences peuvent déclencher d'autres troubles chez les femmes : seins douloureux et nodules, cancer du sein. En consommant plus de produits riches en iode (poissons et algues), la moitié d'entre elles ont vu leurs symptômes s'améliorer. L'iode est donc susceptible de limiter ou de retarder l'apparition de certains cancers.

Consommation

Avaler plus de 1 000 μg d'iode par jour pendant de longues périodes peut aussi dérégler la thyroïde ! Attention donc !

Selon l'espèce, vous pouvez utiliser les algues fraîches, sèches, en amuse-gueules, incorporées dans des plats, réhydratées, crues ou cuites. Conformez-vous au mode d'emploi. Surtout, osez quelques recettes et associations de saveurs inhabituelles ! Selon Jacques Le Divellec, restaurateur à Paris : « Terre et mer sont faits pour se marier. Certains mélanges sont parfaits : algues et tomates, par exemple. Mais c'est bien sûr avec les poissons qu'elles se marient le mieux, car elles en rehaussent la nuance gustative. Il ne faut pas en mettre beaucoup : leur saveur très fine se combine au goût des aliments mais ne le masque pas. »

Apports principaux

Iode, vitamine B12 - très intéressante pour les végétariens, car elle ne se rencontre presque que dans les viandes.

PETIT ABÉCÉDAIRE NUTRITIF

– **Fucus :** l'algue la plus riche en iode, le stimulant du métabolisme général.
– **Haricot de mer :** riche en minéraux, surtout en vitamine C.
– **Wakamé :** riche en calcium, vitamine B12, C, sodium, fer et potassium.
– **Dulse :** très riche en protéines (25 %). Apporte aussi magnésium, phosphore, fer et, en moindres quantités, vitamines A, B, C. En Islande on l'appelle « söl » et on la prépare en bouillie dans les laitages ou l'huile citronnée, tandis qu'elle est consommée séchée par les Canadiens en amuse-gueule.
– **Chondrus :** elle est utilisée pour la fabrication des carraghénanes, additif épaississant. Pour l'alimentation directe, on la trouve surtout sous forme de poudre ou de complément alimentaire.
– **Nori :** valeur nutritive exceptionnelle. La qualité de ses protéines (30 % de son poids) est proche de celle des œufs ; en outre, elle concentre phosphore, fer, provitamine A et B12.
– **Ulve, ou « laitue de mer » :** bon équilibre minéral. Elle contient de fer, du calcium, du magnésium et des vitamines A et C.
– **Spiruline :** la star. Elle fait partie du phytoplancton et contient 60 à 70 % de protéines, soit deux fois plus que le soja, et trois fois plus que la viande, même si leur assimilation reste sujette à caution. Elle apporterait aussi deux fois plus de vitamine B12 que le foie. Cette algue est dix fois plus riche en fer que les épinards. Ses lipides sont des acides gras essentiels. Calcium, phosphore et magnésium y figurent en proportions plus importantes que dans le lait de vache.

Attention !

La plupart des algues sont très riches en sodium. Mieux vaut les utiliser pour parfumer les plats.

Amande : la réserve à calcium

D'accord, l'amande est très calorique ! Mais ce ne sont pas des calories vides, loin de là : comme la plupart des fruits oléagineux, elle présente de grandes qualités nutritionnelles. Il s'agit de l'une des meilleures sources de calcium non animal, car 50 g d'amandes apportent 10 % des apports recommandés pour les 11-24 ans. Ce fruit est également fort riche en vitamine E, puisqu'en en consommant seulement 25 g, en plus de votre alimentation quotidienne, vous doublez vos apports. Bien que l'amande contienne beaucoup de lipides, ils sont insaturés : elle contribue donc à réduire le taux de cholestérol. Une expérience a montré qu'une consommation quotidienne de 84 g d'amandes, dans un régime pauvre en graisses, abaisse de 10 % le taux de cholestérol LDL en 3 semaines.

L'amande fait sans aucun doute partie de la stratégie à adopter contre les maladies cardiaques. Un conseil : laissez en permanence une assiette de « mendiants » sur la table, composée de figues, amandes, noisettes. Ce nom est inspiré par celui des quatre ordres mendiants – franciscains, augustins, carmes et dominicains – qui les appréciaient beaucoup comme aumônes.

Consommation

Préférez les amandes non blanchies, qui ont toujours leur peau. Une fois le sachet ou le bocal entamé, mangez les fruits rapidement. Vous pouvez les déguster tels quels. Même grillés à la poêle ou intégrés à des desserts, des plats de poissons ou sous forme de pâtes, ils restent intéressants. En été, on peut trouver des amandes fraîches : elles contiennent moins de nutriments que les amandes sèches mais sont moins caloriques… et absolument délicieuses !

Apports principaux

Lipides insaturés, fer, potassium, protéines, vitamine E, zinc.

Avoine : la céréale aux acides gras insaturés

Il n'existe pas d'avoine raffinée et c'est là son premier intérêt, car elle conserve ainsi ses atouts nutritionnels. Les diabétiques en profitent puisqu'ils s'en servent pour stabiliser leur taux de glucose dans le sang. Cette admirable propriété devrait être exploitée par tous ! L'avoine est plus riche en vitamines B et E, acide linoléique, protéines et fibres que bien d'autres céréales. Elle calme les nerfs et possède un léger effet sédatif, testé chez des personnes qui arrêtaient de fumer. C'est un aliment de base pour les intolérants au gluten.

Consommation

C'est dans l'authentique muesli que l'avoine donne le meilleur d'elle-même, mais un simple porridge est déjà bénéfique. Dans certaines recettes, on peut l'ajouter sous forme de flocons : pâte à tarte, farce, potages.

Apports principaux

Vitamines B, acides gras mono et polyinsaturés, fibres, acide folique, vitamine E.

Attention !

En raison de sa forte teneur en acides gras insaturés, l'avoine s'oxyde facilement. La consommation d'avoine rance entraîne la formation de radicaux libres. Ne la conservez pas plus de quelques mois, toujours dans un endroit sec, protégé de la lumière et de la chaleur. Si vous en consommez régulièrement, sachez qu'elle est riche en acide phytique, et que ce composé limite l'absorption du calcium, du fer et du zinc apportés par les autres aliments.

Banane : la bonne humeur en plus

On en mangeait par gourmandise, et de nombreuses études nous ont donné bonne conscience : il faut dévorer des bananes. L'amidon qu'elles contiennent lorsqu'elles sont peu mûres résiste à la digestion. Associé aux fibres solubles, il libère progressivement son énergie, bien plus longuement que la plupart des autres aliments sucrés.

Ce même amidon augmente le volume des selles, agissant ainsi contre la constipation. Plus les fruits mûrissent, plus leur amidon se transforme en sucre rapidement assimilable, plus la banane devient calorique et constitue un aliment de choix pour le sportif. Après trente minutes d'exercice, une banane apporte autant d'énergie qu'une barre aux céréales. Les bananes très mûres soulagent… la diarrhée (et les vertes la donnent). Ce fruit exotique améliore le sommeil et l'humeur : terminez votre repas du soir avec une ou deux bananes, si vous êtes concerné… Chaque Français en consomme 7 kg par an.

Consommation

Il faut la conserver à l'abri de la chaleur et du froid : ni au-dessus de 20 °C ni au réfrigérateur. En cas de forte chaleur, leur peau noircit, mais leur chair ne s'abîme guère. Vous pouvez les cuire : polyvalentes, elles s'adaptent à de nombreux plats et confèrent toujours une note sympathique à un dessert. La banane verte se digère mal.

Apports principaux

Niacine, potassium, magnésium, vitamines B6 et C.

Carotte : la source de bêta-carotène

Bugs Bunny l'a rendue célèbre et elle figure sur les marchés du monde entier. La couleur orangée de cette brave racine signale sa richesse exceptionnelle en bêta-carotène. Il est démontré qu'elle diminue le risque de cancer du poumon, y compris chez les fumeurs. Une alimentation riche en bêta-carotène réduit de 50 % le risque de développer les cancers de la vessie, du col de l'utérus, du côlon, de la prostate, de l'œsophage et du larynx, et de 20 % le cancer du sein chez les femmes ménopausées. Par ailleurs, une forte consommation de carottes crues diminue de 11 % le taux de cholestérol.

Consommation

Il faut toujours éplucher les carottes, sauf si elles sont issues de l'agriculture biologique. « Anciennes », elles contiennent davantage de bêta-carotène que « nouvelles ». La cuisson améliore l'absorption de celui-ci.

Apports principaux

Bêta-carotène, fibres, vitamine C.

Céréales : des fibres, toujours des fibres

Une alimentation riche en céréales complètes est un grand pas vers l'équilibre alimentaire. Ces graines, issues d'une famille de graminées, sont avant tout composées d'amidon. Elles préviennent les maladies cardiaques, stabilisent le taux

QUE PEUT-ON ASSOCIER AUX CÉRÉALES ?	
ASSOCIATIONS	PAYS
Riz + soja	Chine
Maïs + haricots	Amérique latine
Riz + lentilles	Inde
Millet + arachide	Afrique
Blé + pois chiches (couscous)	Alimentation méditerranéenne
Pain + soupe aux pois	Canada
Pain de maïs + fèves au lard	États-Unis
Tortillas de farine de maïs et chili	Mexique
Chapatis et dahl	Inde
Pain pita et falafel	Moyen-Orient
Pain pita et hummous	Grèce
Muffin et lait de soja	États-Unis
Pain grillé et tofu brouillé	Amérique du Nord
ASSOCIATIONS CÉRÉALES ET NOIX	
Pâtes et pignons	Italie
Muesli aux noix	Suisse
Riz sauté, légumes et noix de cajou	Chine
Muffin aux noix de Grenoble	Grande-Bretagne

de glycémie et régulent celui d'œstrogènes. Mais c'est avant tout leur richesse en fibres qui représente leur intérêt majeur. En outre, leur enveloppe est une vraie corne d'abondance en minéraux : selon la céréale, on trouvera plus de magnésium, de potassium ou de sélénium, mais toujours en quantités appréciables. Orge, sarrasin, seigle, quinoa ou boulghour permettent une grande variété de menus. Il y a également des céréales de bonne qualité dans le pain et les gâteaux préparés à base de farine complète.

Les céréales peuvent-elles remplacer la viande ? Éternelle question. Sources peu importantes de protéines dans l'esprit des Occidentaux, elles procurent en réalité les protéines essentielles à la moitié de la population mondiale. Certaines d'entre elles, comme le quinoa ou l'amarante, contiennent des acides aminés similaires à ceux que l'on retrouve dans la viande.

Consommation

Seules les céréales complètes sont vraiment intéressantes. Elles ont conservé leur enveloppe, donc leurs propriétés nutritionnelles. Il faut par conséquent plus de temps pour les cuire. Mais certains fabricants bio, qui ont une longueur d'avance, proposent depuis peu des grains complets concassés, ce qui améliore nettement le temps de cuisson. Les végétariens en mangent de grandes quantités. Les intolérants au gluten doivent malheureusement s'en passer.

Il manque cependant, dans la plupart de ces graines, un ou deux acides aminés qui nous sont nécessaires pour assimiler leurs protéines : il suffit alors de les consommer avec des légumineuses, ces dernières comblant leurs carences. Nous retrouvons ainsi, à travers le monde, diverses associations permettant une bonne assimilation des protéines issues des céréales. C'est à cette condition que l'on peut se passer de viande (un végétarien averti en vaut deux !).

Apports principaux

Fibres, fer, vitamines B1, B6, zinc et, selon la céréale, potassium, sélénium, magnésium…

Chocolat : le noir nous protège

La paternité du chocolat revient à l'anonyme qui, le premier, a eu l'idée de sucrer le cacao. Peu d'aliments font autant l'unanimité que lui : petits et grands n'envisagent pas la vie sans cette douceur. Tant mieux ! Consommé avec modération (en raison de sa haute valeur calorique), le chocolat a parfaitement sa place dans un régime santé. C'est l'une des meilleures sources de magnésium : il apaise et apporte la bonne humeur. Il fournit également de la théobromine, stimulant intellectuel plus doux que la caféine. On a récemment découvert qu'il protège aussi le système cardiovasculaire, grâce à ses flavonoïdes (à l'instar du vin). Des chercheurs de la Californie et de Buenos Aires ont évalué les effets de la consommation de 80 g de chocolat noir ou blanc par repas. Deux heures après l'ingestion, ils ont observé que le sang des sujets du groupe « chocolat noir » contenait un fort taux d'antioxydants. Une autre équipe a constaté que les boissons riches en flavonoïdes du cacao activaient les plaquettes, effet comparable à celui de l'aspirine. Le chocolat possède en outre une forte charge sensorielle, sans doute parce qu'il mélange avec harmonie diverses saveurs, a priori inconciliables : sucré, salé, amer, le tout enrobé d'onctuosité... bref, il offre la parfaite symphonie de sensations en bouche.

Consommation

Avec modération ! Choisissez le chocolat noir, moins gras et moins salé. Évitez le chocolat light – il horrifie les vrais amateurs –, certes allégé en sucres, mais plus riche en matières grasses. 100 g de chocolat apportent en moyenne 530 calories, soit autant que 200 g de frites ou que 6 cuillères à soupe d'huile : ce n'est pas si terrible... Mieux vaut fuir les frites et les charcuteries que le chocolat ! Enfin, son index glycémique étant modéré, il peut être consommé par tous.

Apports principaux

Magnésium, flavonoïdes.

Chou : le calcium en plus

Nous ne sommes pas nés dans les choux mais nous devrions en consommer plus souvent ! De multiples études ont démontré leurs incomparables vertus. Ils sont très antioxydants et contiennent diverses substances qui augmentent la résistance immunitaire. Les choux font partie de la cargaison des navires, car les capitaines avertis savent garder leur équipage en bonne santé… Les naturopathes conseillent d'en faire des cures, en hiver. Une forte consommation de chou est associée à un plus faible taux de cancers que la moyenne, notamment ceux de l'estomac, du côlon, du poumon et de la peau. Le chou cru calme les ulcères.

ZOOM SUR LE BROCOLI

Le brocoli est très à la mode. On le pare de multiples vertus antioxydantes. Mais il en a d'autres : il protège de l'ostéoporose, réduirait le risque de cataracte, limiterait les risques de maladies cardio-vasculaires. Sa grande spécialité est la lutte contre certains cancers, notamment celui du côlon (c'est vrai pour tous les crucifères, mais plus particulièrement pour celui-ci). Plus il est vert foncé, plus est riche en micronutriments.

Consommation
S'il est vraiment frais et bien tendre, vous pouvez l'ajouter cru à vos salades, ou croquer dans les petites fleurettes avec un peu de fromage blanc aux herbes. Cuit à la vapeur ou dans un peu d'eau bouillante, il est également parfait.

Apports essentiels
Bêta-carotène, calcium, acide folique.

Attention !
Le brocoli réduit l'absorption d'iode. Si vous consommez ce légume plus de trois fois par semaine, associez-lui des aliments riches en iode.

Consommation

Pour qu'il joue son rôle protecteur, le chou devrait être inclus à nos menus trois fois par semaine, et notamment consommé sous forme de choucroute, crue ou cuite.

Cette dernière est un véritable aliment santé. Elle se compose de lanières de chou blanc mises à fermenter durant plusieurs semaines. Cette opération casse les fibres, renforce la présence d'acides aminés et de vitamines B. En outre, il s'y développe des lactobactéries, similaires à celles du yaourt, qui « prédigèrent » ce légume et colonisent amicalement notre intestin. C'est pourquoi elle est hautement digeste.

Ceux qui ont du mal à assimiler le chou (en raison de ses fibres et de son soufre) peuvent lui adjoindre des épices ou des herbes, telles que les graines de fenouil, la menthe ou le cumin. Ils éviteront aussi les parties fibreuses (feuilles dures et trognon) et le cuiront à la vapeur, afin d'améliorer sa digestibilité.

Les choux sont peu caloriques, sauf celui de Bruxelles, plus sucré, et regorgent d'antioxydants, quels que soient leur variété et leur mode de préparation. 200 g de chou-fleur couvrent nos besoins en vitamine C (attention à la cuisson, qui la détruit).

Apports essentiels

Vitamines B, bêta-carotène, calcium.

Attention !

Même remarque que pour le brocoli en ce qui concerne l'iode.

Épices et fines herbes : une ruse de la nature

Indispensables aromates ! Qu'il s'agisse d'épices, de substances aromatiques provenant de plantes exotiques, ou de fines herbes, la finalité est la même : relever le goût des aliments. Dans le monde entier, l'homme fait preuve d'une imagination débordante pour parfumer ses plats. Des chercheurs américains ont analysé 4 578 recettes de cuisine de 36 pays. Résultat : plus le climat est chaud, moins les aliments se conservent ; plus les recettes sont épicées, plus la diversité d'épices est grande. En Inde, 80 % des plats en sont enrichis, alors qu'en Norvège on n'utilise... que le poivre !

Comme la sagesse populaire n'a pas de limites, les épices les plus employées sont également les plus actives contre les bactéries. L'origan inhibe la listeria, le romarin est antimicrobien, le gingembre et l'ail sont de remarquables antiseptiques, le curry est un antioxydant de premier ordre... bref : l'homme mange épicé parce que c'est bon et, surtout, parce que c'est sain.

Marie-José Amiot-Carlin, chercheur à l'INRA (Avignon), en témoigne : « La plupart des molécules présentes dans les épices et aromates peuvent piéger les radicaux libres et prévenir l'oxydation du mauvais cholestérol. » On retrouve les épices en abondance dans le régime méditerranéen.

Enfin, avec les fines herbes, ils contribuent à diminuer la consommation de sel, ce qui n'est pas la moindre de leurs qualités. Mieux : on sait que, pour s'opposer aux effets néfastes du sodium, il faut consommer du potassium, présent en abondance dans nos chères épices et aromates !

Consommation

Une double règle d'or : lorsque vous achetez des épices, qu'elles proviennent de marchés tropicaux ou du supermarché du coin, choisissez-les toujours entières et dans leur état d'origine. Graines, tiges et racines conservent leurs pouvoirs aromatique, bactéricide et antioxydant bien plus longtemps que lorsqu'elles sont moulues. Il ne faut les passer au moulin à épices qu'au dernier moment.

S'il s'agit de fines herbes, de grâce, achetez-les fraîches ou, mieux, faites-les pousser sur votre balcon ! Elles ne doivent être ni moisies ni flétries. Coupez-les finement et écrasez-les brièvement entre les paumes avant de les utiliser : la chaleur réveille leur saveur. Une cuisson prolongée est à déconseiller, sauf pour quelques-unes d'entre elles qui adorent mijoter, comme le thym, le romarin ou la sarriette. Avec les plats froids, c'est l'inverse ! Il faut incorporer les herbes longtemps à l'avance pour qu'elles imprègnent l'aliment.

Apports essentiels

Tout dépend de l'herbe choisie. Un grand nombre d'entre elles apportent du calcium, du potassium, du phosphore et même, pour certaines – telles que l'aneth, le piment ou la coriandre –, des substances médicinales. Les épices sont légèrement plus sucrées et grasses que les fines herbes. Mais les quantités utilisées sont si minimes que c'est négligeable.

Huile d'olive : l'aliment-santé de base

L'olivier est immortel. S'il est malade, son tronc disparaît tandis que de jeunes pousses naissent sur son pied. Clé de voûte du régime méditerranéen, l'huile d'olive s'est hissée au rang convoité des aliments-médicaments.

Georges Duhamel disait que « là où l'olivier renonce, finit la Méditerranée ». L'Italie et l'Espagne sont les premiers producteurs et consommateurs avec 26 et 23 % de la production mondiale. La France regroupe moins de 1 % des oliviers. Un Français sur 4 consomme de l'huile d'olive, ce qui porte la moyenne à 0,4 l par an et par habitant ; en Grèce, elle est de 20 litres !

Cette huile protège le cœur de plusieurs manières. Ses acides mono-insaturés favorisent la baisse du cholestérol total et du cholestérol LDL, tout en augmentant le taux de « bon » cholestérol HDL. On étudie désormais les substances jusqu'alors réputées « mineures » contenues dans l'huile d'olive en quantités infimes : polyphénols, chlorophylle, stérols… car ces composants pourraient bien se révéler plus importants qu'on le pensait. Ce sont des antioxydants puissants, qui protègent du vieillissement et renforcent le système cardio-vasculaire. Par ailleurs, l'huile d'olive est le corps gras le plus digeste. Les spécialistes affirment qu'elle est l'huile la plus physiologique, car ses acides gras sont similaires à ceux du lait maternel. Dans la médecine populaire, on l'utilise même comme stimulant de l'appareil digestif, contre les brûlures d'estomac, les ballonnements, la constipation et la paresse biliaire. Elle peut également contribuer à prévenir l'ostéoporose : les olives contiennent autant de calcium que le lait de vache mais davantage de vitamine A (dans 100 g d'olives, il y a autant de vitamine A que dans 1,5 l de lait).

Consommation

L'huile d'olive a ses crus, tout comme le vin, en fonction du climat, de la région ou de la variété. Celle de Nyons bénéficie même d'une appellation d'origine contrôlée. En hiver, sur les marchés, vous trouverez la première huile de l'année, celle qui vient d'être pressée. Elle est incomparable et son aspect un peu trouble ne doit pas rebuter. L'huile d'olive vierge extra est la meilleure : son goût est irréprochable, son taux d'acidité (exprimé en acide oléique) ne peut être supérieur à 1 g pour 100 g, soit 1 % (plus ce chiffre est petit, meilleure est la saveur). La mention « Première pression à froid » est indispensable, mais n'apporte aucune garantie de goût : si les fruits sont fermentés ou altérés, l'huile (pressée à froid ou non) ne sera pas bonne. Sa couleur verte, plus ou moins accentuée, est due à la chlorophylle.

Corps gras alimentaire le plus riche en acide mono-insaturé, elle contient peu de graisses polyinsaturées et supporte donc très bien les hautes températures de cuisson, y compris la friture. Curnonsky et Brillat-Savarin, deux grands gastronomes français, soulignent « l'aberration de l'emploi d'une huile insipide en gastronomie » et « l'excellence de l'huile d'olive pour la friture ». En revanche, elle est pauvre en vitamine E : aussi, alternez avec d'autres huiles.

Si vous optez pour l'huile d'olive bio, vous avez la certitude que l'olivier n'a reçu aucun produit de synthèse, que les olives n'ont pas été traitées, que l'huile n'a été ni décolorée ni désodorisée. Méfiez-vous, car les huiles désodorisées non bio conservent l'appellation « Huile vierge ».

Si vous choisissez une huile non bio, orientez-vous vers celles qui sont artisanales, achetées sur les marchés ou directement dans les moulins. Dans le cas contraire, vous vous exposeriez à des huiles ayant subi des traitements. En effet, les olives sont immangeables telles quelles, car elles contiennent un hétéroside très amer, l'oleuropéoside, qui irrite le

Teneur en acides gras des différentes huiles			
Huile (1 cuillerée à soupe)	Acides gras saturés (en g)	Acides gras mono-insaturés (en g)	Acides gras polyinsaturés (en g)
Arachide	2,6	6,2	4,1
Carthame	1,3	1,7	10
Colza	0,8	8,4	4,4
Coprah	11,7	0,8	0,2
Maïs	1,7	3,4	7,9
Olive	1,9	9,8	1,2
Soja	2	3,1	7,8
Tournesol	1,4	2,7	8,7

système digestif. Elles doivent donc macérer et subir divers traitements, qui diffèrent selon les régions et les variétés.

La méthode espagnole consiste à faire tremper les olives vertes (non mûres) dans une solution de soude caustique, à les rincer puis à les mettre à macérer dans une saumure. Dans la méthode américaine, on cueille les olives à moitié mûres puis, lorsqu'elles passent du jaune au rouge, on les fait tremper dans une solution alcaline exposée à l'air jusqu'à ce qu'elles deviennent noires. Les Grecs sont les plus traditionnels : ils ne récoltent les fruits que complètement mûrs, donc noirs, et la soude caustique est interdite.

Lentilles : sur le zinc, le petit salé

Les lentilles ont été largement consommées jusqu'au xxe siècle. Nous en mangeons cinq fois moins qu'au siècle dernier, ce qui est dommage car elles sont, avec le soja, les plus intéressantes des légumineuses. Elles accompagnent surtout le petit salé mais pourraient, entourées de céréales, constituer un très bon plat de résistance. Elles contiennent des protéines de bonne qualité ; il leur manque toutefois un acide aminé indispensable pour les assimiler, la méthionine. Les lentilles remplacent la viande ou les fromages gras, et permettent (comme tous les légumes secs) une diminution substantielle du taux de cholestérol dans le sang. Par ailleurs, leur richesse en fibres solubles stabilise la glycémie. Elles constituent enfin une source de potassium, de fer et d'acide folique.

Consommation

Les lentilles vertes du Puy n'ont pas une réputation surfaite : ce sont les meilleures et elles n'ont pas besoin de tremper. Elles sont rapidement cuites. N'hésitez pas à en préparer de grandes quantités : vous pourrez ainsi en consommer un peu chaque jour, réchauffées ou froides, en salade. Évitez les haricots et lentilles en conserve, beaucoup trop salés et qui ont perdu la majorité de leurs vitamines. Si vous avez quelques difficultés pour les digérer, accompagnez-les d'épices carminatives, telles que les graines de fenouil ou l'aneth.

Apports essentiels

Calcium, fibres, acide folique, fer, protéines, zinc.

Miel : l'édulcorant naturel

Pour faire un pot, il faut le nectar d'un million et demi de fleurs ! Le miel est avant tout un édulcorant, composé de 20 % d'eau et de 70 % de sucres – fructose et glucose. Pour un même poids, il est moins calorique que le sucre, qui est déshydraté et ne contient pas de fructose (par ailleurs, le pouvoir édulcorant du sucre est plus élevé). Il contient aussi du saccharose et du maltose. Avec le temps, le saccharose se transforme en glucose et fructose. S'il ne s'agit pas d'un aliment antioxydant à proprement parler, son principal intérêt est de remplacer très avantageusement le sucre blanc.

Consommation

Il existe différents types de miel, du « mille fleurs » douteux au suave miel de sapin, en passant par le blond nectar d'acacia. Chacun possède les propriétés des plantes butinées. Oubliez les pots en plastique bas de gamme. Achetez du miel de qualité, extrait à froid si possible : seul ce dernier conserve les enzymes naturelles nécessaires à sa digestion. Le bio est à privilégier si vous en trouvez : d'une part parce que les abeilles butinent les champs non traités qui entourent la ruche, d'autre part parce que le fabricant doit respecter une kyrielle de règles, comme ne pas traiter le bois des ruches avec des produits chimiques, ou ne pas couper le produit avec du sucre.

Apports essentiels
Du sucre et de l'eau.

Myrtille : l'amie de la vessie

Leur robe foncée annonce d'emblée la couleur : vous êtes tombé sur une mine de flavonoïdes. Cela signifie que ces petites baies renforcent les vaisseaux capillaires et améliorent la circulation. Les personnes particulièrement sujettes aux engelures, varices et autres troubles circulatoires seraient bien inspirées d'en consommer le plus souvent possible. Par ailleurs, les anthocyanes présents dans les flavonoïdes sont antioxydants, anti-inflammatoires et anti-infectieux. L'autre grande spécialité de ces fruits est de combattre les infections urinaires (dans le cadre de la prévention ou du traitement). Tout comme les airelles, les myrtilles empêchent la bactérie *Escherichia coli,* à l'origine des troubles urinaires, de se fixer sur les parois de la vessie, ce qui bloque sa prolifération. Des études montrent qu'un verre par jour suffit pour éviter l'apparition d'infection urinaire, même chez les personnes atteintes de façon chronique.

Consommation
On peut les consommer telles quelles, mais aussi les faire cuire, car la chaleur n'altère pas leurs qualités. On peut encore les préparer en tisane. Les airelles, très acides, sont souvent mélangées à d'autres fruits plus sucrés, ou préparées en sauce.

Apports essentiels
Vitamines B (myrtilles), fibres, vitamine C, fer (airelles).

Oignon : un antibiotique dans votre assiette

L'oignon est un antibiotique naturel : il peut venir à bout, parfois seul, d'infections gastriques, de toux, de rhumes ou de bronchites. Il bloque la hausse du cholestérol sanguin lorsqu'il est associé à un plat riche en graisses. Sa consommation régulière protège du cancer et fait baisser la tension artérielle. Tout comme l'ail, c'est un remarquable antioxydant.

Consommation

Pour profiter pleinement de ses atouts, il est préférable de le consommer cru. N'hésitez pas à choisir les plus doux si vous trouvez leur chair « agressive ». Très volatils (et très odorants), les composés bénéfiques de l'oignon résistent mal à la cuisson. Préférez toujours les oignons frais (ou, à la rigueur, surgelés) aux préparations industrielles et/ou déshydratées.

Apports essentiels

Vitamines B, fibres, niacine et potassium.

Orange : notre première source de vitamine C

Ces véritables soleils sur nos tables d'hiver ont la cote. C'est bien normal, car les agrumes renforcent les défenses de l'organisme, protègent des cancers, aident à diminuer le taux de cholestérol grâce à leur pectine. On a longtemps dit qu'il fallait manger des oranges pour leur vitamine C : c'est vrai mais pas seulement ; dans les agrumes, cette vitamine est associée à certains flavonoïdes qui renforcent son pouvoir antioxydant et améliorent la circulation capillaire.

Consommation

Le fruit entier est meilleur pour la santé que le fruit épluché, lui-même meilleur que le jus fraîchement pressé. Les jus d'orange du commerce arrivent loin derrière. La pectine est surtout présente dans la peau blanche qui entoure chaque quartier, les vitamines se concentrent dans la chair, et les huiles essentielles dans le zeste. Pensez à en parsemer vos salades, desserts, plats chauds…

Apports essentiels
Calcium, fibres, acide folique, potassium, vitamine C.

Patate douce : un antioxydant original

On l'emploie peu et c'est dommage. La patate douce contient bien plus de vitamines que la pomme de terre, et offre une large gamme d'antioxydants et de minéraux fort utiles. En prime, c'est le seul aliment pauvre en matière grasse qui contient beaucoup de vitamine E – autant que les oléagineux. Une portion de 220 g de patate douce apporte le double des AQR (apports quotidiens recommandés) en vitamine E. La richesse en potassium de cet aliment lui permet de réguler l'hypertension. Quant à sa richesse en fer, elle est intéressante pour compenser les pertes de sang, inévitables en cas de blessure, d'accouchement, ou de règles abondantes.

Consommation
Le mode d'emploi est tout simple pour goûter sa saveur sucrée, comparable à celle de la châtaigne. Brossez, incisez et mettez à four moyen pendant environ 1 h. C'est prêt !

Apports essentiels
Carotènes (uniquement la variété orange), fibres, fer, potassium, vitamines C et E.

Pomme : le fruit anticholestérol

« Une pomme par jour vous tient éloigné du médecin », dit le proverbe. Il est vrai que ce fruit cumule les qualités. Consommé régulièrement, il aide à faire diminuer le cholestérol, régularise le transit, soulage les problèmes articulaires, renforce la résistance aux maladies. La pomme est non seulement très dépurative, mais contient en outre des antioxydants et des flavonoïdes en quantités non négligeables. Une étude récente intitulée « Thorax 2000 » et réalisée en Grande-Bretagne montre que sa consommation est directement corrélée avec une amélioration de la capacité respiratoire. Il semble que ce fait soit sans rapport avec les vitamines C et E qui s'y trouvent mais plutôt lié à la présence d'autres antioxydants tels que les flavonoïdes (par exemple, la quercétine).

Consommation

L'idéal est de choisir des pommes bio, car leur peau contient des substances anti-infectieuses. Sinon, lavez-les à grande eau, voire à l'eau et au savon, pour éliminer le vernis qui les protège. Pour mieux les digérer, faites-les cuire mais légèrement, afin de conserver leur vitamine C (les pommes vertes et acides en contiennent plus que les rouges ou sucrées). Compotes et jus de pommes sont idéaux pour consommer ce fruit mais s'abîment rapidement. Pensez à les associer à vos plats salés. Dans ce cas, lorsque vous épluchez les fruits, arrosez-les d'un filet de citron pour éviter qu'ils ne s'oxydent.

Apports essentiels

Fibres (pectine surtout), potassium, vitamines C et E.

Poissons gras : des réservoirs à oméga 3

Les stars nutritionnelles de ces cinq dernières années s'appellent le saumon, la sardine et le maquereau. Les poissons gras sont des réservoirs d'oméga 3. Ces acides gras sont de véritables bienfaiteurs de l'humanité et leur forte consommation suffit à empêcher bien des maux. L'oméga 3 prévient les caillots sanguins, les maladies cardiaques et possède une remarquable action anti-inflammatoire. Pour prévenir certains cancers, on conseille de consommer ces poissons au moins trois fois par semaine. En cas de carences avérées ou de véritables troubles, tels qu'une maladie de peau inflammatoire, il faut prendre des capsules d'huile de poisson.

Consommation

Consommez de préférence les poissons gras frais ou

surgelés, mais évitez les poissons fumés. Ils contiennent autant d'oméga 3 que les autres mais apportent des composés beaucoup moins positifs : sodium en excès, résidus de fumage – parfois cancérigènes – et même, de temps en temps, du sucre. Par ailleurs, ils sont en général emballés dans du plastique dont on soupçonne fortement la nocivité (certains composés de l'emballage passeraient dans l'aliment). Plus vous consommez d'oméga 3, plus vous devez consommer des vitamines E pour éviter l'oxydation. Tout cela se fait simplement, en accompagnant, par exemple, votre poisson d'un filet de citron (vitamine C) et de brocoli, de légumes verts ou de céréales complètes (vitamine E).

Cru (en tartare ou carpaccio), poché, cuit vapeur, grillé... tout lui va : variez donc les plaisirs ! Si vous mangez des sardines en boîtes (avec modération car c'est très calorique et très salé), avalez les arêtes, qui sont l'une des meilleures sources de calcium.

Enfin, pour fabriquer de l'oméga 3, les poissons gras doivent avaler du phytoplancton... s'ils grandissent dans la nature. Car l'homme en a décidé autrement pour les poissons d'élevage (particulièrement le saumon), qui ont de la farine animale et des accélérateurs de croissance à leur menu... Ces pauvres poissons sont dépourvus d'oméga 3.

Pour les reconnaître sur l'étal du poissonnier, vérifiez que la queue du saumon est en forme de triangle : si tel n'est pas le cas, c'est que le poisson l'a usée à force de tourner en rond dans son bassin. Du saumon « labellisé » a récemment fait son apparition. N'hésitez pas à dépenser un peu plus pour acheter du poisson sauvage ou Label rouge.

Apports essentiels

Calcium, iode, fer, acide gras oméga 3, vitamines D et E.

Salade : bonne nuit, les petits !

Les mauvaises langues l'accusent de ne contenir que de l'eau. C'est faux, elle apporte de nombreuses vitamines et minéraux, et parfois quelques composés tout à fait originaux. Il y a plus d'une centaine de salades aux propriétés voisines, dont la laitue, réputée anti-aphrodisiaque. Cette étiquette peu flatteuse vient simplement du fait que le latex blanc, qui s'écoule de la partie blanche des salades lorsqu'on les coupe, calme les nerfs et favorise le sommeil. Ce qui est le cas pour toutes les salades !

Deux d'entre elles méritent quelques lignes : tout d'abord, le pourpier. Il contient autant d'oméga 3 que les poissons gras. Les Anciens l'utilisaient déjà contre la goutte et les maux de tête. Autre feuille précieuse : l'oseille, qui est un véritable diurétique (stimulateur de la sécrétion d'urine).

La salade mériterait de figurer à notre menu quasiment à chaque repas, tant elle est riche en minéraux. Attention cependant à lui adjoindre un assaisonnement de qualité : un filet d'huile d'olive ou de colza lui convient mais pas un demi-pot de vinaigrette toute prête, qui réduirait à zéro son intérêt nutritif !

Consommation

L'un des avantages de la salade est de pouvoir presque toujours être consommée crue. Plus les feuilles sont foncées, plus elles sont riches en nutriments. Et vous pouvez en manger à volonté ! Évitez les salades en sachets, qui ont perdu la majeure partie de leurs nutriments, sont rarement très vertes et n'offrent plus aucune saveur (d'autant qu'une fois le sachet ouvert, elles s'abîment encore plus vite que les fraîches). Lavez toujours minutieusement la salade, feuille par feuille : cela élimine une partie des pesticides, et les bactéries, telles que la listéria. En revanche, ne la laissez pas tremper dans l'eau, au risque de voir disparaître les minéraux solubles par le siphon de l'évier.

Apports essentiels

Des carotènes, de l'acide folique, du fer, du potassium.

Soja : l'incontournable anti-âge

On pense que le soja nous arrive de Chine ou du Japon mais il est possible que les graines soient originaires d'Australie, via les oiseaux migrateurs. En tout cas, il est l'une des

Soja

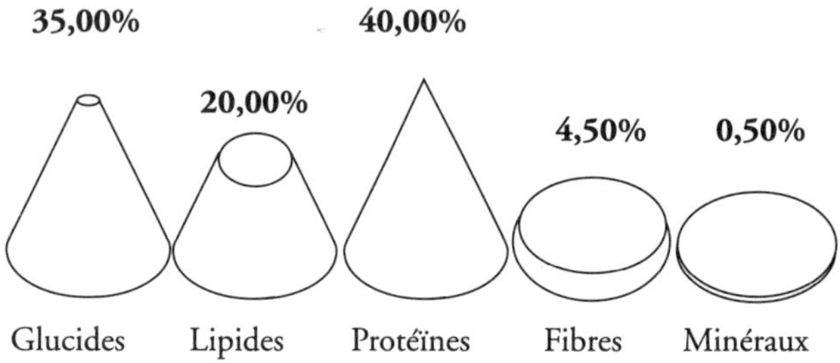

premières plantes cultivées par l'homme : ainsi en est-il, en Chine, depuis deux mille ans. Quant aux Japonais, ils utilisent de nombreuses expressions familières inspirées par ce végétal, telles que « Trouver un os dans son tofu » ou « C'est comme vouloir recoller ensemble deux morceaux de tofu » : c'est dire si le soja fait partie de leur vie quotidienne !

Les vertus les plus spectaculaires du soja sont très diverses. Il est hypocholestérolémiant, protège la prostate, est vite rassasiant et s'avère utile pour ceux qui veulent perdre du poids. Mais ses propriétés phyto-œstrogéniques sont les plus connues et de plus en plus utilisées pour contrer les déséquilibres hormonaux. Il fait partie de la « panoplie de base » pour éviter les désagréments de la ménopause. Si vous consommez chaque jour du soja (jaune ! haricots de soja, tofu, lait de soja, tempeh, mais ni l'huile ni la sauce), votre taux d'œstrogènes se stabilisera, vos bouffées de chaleur diminueront de manière appréciable et pourront même disparaître.

Le soja participe aussi à la prévention du cancer du côlon. Sa farine est dépourvue de gluten : elle ne lève donc pas, mais peut être utilisée par ceux qui ne tolèrent pas cette molécule.

En revanche, sa richesse en phytates en fait un piège pour le calcium et le fer : il faut donc veiller à compléter son

COMPARAISON DE LA VALEUR NUTRITIVE DU SOJA AVEC LA VIANDE, LE LAIT ET LES ŒUFS				
Pour 100 g	**Fève**	**Viande de soja**	**Lait 1/2 écrémé**	**Œufs de poule**
Protéines	38 g	18 g	4 g	13 g
Lipides	19 g	18 g	2 g	11 g
Acides gras polyinsaturés	63 %	11 %	0 %	9 %
Acides gras saturés	16 %	50 %	50 %	36 %
Cholestérol	0 mg	60 mg	9 mg	520 mg
Lactose	0 mg	0 mg	5 mg	0 mg
Fer	8,4 mg	2,5 mg	0 mg	2 mg
Vitamine A	0,08 mg	0 mg	0,02 mg	0,19 mg
Vitamine B1	1,1 mg	0,22 mg	0,03 mg	0,1 mg
Vitamine B2	0,04 mg	0,15 mg	0,17 mg	0,3 mg

alimentation avec d'autres sources de calcium, de protéines et de fer. Les phytates, ces substances antinutritionnelles, sont normalement détruites par la chaleur et la cuisson. Enfin, des allergies au lait de soja ont déjà été rapportées (comme pour tous les aliments).

Il est la légumineuse la plus riche en protéines, puisqu'il en possède deux fois plus que les lentilles et autant que la viande (mais de moins bonne qualité que celles de cette dernière). Pour avoir des protéines complètes, il faut associer soja et riz (ce que font les peuples asiatiques). Il y a autant de protéines dans le lait de soja que dans celui de la vache ; en outre, il est mieux équilibré en acides aminés (le lait bovin est carencé en méthionine et en cystéine).

Comme le lait de soja contient trop de protéines, pas assez de glucides, de lipides et de calcium, il faudra alterner avec un autre lait, et/ou le couper avec de l'eau de source, du miel ou du sucre complet, sans oublier de compléter l'apport en lipides aux autres repas.

Le soja est un agent antivieillissement et anticancéreux très efficace. Il contient de la génistéine, isoflavonoïde

> **ATTENTION !**
>
> Les germes ou pousses de « soja » qu'on achète prêts à consommer sont en fait une variété de haricot, le mungo. Les pousses de soja vert ont la même valeur nutritionnelle que les autres graines germées. Ce sont donc des légumes qui n'ont aucun point commun avec le soja que nous évoquons.

unique et original, qui lutte contre les cancers du sein et de la prostate.

En choisissant du soja bio (et produits dérivés bio), vous vous garantissez contre la présence d'organismes génétiquement modifiés (OGM).

Consommation

Le soja est toujours transformé. Ses graines, très longues à cuire si vous les trouvez à l'état brut, sont utilisées pour fabriquer le tofu, le tonyu, le lait de soja, l'huile, la farine, les isolats (incorporés aux produits du type garniture pour raviolis, farces, charcuteries, hamburgers…), ou certains desserts frais (avec le lait). Il vous reste donc à l'utiliser « normalement » dans la vie quotidienne, à la place, par exemple, du lait de vache (première chose à faire quand on veut manger des aliments anti-âge).

Apports essentiels

Acides gras polyinsaturés, potassium, magnésium, acide folique, vitamine B et un peu de vitamine E.

Thé : l'indispensable boisson santé

L'élixir de l'immortalité, tel qu'il était surnommé en Chine, est la boisson la plus consommée au monde après l'eau : 14 000 tasses sont bues chaque seconde dans le monde. En France, on en prend en moyenne 1 tasse et demie par mois et par habitant, et en Italie 3 par an (une consommation si faible que l'on pense qu'elle est le fait d'Anglais de passage) !

Thé blanc, vert, oolong, noir : toutes ces feuilles proviennent du même arbre, le *Camellia sinensis.* C'est la différence de traitement qui leur confère leurs couleurs et leurs qualités. Le thé noir est issu de feuilles fraîchement cueillies, tassées et fermentées, c'est-à-dire exposées à l'air, ce qui brunit la plante. Les feuilles de thé vert sont rapidement torréfiées, ce qui bloque toute fermentation. Le thé oolong, que les Chinois considèrent comme le meilleur du monde, est intermédiaire, puisqu'il est légèrement fermenté. Enfin le thé blanc, rare, est flétri après cueillette et séché sans autre manipulation.

Thé vert, oolong ou thé noir, même combat : ce sont des trésors de bienfaits pour 0 calorie. Des centaines d'études l'ont montré : ils protègent le cœur grâce à leur activité antithrombotique, ainsi que le foie, diminuent le taux de cholestérol et de triglycérides. Leur pouvoir antioxydant est très élevé et ils sont capables de s'opposer aux nitrosamines – l'un des composants cancérigènes les plus agressifs, présent dans les aliments fumés et les résidus de nitrates – ce qui en fait l'un des premiers aliments de la longévité. Cette action est principalement due aux polyphénols et aux tanins, les mêmes que ceux du vin rouge dont on chante les louanges, mais sans l'alcool et les calories ! À tel point que, dans la catégorie antioxydants, certains spécialistes le considèrent comme supérieur à la vitamine E.

C'est le thé vert (suivi du thé oolong, puis du thé noir Earl Grey) qui combat le mieux les radicaux libres. Peut-être parce qu'il contient 10 fois plus de gallate d'épigallotéchine que le thé noir, et 2,5 fois plus que le thé oolong, composé ultra-fragile qui disparaît lors de la fermentation. Plus largement, cette boisson prévient certains cancers, notamment ceux des appareils digestif et urinaire, et ceux de la peau. Sa richesse en fluor en fait un remarquable aliment anticarie (mais qui ne remplace pas le brossage des dents)… Remède traditionnel contre la grippe, le thé possède une action antivirale assez vaste et mérite d'être consommé durant toute affection. Il contient 2 fois moins de caféine que le café (lequel contient des benzopyrènes, ces cancérigènes déjà

PRÉPARER DU THÉ DÉTHÉINÉ

Rien de plus facile ! Vous pourrez ainsi boire autant de thé que vous le souhaitez. Il suffit de jeter la première eau infusée puis de préparer votre thé normalement. 75 % de la caféine est en effet libérée dans les 3 premières minutes. Vous obtiendrez un thé riche en tanin, mais déthéiné…

abordés à propos de la cuisson ; si la torréfaction est normale, leur taux varie de 0,8 à 6 mg/kg mais avec une torréfaction poussée, il monte à 15 mg/kg). Pour la même dose de caféine, il provoque une augmentation de la température de la peau bien plus importante que le café : cette vasodilatation des vaisseaux capillaires, très relaxante, est probablement due aux flavonoïdes.

Consommation

Une à trois tasses par jour suffisent pour bénéficier de la protection rapprochée du thé. On croit que plus un thé noir est infusé, plus il est riche en caféine. C'est l'inverse : plus il infuse, plus il libère de flavonoïdes et d'anthocyanes qui « captent » la caféine au passage et la neutralisent. Un thé léger est bien plus énervant…

Mais c'est l'inverse pour le thé vert : plus il infuse, plus il contient de caféine. Comme cette substance est un peu agressive pour la muqueuse de l'estomac, il vaut mieux s'abstenir de thé ou le consommer « déthéiné » en cas d'ulcère ou de reflux gastro-intestinal. Même punition si vous souffrez d'hypertension artérielle. La théine à fortes doses peut entraîner des palpitations, des hyperexcitations musculaires et de l'anxiété mais elle calme les maux de tête et élève des tensions artérielles un peu basses.

Évitez de consommer le thé brûlant, car le cancer de l'œsophage semble lié à l'ingestion de boissons bouillantes. Évitez aussi le lait qui inactive le fluor (ainsi que certains tanins) et « flocule » avec la caféine, la rendant indigeste. Le thé réduit également l'absorption de fer. Si vous souffrez d'hémochromatose (trop de fer), c'est une aubaine pour vous ! Sinon, évitez tout simplement d'en boire en mangeant.

Apports essentiels
Flavonoïdes, fluor, vitamines B (surtout B2), K et PP.

Tomate : protectrice de la prostate

Passionnantes tomates... C'est l'un des aliments les plus sains, fondement de l'alimentation méditerranéenne. En voyant sa couleur éclatante, on sait tout de suite qu'elle renferme un taux record d'antioxydants. Il a été clairement établi que les grands consommateurs de tomates souffrent moins d'affections de la prostate que les autres. Mais ce fruit est loin d'avoir livré tous ses secrets. Riche en quercétol (flavonoïde) et en lycopène (carotène), il apporte du fer, du potassium, des vitamines antioxydantes. Si la tomate n'existait pas, il faudrait l'inventer !

Consommation
En branche, ronde, cerise, crue, cuite, en sauce... elle est intéressante sous toutes ses formes. Mais par pitié, n'en achetez pas hors saison ! Elles n'ont alors aucune valeur, pas plus gustative que nutritive. Car, pour apporter des nutriments, la plante a besoin de terre, d'air et de soleil, pas d'éléments nutritifs distribués par un tuyau à un substrat « hors sol » ! Si vous la consommez crue, elle apportera plus de vitamine C que cuite, mais cuite, elle se déchaînera sur les carotènes. La cuisson entraîne en effet la libération des caroténoïdes emprisonnés dans les fibres. Préparez-la à l'huile d'olive, car leur action augmente encore en présence de graisse. Si vous tolérez mal la tomate, ôtez la peau et les pépins : elle passera comme une lettre à la poste. Pour l'éplucher, plongez-la quelques instants dans l'eau bouillante. La peau s'enlève ensuite avec la pointe d'un couteau. Évitez les sauces et le jus déjà préparés, à forte teneur en sel (lequel annule l'apport de potassium). Cuisinez-la et conservez-la dans des récipients en

verre, car l'acidité de la tomate peut attaquer les parois de métal ou de plastique, créant des échanges mal venus. Attention : la tomate peut provoquer des allergies. Les tomates vertes peuvent déclencher une migraine chez les personnes prédisposées.

Apports essentiels
Carotènes, fibres, fer, potassium, vitamines C et E.

Vin : il réduit la mortalité

« Un verre, ça va, trois verres, bonjour les dégâts. » Deux verres par jour est la quantité idéale. Pas un jour ne passe sans une information nouvelle sur les bienfaits du vin. Ni médicament ni drogue, le vin est bienfaisant, et c'est l'un des principaux éléments du fameux régime méditerranéen. S'il est un antioxydant très puissant, sa teneur en alcool en fait une arme à double tranchant. Mieux vaut boire un peu de vin que pas du tout, mais mieux vaut ne pas en boire du tout que trop !

Les études menées depuis plus de dix ans démontrent son intérêt pour la santé. Sa consommation modérée réduit la mortalité globale, quelle qu'en soit la cause : moins de cancers et moins de maladies cardiaques que chez les personnes qui ne boivent jamais de vin. Les chercheurs français et danois pensent que c'est grâce à ses polyphénols que le vin est anticancer et antioxydant. Ces molécules confèrent en tout cas à la boisson son goût (astringence), sa couleur (anthocyanes) et permettent au végétal de tenir debout (lignine). Sa richesse en polyphénols est l'une des caractéristiques du vin rouge ; ils proviennent des parties solides de la grappe de raisin (pellicules, pépins et rafle).

Dans ce cas, pourquoi ne pas boire du jus de raisin ? En effet, lorsque l'on compare la teneur en polyphénol de différents jus de fruits, celui de raisin arrive parmi les premiers. Cependant, selon le Pr Jacques Pillot, de l'Institut Pasteur, il semble que l'alcool soit lui aussi un antioxydant, d'où la supériorité antioxydante du vin sur le jus – d'autant que l'alcool favorise l'absorption des polyphénols. Parmi les

Les 65-100 ans et leurs habitudes de vie (1)		
Questions	**Buveurs**	**Non-buveurs**
Buvez-vous du vin ?	87 %	13 %
– De temps en temps	23 %	
– Chaque jour aux repas	64 %	
Si oui, combien de verres ?	2 en moyenne	
Êtes-vous en bonne santé ?	85 %	51 %
Souffrez-vous d'angine de poitrine ?	11 %	14 %
Avez-vous eu une attaque cérébrale ?	6 %	13 %
Avez-vous de l'artérite ?	7 %	9 %
Avez-vous de l'hypertension artérielle ?	18 %	23 %

Source : enquête *Vin et Santé,* Éditions du voyage.

Les 65-100 ans et leurs habitudes de vie (2)				
Questions	**Oui**	**Bonne Santé**	**Non**	**Bonne Santé**
Mangez-vous des fruits et des légumes ?	93 %	84 %	7 %	42 %
Faites-vous de l'exercice physique ?	56 %	90 %	44 %	69 %
Fumez-vous plus de 10 cigarettes ?	11 %	76 %	89 %	82 %
Buvez-vous souvent des alcools ?	11 %	80 %	89 %	81 %

Source : enquête *Vin et Santé,* Éditions du voyage.

Vin et santé : la parole des experts					
	Consommation (litre/an/personne)	Consommation de polyphénols (mg/jour/personne)			
		Ellagi-tanins	**Acide ellagique**	**Lignine**	**Phénol**
Cognac-armagnac	0,15	0,017	0,013	0,05	0,23
Whisky	1,5	0,13	0,3	0,5	2,5
Vin	60	<17	<3,9	<21	364

Source : enquête *Vin et Santé,* Éditions du voyage.

polyphénols étudiés, le resvératrol suscite une grande curiosité, car il a maintes fois démontré son activité anticancer et antiradicalaire. Il existe cependant bien d'autres molécules antioxydantes dans le vin, dont l'activité est moins connue, mais qui méritent d'être citées ici. C'est le cas du vitinestrol et de l'astringine.

Consommation

L'alcool devient très vite un formidable accélérateur du vieillissement. La juste dose reste à la libre appréciation du consommateur, car il est difficile d'établir la quantité optimale de vin à avaler, mais on sait qu'à partir de 4 verres par jour on est sur la ligne rouge. Si vous êtes une femme, vous « supportez » théoriquement moins l'alcool. Si vous ne buvez pas du tout, il serait grotesque de « vous y mettre ». Si vous consommez régulièrement du vin, sachez que les rouges, riches en tanins, sont les plus antioxydants. En effet, les agents protecteurs, en l'occurrence des proanthocyanidines, sont présents dans la peau des raisins, laquelle confère sa robe au breuvage. Or la peau est exclue lors de la fabrication des vins blancs – cependant les producteurs de vin blanc ont entamé une « réforme de vinification » pour certains vins. Ainsi, dans quelques crus d'Alsace issus des vendanges de 1996 et 1997, on constate une légère augmentation de la teneur en tanins. La vinification, dans le blanc, concerne surtout la pulpe mais les viticulteurs ont inséré dans leur méthode une macération à froid des pellicules, durant quelques heures. En dépit de ce procédé, les blancs n'afficheront jamais le même taux de polyphénols que les rouges, car il faut conserver leur spécificité aux vins d'Alsace…

ATTENTION !

Tout ceci ne concerne que le vin et essentiellement celui de qualité. Aucune autre boisson alcoolisée ne peut revendiquer la moindre vertu médicinale. Les vins de médiocre qualité apportent surtout des produits chimiques (traitement de la vigne, produits pour accélérer le processus de vinification, etc.).

LES POLYPHÉNOLS DU BOIS

Le Pr Scalbert (Inra) a montré que des polyphénols issus du bois se retrouvaient dans les boissons alcoolisées vieillies en fûts de chêne : cognac, armagnac, whisky, vin. Mais leur contribution est mineure par rapport à la quantité de polyphénols ingérés chaque jour par le biais de fruits, de légumes, et… de vin !

RIEN NE REMPLACE LE TEMPS

Un phénomène est actuellement très étudié : le « miracle » de la conservation de la couleur du vin rouge. Exemple : le raisin Pinot noir. Ses anthocyanes passent dans le vin jeune, lui conférant sa couleur. Puis celle-ci se maintient des années, voire des dizaines d'années. Selon le Pr Brouillard et le Dr Fougerousse (CNRS, Laboratoire de chimie des polyphénols), si on prépare un milieu modèle (eau, éthanol, acide tartrique) et qu'on y place les anthocyanes du Pinot noir, la couleur disparaît en moins de trois mois ! Ceci prouve que des colorants propres au vin – substances dont les anthocyanes du raisin sont les précurseurs – apparaissent avec le temps et se substituent aux molécules initiales. Ce phénomène correspond au processus de vieillissement des grands vins rouges, et implique que le vin est une boisson à nulle autre pareille. Les bons polyphénols se formeraient donc lors de la maturation et de la conservation du vin, et les grands crus seraient aussi les meilleurs pour la santé…

Yaourt : les ferments de longévité

Bien que nous ne fassions pas l'apologie des produits laitiers, le yaourt mérite une parenthèse particulière. Il est connu que cet aliment soutient la flore intestinale, protège contre certaines bactéries et réduit les troubles gastro-intestinaux. Aussi devrait-on en consommer systématiquement en cas de traitement antibiotique, grand destructeur de la flore que nous hébergeons dans notre système digestif. Les personnes qui souffrent de diarrhées, chroniques ou aiguës, maîtrisent mieux leur transit en mangeant au minimum un yaourt par jour.

Les yaourts à l'acidophilus neutralisent même les bactéries responsables d'intoxications alimentaires et d'infections urinaires ; ils stimuleraient également les défenses immunitaires et notamment la production de gamma-interféron, substance antivirale. Certains spécialistes pensent cependant que les yaourts du commerce ne sont pas assez riches en bactéries pour remplir leur office et qu'il est préférable de les faire soi-même.

Consommation

Mieux vaut consommer les yaourts sans les faire chauffer, car cela altère leurs fragiles bactéries. Que vous les achetiez ou les fabriquiez vous-même, préférez-les au lait demi-écrémé plutôt qu'au lait entier. D'une part, ils sont moins caloriques et, d'autre part, c'est dans la graisse du lait que se concentrent les résidus chimiques des pesticides ainsi que certaines substances jugées nocives.

Apports essentiels

Calcium, vitamine B2.

TROISIÈME PARTIE

LA SUPPLÉMENTATION NUTRITIONNELLE

1

Les acides aminés et enzymes anti-âge

Peut-être avez-vous entendu parler de la télomérase ? Cette enzyme de l'éternité émeut la communauté scientifique : « Certaines de nos cellules sont programmées pour se diviser un certain nombre de fois, nous explique Yves Courtois, directeur de recherches à l'Inserm. À chaque division, l'ADN perd un morceau de son extrémité, le télomère. Lorsque l'ADN est devenu trop court, la cellule meurt. Or, c'est là le secret de l'immortalité des cellules cancéreuses : elles sécrètent une enzyme, la télomérase, qui fabrique des bouts de télomères ; ainsi, l'ADN ne rapetisse pas, et donc la cellule ne meurt pas. » Suffirait-il de consommer, d'une manière ou d'une autre, de la télomérase pour rajeunir ? Pourrait-on bloquer celle du cancer pour inhiber une tumeur ? En laboratoire, on raccourcit et on rallonge déjà les télomères, mais l'application à l'homme reste pour le moment du domaine de la science-fiction.

Si cette merveille n'est pas encore à notre portée, certaines molécules proches nous rendent déjà d'immenses services à chaque instant. En effet, acides aminés et enzymes antioxydants constituent la première barrière contre les radicaux libres et jouent un rôle contre la prolifération des cellules cancéreuses. Il est primordial qu'ils fonctionnent en bonne intelligence avec les autres antioxydants. S'ils sont sécrétés en trop faible quantité, leur carence provoque des signes qu'il est important de reconnaître, pour les corriger avec une supplémentation adéquate.

Nous n'avons pas besoin des enzymes de l'alimentation puisque nous fabriquons les nôtres. Cependant, l'efficacité de ceux-ci est directement liée aux vitamines et minéraux que nous avalons, lesquels sont des coenzymes : ce qui signifie que les enzymes ne peuvent fonctionner sans eux.

Le glutathion (GSH)

C'est notre principal antioxydant endogène, fabriqué par le foie. Il est polyvalent, puisqu'il peut agir sur tous les tissus et organes, ce qui lui confère de multiples atouts en matière de prévention. Composé « exogène », il est présent dans les végétaux, notamment dans le brocoli et la pastèque, ainsi que dans certains tissus animaux.

Lorsque le taux de GSH baisse, le risque de toxicité et de maladie augmente. Ce taux est systématiquement bas dans les cas suivants :

- maladie d'Alzheimer ou de Parkinson ;
- sida ;
- maladie du foie ;
- cataracte, dégénérescence maculaire de l'œil ;
- athérosclérose ;
- diabète ;
- tabagisme.

À l'inverse, les centenaires et les personnes âgées en bonne santé ont des taux de GSH supérieurs à la moyenne.

Jusqu'à présent, on considérait que le glutathion, dans les aliments ou en supplémentation, n'était pas absorbé par l'organisme. Le moyen le plus efficace était donc de consommer des précurseurs. Les suppléments de sélénium, cystéine, protéine du petit-lait, acide alpha-lipoïque et de NAC sont en général suffisants en prévention, puisqu'ils augmentent le taux de glutathion dans les cellules. Mais en cas de trouble tel que la cataracte, une maladie hépatique ou un cancer, il faut préférer le GSH préformé, associé aux

> **NOTRE SÉLECTION**
>
> - **Smart City** (= Glutathion réduit), 60 capsules de 500 mg, 1 par jour (dosage à adapter dans les situations énumérées ci-dessus), 76 €.
> - **Solgar** (= L-Glutathione), 30 comprimés dosés à 50 mg, 1 par jour en prévention, 20,30 €.

autres antioxydants. Certaines formes de glutathion, en supplémentation alimentaire, sont désormais assimilables.

La superoxyde dismutase (SOD)

Isolée et stabilisée très récemment, la superoxyde dismutase est l'une des principales enzymes antioxydantes de l'organisme, qui est chargée d'éliminer les radicaux superoxydes – en particulier le radical superoxyde O2, très toxique pour la cellule. En cas d'afflux de radicaux libres, le corps augmente sa production de SOD, qui se répand, pour l'essentiel, dans le sang et les tissus. Elle appartient aux agents protecteurs de notre première ligne de défense, et est aidée en deuxième ligne par d'autres antioxydants, tels que la vitamine E, le sélénium ou le glutathion. Après avoir piégé et neutralisé la plus grande partie des radicaux libres, elle les rend « non réactifs », plus faciles à éliminer par l'organisme.

La SOD protège notamment les tissus cutanés et le cerveau, permettant ainsi d'augmenter notre espérance de vie. Ce qu'elle fait à l'intérieur se voit à l'extérieur : c'est un produit de beauté pour la peau, dont elle conserve la souplesse et l'élasticité, puisqu'elle la préserve de ses pires ennemis.

On la trouve également dans les plantes, d'où elle est extraite par des méthodes qui la rendent stable et active.

Trois actions en une enzyme

1. Action immunostimulante : la SOD améliore l'état général, lutte contre la fatigue extrême, prévient les maladies cardio-vasculaires et cérébrales.

NOTRE SÉLECTION

- **SOD Vit'all +**, 100 comprimés à 125 mg (2 500 unités), 1 à 2 par jour, 20,75 €.

2. Action anti-inflammatoire : la SOD régénère les cellules et préserve les globules blancs des radicaux libres. C'est pourquoi elle est fortement sollicitée par l'organisme en cas de polyarthrite rhumatoïde, rhumatismes inflammatoires, périarthrite, sclérose en plaques, maladie de Crohn, cystite, sinusite.

3. Action circulatoire.

L'acide alpha-lipoïque

Cet antioxydant puissant est universel, parce qu'il est actif aussi bien en milieu aqueux qu'en milieu graisseux. Fabriqué par l'organisme à partir de la cystéine, un acide aminé présent dans les protéines, il est aussi apporté par l'alimentation.

Parmi toutes ses activités, l'une d'elles est originale puisqu'il recycle les vitamines C, E, la coenzyme Q10 et le glutathion. Il neutralise aussi à lui seul une demi-douzaine de radicaux libres différents, ce qui en fait l'un des protecteurs majeurs contre la prolifération des cellules cancéreuses. Il élimine également plusieurs métaux toxiques. Enfin, il possède une action préventive et curative du diabète.

Comme il est bon à tout faire, on l'utilise en prévention et dans le traitement de nombreuses affections dégénératives.

NOTRE SÉLECTION

- **Vit'all +**, 30 comprimés à 200 mg, 1 par jour, 17,35 €.
- **Solgar**, 30 comprimés à 60 mg, 2 à 3 par jour, 27,40 €.
- **Smart City**, 30 comprimés à 200 mg, 1 par jour, 27 €.

La consommation d'1 kg de jeunes pousses de brocoli (soit 500 à 1 000 mg par jour d'acide alpha-lipoïque) par semaine diminue de moitié le risque de cancer du côlon.

Le PABA (acide para-aminobenzoïque)

Co-facteur naturel des vitamines B, c'est notre « chouchou » parmi les antioxydants car il neutralise l'oxygène singulet. Ce terrible radical libre est responsable de nos coups de soleil et de nos cancers cutanés. Le PABA s'oppose à la caramélisation des protéines, ce qui protège notre collagène.

Si on le prend suivant des doses quotidiennes de 0,5 à 3 g, il augmente la souplesse de nos articulations, la fluidité des membranes cellulaires et nous protège des polluants atmosphériques (ozone, fumée de cigarette...). Le PABA est également anti-inflammatoire et, cerise sur le gâteau,

NOTRE SÉLECTION

- **Vit'all +**, 50 comprimés de 500 mg, 1 par jour, 14,60 €.

Solubilité des acides aminés et des enzymes antioxydantes		
Acides aminés	**Nom générique**	**Solubilité**
GSH	Glutathion réduit	Eau
GSSG	Glutathion oxydé	Eau
Acide lipoïque		Eau/graisse
Taurine		
Méthionine		Eau
N-Acétylcystéine		Eau
L-Cyctéine		Graisse
Enzymes		
SOD Mn-SOD Fe-SOD Cu-SOD	Superoxydes dismutases	Graisse
GPX	Gluthation peroxydase	Eau
GST	Gluthation transférase	Eau

Source : *Les Antioxydants,* Éditions Québecor.

redonne leur couleur originale aux cheveux grisonnants (dans 20 % des cas). Il faut toujours prendre des suppléments de PABA pendant les repas, sans dépasser la dose de 3 g par jour. Il faut enfin éviter d'en prendre en même temps que des médicaments soufrés, car il les inactive.

2

LES VITAMINES ANTI-ÂGE

Les vitamines antioxydantes sont les A et E, solubles dans les graisses, et la C, soluble dans l'eau. Toutes les autres vitamines sont cependant indispensables à la vie, et leur carence entraîne une accélération de l'oxydation.

Vitamine A et caroténoïdes

Il existe deux types de vitamine A. La vitamine A animale (rétinol), que l'on trouve dans le foie de poisson, les œufs et les laitages. La vitamine A végétale (caroténoïdes), qui est en fait une provitamine : dans l'organisme, elle se transforme en vitamine A selon les besoins. Les études ont surtout été conduites sur le bêta-carotène, mais l'alpha-carotène recèle probablement des propriétés intéressantes, de même que la cryptoxanthine. Ces trois provitamines A sont aussi appelées « caroténoïdes », et dans cette famille on retrouve d'autres substances, comme le lycopène, la lutéine, la zéaxanthine.

Son rôle

La vitamine A stimule la résistance aux infections et permet la cicatrisation. Elle restaure la qualité de la peau. Elle renforce le système immunitaire et lutte contre les affections dégénératives. Elle protège le système cardio-vasculaire contre l'athérosclérose en évitant l'oxydation de la LDL. Provitamine A et vitamine E agissent ensemble pour contrôler les niveaux de cholestérol et ralentissent la progression des maladies cardio-vasculaires. Manger des carottes donne de belles artères !

Pour qui ?

Pour tous. La vitamine A et les caroténoïdes sont des antioxydants et des antivieillissement de première importance. Ils sont à utiliser constamment, en association entre eux et avec les vitamines E et C, pour éviter leur propre oxydation et améliorer leur absorption.

Doses

Les AQR (apports quotidiens recommandés) sont de 600 à 800 *µg*/ER par jour. Selon les compléments alimentaires du commerce, les dosages en rétinol s'expriment en mg, en équivalent rétinol (ER) et unité internationale (UI). Ainsi, 1 ER = 3,33 UI, 1 000 UI = 0,6 mg.

Dosage proposé : 5 000 UI par jour pour les hommes, 4 000 pour les femmes, 3 000 pour les enfants.

Fumeurs, grands consommateurs d'alcool… augmentez les doses ! De même qu'en cas de régime pauvre en graisses ou de maladie infectieuse.

Sources naturelles de rétinol (µg/100 g)		Sources naturelles de bêta-carotène (µg/100 g)	
Foies d'animaux	5 000 à 120 000	**Carottes**	12 000
Huile de foie de morue	85 000	**Épinards**	9 420
		Persil	8 320
Beurre	3 300	**Patates douces**	7 700
Anguille fraîche	2 000	**Melon**	3 420
Œuf cru	1 140	**Abricots**	2 790
Camembert	1 020	**Pêche jaune**	880
Sardines	710	**Maïs**	400
Lait de vache	140		

NOTRE SÉLECTION

- **Dunaliella Salina**, algue marine australienne, contient tous les caroténoïdes, 25 000 UI par capsule. Vit'all +, 50 capsules (1 par jour), 32,05 €.
- **Lutéine** + lycopène + carotènes, Solgar, 30 capsules, 36,40 €.
- **Guayapi**, urucum en poudre (plante d'Amazonie), riche en pro-vitamine A, 50 g, 6,85 €.
- **Biotechnie**, Ocean nutriments « vision » (huile de foie de poisson des mers froides, lutéine, myrtille, bioflavonoïdes), 60 comprimés (1 par jour), 24,50 €. Excellente association de caroténoïdes mais évitez ce complément si vous souffrez d'acné, car les huiles de foie de poisson la favorisent.

Sources

On trouve les caroténoïdes dans les fruits, les légumes rouge orangé et vert sombre. La vitamine A est liposoluble, tout comme la E. Dans notre organisme, elle se localise dans les tissus gras : peau, membranes cellulaires, cerveau… Parce qu'elle s'oxyde à l'air – comme le beurre qui rancit –, elle a besoin de la vitamine E pour se protéger.

Toxicité

Il n'en existe aucune pour la provitamine A. Certains scientifiques s'appuient sur quelques études contradictoires pour nous mettre en garde contre la supplémentation en bêta-carotène. Celui-ci pourrait « nourrir » certains types de cancer. Nous ne le croyons pas. Il semble que ces études aient été mal conduites ou mal interprétées. Cependant, dans le doute, préférez le lycopène et les autres caroténoïdes qui, eux, n'ont jamais été mis en cause.

En revanche, évitez les supplémentations en vitamine A, qui se combine vite à la vitamine A de l'alimentation et aboutit à l'hypervitaminose. Elle s'accumule dans le foie, entraînant une asthénie, des troubles digestifs et parfois même une cirrhose.

Vitamine C

Bien connue car sa carence provoque le scorbut, la vitamine C ne fut « pressentie » qu'en 1907 et isolée qu'en 1928. Contrairement à certains animaux, l'homme ne la fabrique pas et doit la trouver dans sa nourriture. C'est la vitamine dont nous avons quantitativement le plus besoin : plusieurs dizaines de milligrammes nous sont indispensables, alors que les autres doivent se compter en milligrammes, voire en microgrammes. Elle se concentre dans les globules blancs, le foie, la rate, certaines glandes endocrines, les gencives et le cristallin de l'œil.

Son rôle

• Elle renforce l'immunité, en aidant les mécanismes de défense de l'organisme. C'est un puissant antioxydant qui lutte contre les radicaux libres et les métaux lourds. Concentrée dans les globules blancs chargés de notre défense, elle combat les affections virales et bactériennes.

• C'est une vitamine antistress et antifatigue. Elle est très présente dans les glandes surrénales qui, grâce à elle, fabriquent les hormones du stress.

• Elle s'oppose à l'action néfaste de certains toxiques présents dans la nourriture et les médicaments. Elle « balaie » le plomb et le mercure, le cadmium, le dioxyde de soufre, le chlore présent dans l'eau de boisson, le benzène et ses dérivés, les pesticides. Elle limite l'agressivité des composants de la fumée de tabac qui entraîne une oxydation foudroyante – lorsqu'on arrête de fumer, le taux de vitamine C dans le sang remonte, ce qui signifie qu'un fumeur l'utilise constamment pour se protéger. Lorsque nous en avons une dose optimale dans notre organisme, elle chélate tous les polluants qu'elle rencontre dans notre corps : elle se lie à eux pour mieux les éliminer. Elle évite aussi la transformation des nitrates en nitrites cancérigènes.

• Il est aujourd'hui certain que la vitamine C nous protège de certains cancers. A l'inverse, une consommation insuffisante de vitamine C (ce qui reste le cas pour 25 % de la population) double le risque de cancer. Dans les thérapies

TROIS BONNES RAISONS DE SE SUPPLÉMENTER EN VITAMINE C

- C'est une vitamine très fragile, qui se détruit rapidement lors de la préparation des aliments.
- Nous ne consommons pas assez de fruits et légumes frais, et ces derniers sont souvent devenus pauvres en vitamine C.
- C'est l'une de nos toutes premières lignes de défense contre les oxydants.

anticancéreuses, la vitamine C réduit la toxicité de la radiothérapie et de la chimiothérapie.

• Elle améliore la circulation en maintenant les vaisseaux en bonne santé. Elle empêche les saignements répétés (notamment du nez), évite les escarres, augmente la rapidité et la qualité de la cicatrisation. Elle maintient la santé des gencives.

• Elle permet la synthèse du collagène, indispensable à la qualité de la peau, de l'os, des dents, des cartilages, des tendons, des ligaments… Elle favorise l'assimilation du fer et du calcium, qui œuvrent pour la solidité de la trame osseuse. Le développement de l'arthrose peut être freiné avec 2 g de vitamine C par jour.

• Elle accélère la guérison des maladies.

• Elle protège contre les affections dégénératives liées au vieillissement. Elle empêche les LDL (mauvais cholestérol) de s'oxyder et augmente le taux de HDL (bon cholestérol). Elle protège contre la cataracte (s'il y avait prévention tout au long de la vie, ce mal n'existerait peut-être pas).

• Elle possède une forte action antihistaminique, fort appréciée des personnes qui souffrent de rhume des foins.

• Elle confère une certaine protection contre le diabète gras.

Quelle supplémentation ?

Même si la vitamine C de synthèse est efficace, mieux

UNE VIE DE BÊTE

Les animaux qui fabriquent leur propre vitamine C adaptent leurs dosages selon leurs besoins et leur état de stress. Globalement, une chèvre synthétise 33 mg/kg par jour, un rat 39 mg, un lapin 9 mg, un chat 5 mg. Pour l'homme, les AQR officiellement établis sont de 0,9 mg !

vaut opter pour la C naturelle. Cette dernière, obtenue à partir d'acérola, de camu-camu ou de cynorrhodon, est associée aux flavonoïdes contenus dans le végétal. Ainsi, l'action antiradicalaire envers les vaisseaux sanguins est-elle doublée.

Mieux vaut se supplémenter en fragmentant sa consommation entre le matin et la journée, plutôt que de prendre 5 comprimés en une seule fois. En effet, la capacité d'absorption de l'organisme étant limitée, le surplus est directement évacué. Ce phénomène explique l'intérêt des préparations à action prolongée (libération progressive) ou celui de la poudre diluée dans beaucoup d'eau, bue tout au long de la journée. Autre avantage : au contraire de sa sœur synthétique, la vitamine C naturelle n'énerve absolument pas. Par ailleurs, si vous vous sentez excité après une prise de vitamine C, c'est que vous en aviez réellement besoin, car ce symptôme signale une carence.

La vitamine C est mieux absorbée par l'organisme si elle est consommée à la fin des repas, quand l'estomac est plein.

Doses

Elles sont difficiles à déterminer. Les besoins diffèrent d'une personne à l'autre, et dépendent aussi de l'intensité du stress subi ou de l'état de santé général. Quoi qu'il en soit, les doses recommandées sont bien supérieures à celles définies par les AQR.

Linus Pauling, chercheur deux fois prix Nobel (de chimie et de la paix) et grand consommateur de vitamine C, conseillait une supplémentation de 2 à 10 g chaque jour pour une santé optimale. Ces très forts dosages peuvent être discutés, et ces conseils sont peut-être superflus lorsqu'on est en forme.

Si une maladie pointe le bout de son nez, ils deviennent en revanche tout à fait utiles et la super-supplémentation est à suivre sans délai. Elle enraye bien souvent la maladie dès les premières heures. Pour ce faire, prenez 1 g de vitamine C par heure, soit 8 à 10 g par jour, pendant 4 jours. Baissez ensuite progressivement de 2 g par jour.

Cas particulier : si vous suivez une chimiothérapie, stoppez la vitamine C pendant les 24 ou 48 h du traitement, et prenez de fortes doses entre les cures.

Normalement, une supplémentation à des dosages inférieurs est probablement suffisante, surtout si vous ne fumez pas, ne faites pas de sport à outrance, ne vivez pas dans un environnement pollué. Toutes ces agressions augmentent impitoyablement notre « dette » en vitamine C.

Les sources naturelles de vitamine C (mg/100 g)	
Abricot, banane, cerise, kaki, pêche	10
Acérola (variété de cerise)	1 300
Ail, oignon, haricots verts, poireau, radis	15
Ananas mûr, nectarine, myrtille	20
Asperge, petits pois	30
Brocolis	80 à 150
Cassis	180
Chou-fleur	60 à 80
Chou vert	120 à 180
Choux de Bruxelles	80 à 150
Clémentine, groseille, pamplemousse, mangue	45
Cresson	75 à 79
Épinards, mâche	40
Estragon, oseille, poivron vert, raifort	120
Fenouil	65
Goyave	250 à 300
Kiwi	80 à 200
Melon, framboise	25
Orange, fraise, litchi	40 à 80
Persil	200
Pissenlit	35
Poivron rouge	170
Pourpier, tomate, pomme de terre, courgette, navet	20

NOTRE SÉLECTION

- **Vit'all +**, comprimés à croquer 500 mg, par 50, 11,90 €. Toutes les vitamines C « à croquer » sont en fait à sucer, pour ne pas abîmer l'émail dentaire, et parce que la vitamine C passe plus rapidement dans le sang via les papilles de la langue.
- **Vit'all +**, ester C à 500 mg (neutre pour les estomacs fragiles, idéale en cas de flatulences et de diarrhées), 100 comprimés, 33,84 €.
- **Vit'all +**, poudre (1 cuillère à café rase = 1 g de vitamine C) à dissoudre dans de l'eau, un jus de fruits ou un yaourt. Si vous préparez 1,5 l d'avance pour la journée, avec 2 cuillerées à café de poudre, conservez cette préparation à l'ombre et au frais, 125 g, 14,85 € / 250 g, 24,75 €.
- **Solgar,** 125 g, 26,70 € (1/4 de cuillère à café = 1 300 mg).
- **Atlantic diététic**, Acerola 500, 24 comprimés, 6,85 €.
- **Guayapi**, acerola en poudre 50 g, 2 g par jour, 10,85 €.
- Pour les enfants, comprimés **Lio** dosés à 180 mg, 60 comprimés à sucer sans sucre, 12,40 €.

Pour tous, un minimum de 2 g de vitamine C par jour est donc requis. La supplémentation est à adapter en fonction de la consommation quotidienne de fruits et légumes. Si vous souffrez d'une maladie chronique, êtes stressé, en dépression, si vous êtes fatigué ou essoufflé, ou si vous venez de subir une intervention chirurgicale, augmentez largement les doses. Certains spécialistes conseillent d'en prendre 1 g de plus chaque jour jusqu'à avoir la diarrhée, laquelle signale le seuil de tolérance. Baissez alors de 1 g et conservez cette posologie.

Ne craignez pas la formation de calculs rénaux. Des doses de 10 g n'ont montré aucun effet sur les niveaux urinaires d'oxalates, responsables de calculs.

Sources

Les fruits et légumes sont nos principaux pourvoyeurs de vitamine C. Comme elle est la vitamine la plus fragile, on l'utilise comme indicateur du maintien des autres vitamines : si la C est préservée, les autres le sont *a fortiori*.

Vitamine E (alpha-tocophérol)

Il existe huit sortes de vitamine E : quatre pour la famille des tocophérols, quatre pour les tocotriénols. On la retrouve dans tous les tissus graisseux du corps, c'est-à-dire dans le foie, le système nerveux, les muscles, la peau, les glandes, le cœur, les muqueuses. Découverte en 1922, on la surnommait alors la « vitamine de la fertilité », d'où son nom (*tocos* : descendance ; *pherein* : porter). C'est en 1936 qu'on l'extrait de l'huile de germe de blé pour la première fois ; elle est synthétisée deux ans plus tard. Ce n'est qu'en 1968 qu'elle est reconnue comme élément nutritif pour l'homme. La vitamine E est liposoluble. Ses extraordinaires propriétés antioxydantes n'ont été découvertes que bien plus tard, et l'on considère aujourd'hui qu'il s'agit de la vitamine anti-vieillissement la plus importante. Les scientifiques ont coutume de dire qu'il est aussi dangereux de ne pas se supplémenter en vitamine E que de fumer. Elle agit en synergie avec la vitamine C, les caroténoïdes, le sélénium, le coenzyme Q 10, le glutathion.

Son rôle

• Elle protège toutes les membranes cellulaires constituées de lipides. Les carences en vitamine E sont invisibles : nous en manquons presque tous sans le savoir. Les cellules commencent par s'altérer, puis le système immunitaire s'affaiblit, on entre dans un processus de vieillissement accéléré, et les risques cardio-vasculaires s'accroissent : on est ainsi exposé à l'artérite, à l'infarctus, aux accidents cérébraux, aux maladies dégénératives du cerveau, aux cancers, aux réactions inflammatoires destructrices, au diabète de l'adulte.

Une étude américaine indique que les personnes âgées qui consomment des suppléments de vitamines C et E ont 69 % de risques en moins de développer une maladie coronarienne. Une équipe de chercheurs suisse a rapporté que, lorsque les concentrations sanguines en antioxydants étaient faibles, le risque de maladie cardiaque devenait plus élevé. Selon ces scientifiques, c'est elle qui offre la protection la plus efficace (devant la vitamine C et le bêta-carotène). Par ailleurs, les personnes qui présentent des taux sanguins de bêta-carotène et de vitamine E élevés ont quatre fois moins de risques de faire un accident vasculaire cérébral. Les déficiences en vitamine E sont néfastes dès l'enfance, car elles favorisent les maladies chroniques qui seront diagnostiquées à l'âge adulte.

• Elle s'oppose à la propagation des réactions en chaîne causées par les radicaux libres. Comment ? Elle échange l'hydrogène (H) du groupe oxygène-hydrogène (OH) fixé sur le noyau des radicaux libres, ce qui les empêche de poursuivre leur réaction néfaste. En contrepartie, elle prend l'oxygène (O) libre, et se laisse oxyder elle-même. Elle joue donc un rôle essentiel dans la lutte contre l'ensemble des pathologies liées à l'âge.

• Elle stimule le système immunitaire. Si l'on donne à des personnes âgées 800 mg par jour de vitamine E pendant 30 jours, leurs globules blancs deviennent plus actifs et la qualité de la « réponse » immunitaire est améliorée – à des doses élevées, comme le montre une étude américaine. Pour conserver un bon système immunitaire, on peut continuer la supplémentation, en abaissant peu à peu la dose quotidienne.

• Elle joue un rôle antidiabétique chez la personne âgée, en s'opposant à la résistance à l'insuline. On note par exemple une amélioration des troubles nerveux après une supplémentation de 6 mois, à raison de 900 mg de vitamine E par jour.

• Elle protège la peau de la déshydratation et du vieillissement. Elle stimule la formation de collagène. Avec la vitamine A, elle protège la peau du mélanome (cancer) dû aux rayons solaires.

• Elle freine le stress oxydatif du sportif, qu'il s'agisse d'activité de loisir ou de haut niveau.

• Elle diminue la fatigue.

• Elle renforce l'action de la vitamine C et protège contre les substances toxiques.
• Elle participe à la bonne santé des muscles et des nerfs.
• Elle renforce la puissance sexuelle.

Trois bonnes raisons de recourir aux suppléments de vitamine E

• La plupart des aliments qui apportent de la vitamine E en contiennent juste assez pour protéger leurs propres graisses. Il en reste très peu pour la protection de l'organisme lui-même contre sa propre oxydation. Le besoin en vitamine E augmente si l'on consomme des graisses polyinsaturées, ce qui est vivement recommandé. En effet, ces graisses sont très fragiles et sujettes à l'oxydation. Enfin, 60 à 70 % de la ration journalière est éliminée dans les selles : il faut donc la renouveler chaque jour.
• Les traitements de l'industrie alimentaire (raffinage, irradiation, traitements fongicides des céréales, stockage…) détruisent une grande partie de la vitamine E.
• Les personnes âgées absorbent deux fois moins bien la vitamine E que les sujets jeunes et fabriquent plus de radicaux libres. Si la carence devient trop importante, elles risquent de contracter les maladies précédemment mentionnées.

Naturelle sinon rien

La vitamine E doit impérativement être d'origine naturelle. Celle qu'on extrait des végétaux est la seule à pouvoir être correctement absorbée par l'organisme.

La vitamine E synthétique (dérivée de produits pétro-chimiques) est beaucoup moins salutaire que sa sœur naturelle, issue de l'huile de soja. Il existe dans l'organisme un transporteur de la vitamine E (*la tocopherol binding protein*, ou TBP), qui dirige automatiquement vers l'excrétion biliaire les formes non naturelles de vitamine E, ainsi que ses formes oxydées. Techniquement, elle élimine sept isomères sur les huit de la vitamine E synthétique : 1/8e seulement des apports synthétiques sont donc utilisés !

Pire : la vitamine E synthétique entraîne l'élimination du bêta-tocophérol contenu dans le sang. Or, ce dernier est très important pour neutraliser les composés nitrés de la pollution et du peroxynitrite, l'un des radicaux libres les plus agressifs. La TBP maintient un statut minimal de tocophérol dans le sang et prévient toute consommation excédentaire du foie – ceci explique peut-être la totale innocuité de la vitamine E.

Pour qui ?

Pour tous, dans le but de retarder le vieillissement. Pour les gros consommateurs d'acides gras polyinsaturés (AGPI), car la vitamine E protège ces derniers de l'oxydation. Contrairement aux idées reçues, la consommation d'acides gras et la consommation réduite de bêta-carotène et de vitamine E accroissent les risques d'infarctus du myocarde.

Doses

On peut définir son « statut » en vitamine E grâce à une simple prise de sang : au-dessus de 7 mg/l, tout va bien ; entre 5 et 7, nous entrons dans la limite inférieure ; au-dessous de 5, la carence est avérée.

Les doses qui ont prouvé leur efficacité dans les diverses études sur la prévention des maladies cardiaques sont bien plus élevées que celles que l'on peut obtenir par la seule alimentation. Ces chiffres vont de 100 à 400 mg, ce qui représente 10 à 40 fois les AQR (12 mg). Malheureusement, selon les diverses enquêtes, la carence en vitamine E est de… 100 %.

Pour obtenir 100 mg de vitamine E, il faudrait consommer : 50 kg de pain ou 5,8 kg d'épinards cuits, 25 kg de corn flakes, 15 kg de cacahuètes, 182 œufs durs, 2,13 l d'huile d'olive… chaque jour, bien sûr !

Si les AQR sont suffisants pour éviter les carences, ils deviennent en revanche trop faibles pour garantir une protection optimale contre les oxydants. Dans ce cas, il faut les multiplier par six. Et encore, ceci n'est qu'une moyenne, puisque les besoins en vitamine E dépendent de nombreux

LES SOURCES NATURELLES DE VITAMINE E (MG/100 G OU UI/100 G)	
Huile de germe de blé	135
Huile de tournesol	50
Amandes, noisettes	25
Germes de blé	22
Huile de foie de morue	20
Huile d'arachide	17
Pop-corn nature	10
Noix du Brésil	7
Menthe fraîche	5
Mangue	1,5

facteurs, dont la consommation en AGPI présents dans les huiles végétales, margarines, ou poissons gras…

Sources

La vitamine E n'est pas synthétisée par l'homme. On la trouve peu dans l'alimentation puisque les aliments qui en sont riches ne sont guère nombreux. Il s'agit des céréales complètes, des germes de céréales, du soja, des choux, des oléagineux (amandes, noisettes), de toutes les huiles végétales (dont elle évite le rancissement). À plus faible dose, on en trouve dans la mangue et la patate douce.

Toxicité

Il n'en existe aucune, même à doses élevées. Des études ont été réalisées avec des doses 130 fois supérieures à celles des AQR et ce, pendant quatre ans et demi. Les volontaires n'ont ressenti aucune fatigue, les résultats d'analyses sanguines n'ont pas été perturbés. Cependant, si vous avez un problème de coagulation sanguine, évitez les doses supérieures à 800 UI par jour, car la vitamine E fluidifie le sang. Mieux vaut stopper toute supplémentation 15 jours avant et après une opération. De même, évitez les doses élevées si vous prenez des médicaments anticoagulants, si vous êtes hémophiles ou avez une déficience en vitamine K.

NOTRE SÉLECTION

(1 UI = 0,67 mg)

- **Vit'all +**, vitamine E 1 000 UI, 30 capsules, 32,78 €.
- **Vit'all +**, vitamine E 400 UI, 100 capsules, 47,85 €.
- **Bakanasan**, vitamine E 200, 48 capsules, 14,50 €.
- **Bionutrics**, vitamine E 400, 90 capsules, 23,70 €.

SENSIBILITÉ DE QUELQUES VITAMINES ANTIOXYDANTES

Vitamines	Chaleur	Lumière	Oxydants
Vitamine A	Sensible	Très sensible	Très sensible
Vitamine B5, panthothénique	Sensible	Stable	Peu sensible
Vitamine B9, acide folique	Stable	Sensible	Sensible
Vitamine C	Stable	Peu sensible	Très sensible
Vitamine E	Peu sensible	Sensible	Sensible
Vitamine P, bioflavonoïdes	Stable	Stable	Stable

3

LES MINÉRAUX ANTI-ÂGE ET LES ACIDES GRAS ESSENTIELS

Les minéraux

Le magnésium

Ce n'est pas vraiment un antioxydant, mais il intervient dans tellement de mécanismes biologiques que son absence accélère les déséquilibres, donc le vieillissement. Son nom provient probablement d'un village grec, Magnésia, célèbre pour sa magnésie blanche. Le magnésium fut d'abord utilisé comme laxatif, puis on découvrit ses propriétés antistress majeures et enfin son rôle important dans la lutte contre les phénomènes de vieillissement. Il est entré depuis longtemps dans la panoplie des services hospitaliers d'urgence, où on l'utilise contre l'infarctus.

Notre organisme en contient de 25 à 30 g, dont environ 70 % fixés dans les os, 29 % dans les tissus mous et 1 % dans le plasma. Il est surtout concentré dans les os, les muscles, les reins, le foie, le cœur, la rate, les testicules et les poumons.

Son rôle

Il participe au métabolisme du glucose et de la vitamine C. Il contribue à la production d'énergie cellulaire et à la synthèse des protéines. Il améliore l'équilibre psychique et émotionnel. Il joue un rôle capital dans la contraction musculaire, la régulation du rythme cardiaque, la transmission de l'influx nerveux. Il empêche la calcification des vaisseaux, réduisant ainsi les risques d'arythmie cardiaque, d'infarctus et de mort subite. Il garantit la bonne santé de la prostate et prévient la cataracte.

Pour qui ?

Pour toute personne exposée au stress, particulièrement fatiguée. Pour toutes les femmes (les œstrogènes ont une action anti-magnésium), surtout si elles sont sous pilule, en cas de syndrome prémenstruel ou de grossesse, toutes ces situations entraînant une hausse du taux d'œstrogènes. Les spasmophiles, les sportifs, les diabétiques ont, eux aussi, des besoins plus importants, de même que les personnes sous diurétiques, les buveurs et fumeurs, en période de grosse chaleur ou de grands froids. Dans tous ces cas, il faut suivre des cures prolongées de 2 à 3 mois.

Attention !

Mieux vaut suspendre la supplémentation en cas de cystite, car un calcul risque de se constituer avec le phosphore. Lorsqu'on se supplémente en magnésium, il faut lui adjoindre un fixateur (vitamine B6 ou taurine).

Doses

Les besoins sont de 400 mg par jour. La subcarence entraîne une augmentation du stress oxydatif et des phénomènes inflammatoires. Mais elle provoque aussi une libération d'histamine (allergie), une altération de l'absorption des graisses, une intolérance au glucose (diabète), une agrégation plaquettaire, une hypertension artérielle, des troubles cardiaques et de l'asthme. Une consommation insuffisante de magnésium expose à un risque de vieillissement accéléré, que ce soit pour la peau, l'oreille (presbyacousie) ou le cerveau (risque d'accident vasculaire cérébral). Or, les carences sont fréquentes car l'alimentation ne couvre en moyenne que 40 % des besoins et près de 60 % de la population est déficitaire. Sans compter que les

Sources naturelles de magnésium (mg/100 g ou /l)	
Soja	310
Noix de cajou	267
Amandes	254
Sarrasin	229
Haricots blancs, arachide	170
Noix, noisettes, pistache	140
Flocons d'avoine	130
Maïs	120
Riz complet	120
Tofu, pourpier	110
Oseille	90
Figues fraîches	72
Chocolat, datte	70
Eau de Contrex	84
Hépar	110
Badoit	100

NOTRE SÉLECTION

- **Solgar,** magnésium chelaté aux protéines : 100 comprimés, 400 mg, 17,20 €.
- **Biotechnie,** magnésium marin : 150 mg de magnésium, vitamines B6 et B9, aubépine, oligo-éléments marins, 2 à 4 gélules par jour, 40 gélules, 11,60 €.

produits laitiers freinent la biodisponibilité du magnésium. Les suppléments sont donc indispensables et nous conseillons 5 à 6 cures dans l'année à raison de 250 à 500 mg par jour durant 2 à 3 semaines.

Sources

L'une des meilleures sources est l'eau minérale, car certaines marques en apportent beaucoup pour 0 calorie ! En revanche, les aliments les plus riches en magnésium sont très caloriques. Mieux vaut les consommer avec modération…

Le sélénium

C'est un antioxydant majeur. Il est présent dans certains

sols, principalement ceux qui proviennent d'éruptions volcaniques. Certains pays en sont naturellement pourvus, comme le Venezuela, et d'autres en sont si pauvres qu'ils ont dû supplémenter artificiellement leur sol, comme la Finlande ou la Nouvelle-Zélande. La France se situe plutôt dans la catégorie « Faible. Peut mieux faire » ! En outre, l'agriculture intensive appauvrit les terres en sélénium. Ce minéral est stocké dans les muscles squelettiques et le foie.

Son rôle

Il agit en synergie avec les vitamines et les enzymes antioxydantes. Si un agresseur tel que le mercure s'approche, le sélénium se lie avec le glutathion, et tous deux l'entraînent vers la sortie, via les urines… Des études réalisées en 1998 en Israël montrent qu'une supplémentation en sélénium augmente de 33 % notre taux de glutathion, tout en faisant chuter de 50 % l'oxydation des acides gras.

Il prévient les affections cardio-vasculaires. Avec la vitamine E, il protège les membranes cellulaires en empêchant l'oxydation des lipides. Il active les hormones thyroïdiennes.

Pour qui ?

En prévention chez les fumeurs, les buveurs et pour ceux qui ont de nombreux « plombages » dentaires. Chez les personnes souffrant de maladie inflammatoire ou d'insuffisance rénale. Pour prévenir les affections cardio-vasculaires et les cancers.

Doses

Selon certains experts, le dosage optimal se trouverait aux alentours de 200 µg. 100 % de la population française est donc carencée en sélénium ! Notre consommation quotidienne avoisine en effet les 30 µg.

Attention !

Les patients atteints d'un cancer l'absorbent mieux que les personnes saines. Ceci laisse entendre que les cellules cancéreuses se servent largement au passage, qu'elles aiment le sélénium. En cas de tumeur installée ou débutante, faites preuve de prudence.

Sources

Les germes de blé, les céréales complètes, certaines levures, l'ail, l'oignon. Il est également associé aux protéines. Mais tout dépend de la richesse des sols : certains sont 1 000 fois plus riches en sélénium que d'autres.

SOURCES NATURELLES DE SÉLÉNIUM (µG/100 G)	
Rognons	150 à 200
Morue	40
Homard, huîtres	65
Côtelettes d'agneau	20
Œufs	20
Orge	70
Champignons	13
Farine complète, ail, oignon	19

NOTRE SÉLECTION

Ce sont en général des levures dans lesquelles le sélénium est lié à des acides aminés (exemples : séléno-méthionine, séléno-cystéine).

- **Vit'all +**, Séléno. L méthionine 50 *µg*, 100 comprimés, 1 à 2 par jour, 11,65 €.
- **Solgar**, Sélénium L méthionine 100 *µg*, 100 comprimés, 16,50 €.
- **Pilèje**, Sélébiane, sélénium 60 *µg*, bêta-carotène 3 mg, vitamines C + E, 90 gélules, 1 par jour, 25,90 €.
- « **Sérum de Vie** », Forte Pharma.
- **Antioxydant E 300** = Vit'all +, sélénium 50 *µg*, bêta-carotène 10 000 UI, E chrome, L cystéine, 50 capsules, 39,70 €.
- **Bionutrics**, Séléno-méthionine, 100 *µg*, 60 tablettes, 8,40 €.

Le zinc

Voici encore un oligo-élément très important, puisque le fonctionnement de nos gènes en dépend à tous les niveaux. Jusqu'à présent, il a été sous-estimé ; cela fait seulement quelques années que les chercheurs ont découvert sa participation à la quasi-totalité des processus cellulaires. Mais aujourd'hui, il est la coqueluche des spécialistes du monde entier. Le zinc est présent chez tous les êtres vivants, et notre organisme en contient de 2 à 3 g : c'est beaucoup, presque autant que le fer. Il est stocké dans les cheveux, les yeux et la prostate ; plus de la moitié se trouve dans les muscles, et un tiers dans les os.

Son rôle

• C'est un anti-âge de première importance, car il intervient dans de nombreux métabolismes, comme ceux des glucides et des protéines. Il participe à la fabrication de multiples hormones : testostérone, insuline, hormone de croissance, thymuline…

• Il prévient les affections de la prostate, accroît la puissance sexuelle masculine et stimule les défenses immunitaires.

• Il protège la peau, les os et les gènes.

• Il possède un rôle crucial dans la prévention des cancers en veillant sur la bonne santé de la protéine P 53, chargée d'empêcher la reproduction des cellules anormales. Il empêche les radicaux libres d'attaquer les acides aminés, car il « coiffe » ces derniers, ce qui les isole de leurs assaillants.

• Il lutte contre les désastres des métaux lourds et autres polluants.

• Il est antiviral s'il est associé à d'autres antioxydants et à des acides gras polyinsaturés.

Pour qui ?

Il est particulièrement conseillé de manière préventive chez les fumeurs, les buveurs et tous ceux qui ont de nombreux « plombages » dentaires.

Doses

Les besoins sont d'environ 15 mg par jour. Le déficit en zinc touche 80 % de la population. Il se manifeste par des ongles cassants, dédoublés, des taches blanches sur les ongles, une croissance ralentie des cheveux. Les végétariens sont souvent encore plus carencés que les autres, de même que les personnes âgées qui l'absorbent moins bien. Enfin, les hommes en perdent 1 mg par éjaculat.

La subcarence entraîne également de nombreux troubles, parmi lesquels : vulnérabilité aux infections, peau sèche, ralentissement de la croissance de l'enfant. Le fer, de même que l'aspirine, empêche l'absorption du zinc, qui est en revanche améliorée par le vin rouge. Un complément nutritionnel apportant fer et zinc est donc une aberration.

Il est recommandé de suspendre la supplémentation pendant une infection, car c'est un excellent carburant pour les bactéries, qui s'en emparent avant notre système immunitaire. Ne dépassez pas la dose de 150 mg par jour, car les surdoses affaiblissent le système immunitaire (mais tout dépend du sel utilisé : par exemple, dans 48 mg de

Sources naturelles de zinc (mg/100 g)	
Huîtres	16
Foie (veau et porc)	9
Germes de blé	7
Pain complet	5
Noix de cajou grillées	5
Jaune d'œuf	4
Viande de bœuf	4
Flocons d'avoine, cacahuètes	3

NOTRE SÉLECTION

- **Vit'all +**, complexe zinc, manganèse, vitamine B6, 1 par jour, 100 comprimés, 11,55 €.
- **Solgar**, picolinate de zinc 22 mg, 100 comprimés, 17,10 €.

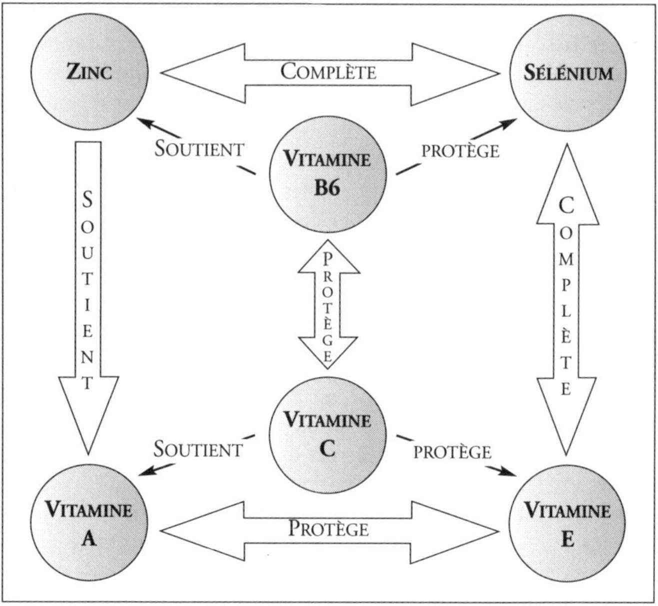

citrate de zinc, il y a 15 mg de zinc élément et 33 mg de citrate). Par ailleurs, trop de zinc entraîne un déficit en cuivre et gêne l'activité de la superoxyde dismutase (SOD).

Sources
Dans les aliments riches en protéines.

Les acides gras essentiels (AGE)

Nos grand-mères nous donnaient des cuillerées d'huile de foie de morue pour nous fortifier et nous éviter les problèmes de peau. L'empirisme s'est avéré, comme souvent, scientifiquement fondé, et les chercheurs ont fini par faire le rapprochement entre eczéma et carence en acides gras, à l'époque regroupés sous l'appellation « vitamine F ». Comme il en fallait de grandes quantités pour couvrir nos besoins, le

COMPLEXES ANTIOXYDANTS : NOTRE SÉLECTION

- « **Antioxydant Q 10** » **Minervit** (vitamine C 180 mg, bioflavonoïdes 30 mg, Lcystéine 25 mg, vitamine E 30 IE (international equivalent), zinc 10 mg, CoQ10 5 mg, bêtacarotène 5 000 IE, sélénium 50 mcg), 60 capsules, 1 par jour, 28,70 €.
- **Solgar,** ***« Advanced Antioxydant Formula »*** (vitamines C 250 mg, E 200 IE, L. cystéine 100 mg, thé vert, vin, pycnogénol, ginkgo, glutathion, zinc, cuivre, manganèse, magnésium), 30 comprimés, 22,60 €.
- « **Sérum de vie** » (huile de bourrache, onagre, soja, bêtacarotène, vitamines C et E, lycopène, pépins de raisin, pycnogénol, zinc, cuivre, sélénium, glutathion, SOD, cystéïne, acide lipoïque), 60 capsules, 2 par jour, 39 €. Labo Forte Pharma. Une des formules les plus évoluées qui soient.
- **Bionutrics, anti-oxydant complex**, combinaison d'antioxydants, de vitamines et de plantes associées à des enzymes végétales, 90 capsules, 24,80 €.

terme de « vitamine » ne leur est plus appliqué, mais cela montre bien l'importance que l'on donnait déjà à ces nutriments. On les appelle désormais acides gras essentiels. Ils comprennent les fameux oméga 3 et 6. Leur spectre d'action est large puisqu'ils jouent un rôle dans l'équilibre du système nerveux, la régulation hormonale et métabolique, et la circulation sanguine.

Les acides gras polyinsaturés sont essentiels pour la santé. Ils entrent dans la composition de toutes nos cellules, en particulier neuronales, et sont indispensables à l'équilibre physiologique.

Les acides gras polyinsaturés

- Ils tempèrent ou enrayent les phénomènes inflammatoires et dégénératifs.
- Ils maintiennent l'élasticité de la peau.
- Ils entretiennent les fonctions circulatoire, musculaire, digestive, hormonale, immunitaire, cérébrale, visuelle.
- Ils protègent des affections cardio-vasculaires, en favorisant la baisse des triglycérides, du mauvais cholestérol et du cholestérol total.
- Ils s'opposent à l'obésité et au diabète, tous deux grands facteurs de vieillissement.

Une carence en AGPI entraîne une kyrielle de désordres. Malheureusement, l'alimentation en est généralement pauvre, ou encore l'organisme l'utilise mal, soit parce que ses enzymes ne sont pas performantes, soit en raison d'une flore intestinale en mauvais état. Par ailleurs, plus l'alimentation est riche en AGPI, plus il y a risque d'oxydation : la protection de ces aliments par la vitamine E, les caroténoïdes, les flavonoïdes, le sélénium et la vitamine C apparaît comme une priorité en cas de supplémentation. De plus, le soleil, le tabac, le stress et l'âge abîment les acides gras. En résumé, plus on cumule les facteurs de risque, plus on consomme d'AGPI et plus on doit se protéger à l'aide d'antioxydants.

La supplémentation en acides gras essentiels doit s'envisager rapidement dans les cas suivants :

- si votre peau est sèche ;
- si vous faites des allergies ;
- si vous souffrez d'inflammation ;
- si vous êtes atteint de psoriasis ;
- si vous êtes atteint d'infection virale chronique (herpès...) ;
- si vous avez un cancer ;
- en cas d'hypertension ou de maladie cardio-vasculaire avérée ;
- en cas de thrombose ;
- si vous souffrez de syndrome prémenstruel.

COMMENT RECONNAÎTRE UNE GRAISSE SATURÉE

Elle fige, durcit comme le beurre ou le gras de la viande ; tandis que l'huile, par exemple, reste fluide.

Sources

Notre alimentation comporte des acides gras de différentes sortes, bénéfiques ou non :

- **les acides gras saturés,** que l'on trouve dans les viandes grasses, les charcuteries, les produits laitiers, le beurre, les fromages. Ce sont en majorité des graisses animales, même s'il y en a dans certains végétaux, tels que la noix de coco. Ces acides gras saturés sont globalement à éviter, car ils apportent beaucoup de calories sous un faible volume. Malheureusement, nous en consommons beaucoup trop. Résultat : ces composés participent fortement au surpoids, aux pathologies cardio-vasculaires, aux cancers et aux inflammations ;
- **les acides gras insaturés,** apportés principalement par les huiles extraites de végétaux oléagineux et par les poissons. Ils jouent un rôle fondamental dans la construction, le fonctionnement et l'étanchéité de la cellule. Ce sont eux qu'attaquent les radicaux libres lors du « stress oxydatif ». Ils améliorent la santé cardio-vasculaire, la vision, la mémoire. Avec eux, tout est plus fluide, plus souple ;
- **les acides gras mono-insaturés.** Dans cette catégorie, on trouve l'huile d'olive, l'avocat, le foie gras, le confit d'oie ou de canard. Tous ces aliments nous protègent contre les maladies cardio-vasculaires ;
- **les acides gras polyinsaturés** (AGPI). Ce sont les plus importants des acides gras : deux d'entre eux sont essentiels, et plusieurs sont indispensables. Ils comprennent l'oméga 3 et l'oméga 6.

L'oméga 3

Nos plus gros pourvoyeurs en la matière sont les poissons

EPA/DHA CONTENU DANS CERTAINS POISSONS	
Poissons	**g/100 g**
Maquereau de l'Atlantique	2,5
Saumon d'élevage de l'Atlantique	1,8
Hareng du Pacifique	1,7
Hareng de l'Atlantique	1,6
Truite de lac	1,6
Thon	1,6
Esturgeon	1,5
Anchois	1,4
Sprats	1,3
Sardines en boîte, égouttées	1,1

OMÉGA 3 CONTENU DANS CERTAINES PLANTES	
Aliments	**g/100 g**
Huile de lin	53,3
Huile de caméline	30 à 42
Huile de colza	11,1
Huile de noix	10,4
Huile de germes de blé	6,9
Huile de soja	6,8
Noix de Grenoble	6,8
Pourpier	0,9

dits gras, qui nous apportent de l'EPA/DHA : des dérivés d'oméga 3. Plus le poisson est âgé, plus il est de grande taille, plus il en est riche. On en trouve également dans le pourpier, une salade consommée quotidiennement par les Crétois, dans certaines huiles et les oléagineux (noisette, noix). Nous en consommons en moyenne 150 à 200 mg par jour, alors que nos besoins sont au minimum de 750 mg à 1,25 g. Pour augmenter facilement votre apport en oméga 3, il suffit de déguster une boîte de sardines à l'huile d'olive par semaine !

À savoir : l'huile de foie de morue ne remplace pas l'huile du poisson entier, qui apporte bien plus d'oméga 3. De plus, les vitamines A et D, que l'on donnait aux enfants des anciennes générations en leur administrant de l'huile de foie de morue, peuvent s'accumuler et devenir toxiques.

L'EPA (acide eicosapentanoïque) est surtout utilisée en prévention des maladies du cœur, tandis que le DHA (acide docosahexaenoïque) protège plutôt les fonctions cérébrales. Ainsi, 1 g d'oméga 3 par jour pourrait sauver 20 vies pour 1 000 patients traités. On pourrait encore améliorer ce chiffre en y associant 300 mg par jour de vitamine E.

La supplémentation en EPA/DHA améliore également la fluidité et la stabilité des membranes, souvent fragilisées chez les personnes âgées.

L'oméga 6

Les huiles d'arachide, de maïs, de noix, de pépins de raisins, de soja et de tournesol en sont riches. Mais attention : un excès d'oméga 6 est aussi dommageable qu'un excès de graisses saturées. Ces graisses, lorsqu'elles sont trop nombreuses, utilisent notre propre vitamine E pour se protéger de l'oxydation, ce qui favorise l'action des radicaux libres et augmente le risque d'athérome et de cancer du sein.

Les AQR sont de 280 à 560 mg par jour. Mais comme toujours, vous n'obtiendrez pas d'effet antivieillissement ou protecteur à ces doses.

Trop d'oméga 6 = risque de maladie cardio-vasculaire
Pas assez d'oméga 3 = risque de maladie inflammatoire

VERTUS DES OMÉGA 3 ET 6	
AGE oméga 3 ↓ EPA/DHA ↓ Huile de poisson des mers froides ↓ **PGE3** ↓ Système cardio-vasculaire ↓	AGE oméga 6 ↓ Acide linoléique et alpha-linolénique ↓ **PGE1/PGE2** ↓ Système cardio-vasculaire ↓
Amélioration de la micro-circulation Régulation du métabolisme des lipides Inhibition de l'agrégation plaquettaire	Protection cutanée Prévention des troubles féminins Prévention du vieillissement précoce

Importance d'un équilibre entre AGPI oméga 3 et oméga 6

Le rapport oméga 3 sur oméga 6 devrait être de deux, pour offrir la protection cardio-vasculaire optimale, c'est-à-dire qu'il faudrait consommer deux fois plus d'oméga 3 que d'oméga 6. Le régime de nos ancêtres comportait 20 % de calories sous forme de graisse, avec de forts taux d'oméga 3 et beaucoup moins d'oméga 6. En comparaison, le régime occidental actuel comporte principalement de l'oméga 6 et peu d'acide gras oméga 3 ; les graisses alimentaires constituent en moyenne 36 % de la ration calorique totale.

Il existe une huile de poisson particulière, celle du capelan, un petit poisson d'Islande, qui contient 40 % d'EPA et DHA pour 60 % d'acide oléique (résistant à l'oxydation). Il s'agit là d'un excellent rapport EPA/DHA (3/2).

Les petites huiles anti-âge

Les huiles d'onagre et de bourrache

Ces huiles sont riches en oméga 6, mais leur composition tout à fait particulière les rend bénéfiques pour la santé. Elles contiennent 70 % d'acide linoléique et 10 % d'acide gamma linolénique (20 % pour la bourrache).

Elles assurent :

- la qualité des structures membranaires et des échanges entre elles ;
- la fabrication des prostaglandines, qui ont des propriétés anti-inflammatoires, antivieillissement et sont indispensables à la régulation hormonale.

On les utilise avec grand succès dans trois cas :

- le syndrome prémenstruel : 1,5 à 3 g durant la deuxième partie du cycle, ou 2 g par jour pendant 2 mois, puis 1 g par jour pendant 3 mois. Préférez l'onagre ;
- pour assurer certaines régulations métaboliques, telles que la régulation des lipides, du cholestérol, de l'hypertension artérielle liée au stress, du diabète... Préférez l'onagre ;
- contre certains ravages des radicaux libres : psoriasis, eczéma, allergie, vieillissement cutané, démangeaisons,

sénescence, rhumatismes, arthrite rhumatoïde, artériosclérose, sclérose en plaques, sclérodermie, syndrome de Raynaud, inflammations oculaires, sécheresse des yeux, baisse de l'immunité chez les personnes âgées...

L'huile de caméline

La caméline, ou *Camelia sativa,* est une plante crucifère oléagineuse de la famille du cresson, très riche en acide alpha linolénique puisqu'elle en contient de 30 à 42 %. Ses propriétés sont similaires à celles du pourpier, cette salade que consommaient les Crétois en grande quantité.

L'acide alpha-linolénique est un déterminant majeur de la santé. Il protège l'organisme contre :

- le diabète non insulino-dépendant ;
- la surcharge pondérale ;
- l'agrégation plaquettaire responsable des accidents coronariens ;
- la fibrillation ventriculaire responsable de la mort subite.

Doses et présentation : l'huile de caméline est efficace à raison de 2 g par jour, soit 2 ml par jour. Il suffit de l'utiliser dans l'alimentation crue (salade, marinade...).

L'huile de pépins de courge

Très riche en composés proches des androgènes, elle se substitue à ces hormones pour prévenir le cancer de la prostate. Elle décongestionne également la sphère génito-urinaire : si vous souffrez d'un adénome prostatique ou de cystite, c'est à elle qu'il faut recourir.

Les huiles de poissons des mers froides

Les poissons des mers froides sont riches en acides gras insaturés, qui leur sont indispensables pour survivre. Si leurs acides gras étaient saturés, ils se figeraient à la température de l'eau et le poisson mourrait... Maquereaux, sardines et autres saumons sauvages sont donc de véritables réservoirs à oméga 3 (ou EPA/DHA) : celui-ci intervient de façon étonnante dans de nombreuses fonctions de l'organisme.

L'oméga 3 se transforme en prostaglandines, qui favorisent la dilatation des vaisseaux et la fluidité du sang.

Leur rôle :

- ils augmentent le taux de bon cholestérol et font chuter le mauvais ;
- ils diminuent le taux de cholestérol et de triglycérides circulants ;
- ils s'opposent à l'agrégation plaquettaire et donc au risque de thrombose ;
- ils améliorent l'hydratation du revêtement cutané, facteur de ralentissement du vieillissement de la peau ;
- ils augmentent la sensibilité à l'insuline.

On les utilise avec succès dans :

- la protection du cerveau ;
- la protection du système cardio-vasculaire ;
- la régularisation du diabète non insulino-dépendant ;

À RETENIR

À consommer :

- moins de graisses saturées (viandes, produits laitiers) ;
- moins d'acides linoléique (huile de tournesol, de maïs, de pépins de raisin, de margarine) ;
- moins d'acides gras trans (margarines, graisses hydrogénées ;
- plus d'acide gras mono-insaturés (huile d'olive, de colza) ;
- plus d'acide alpha-linolénique (huile de colza, soja, noix) ;
- pour la cuisson : seules les huiles d'arachide et d'olive sont stables. Ne chauffez pas l'huile de tournesol !

Attention !

Pour l'assaisonnement, préparez un mélange d'huile d'olive (40 %) et de colza (60 %). Vous alternerez avec l'huile de lin, de caméline et d'onagre, de bourrache et de capelan, de pépins de courge.

NOTRE SÉLECTION

- **Pilèje** : flacon airless, 200 doses, 1 à 2 doses par jour (onagre, 25,10 € ; bourrache, 27,40 € ; pépins de courge, 20,50 € ; caméline 125 doses, 18,30 € ; capelan 250 doses, 25,15 € ; foie de morue 200 doses, 16 €).
- **Vit'all +** : onagre, saumon et vitamine E, 60 capsules, 1 à 6 par jour, 18,80 € (= Omega plus).
- **Solgar** : huile de foie de requin. L'huile de foie de requin prévient le cancer et les maladies cardio-vasculaires. Elle facilite l'excrétion du cholestérol par les voies biliaires. 60 capsules à 500 mg, 2 capsules 2 fois par jour, 32,60 €.
- **Pépins de courges à croquer** : En magasin diététique ou pharmacie. 2 à 3 cuillerées à café par jour.
- **Biodynamics Eskimo 3** : 1 cuillerée à thé (= 5 ml) par jour aux repas, 105 ml, 18,40 € ou capsules, 3 à 6 par jour aux repas, 105 capsules, 24 €.

- la prévention des cancers, car il freine l'activité des cellules cancéreuses.

Comment les absorber ?

Mangez des poissons gras 2 à 3 fois par semaine, marinés au citron, cuits vapeur ou poché à feu éteint. Complétez avec de l'huile de capelan, en flacon sur la table : 1 à 2 doses par jour. Faites des cures d'huile de poisson, que vous avalerez au cours des repas.

Les bénéfices de la supplémentation en oméga 3 et 6

Avec une supplémentation de 1 800 mg d'EPA + 1 200 mg de DHA chaque jour pendant 6 semaines, vous obtiendrez les résultats suivants :

- protection du système cardio-vasculaire : baisse des triglycérides, du mauvais cholestérol, de l'hypertension artérielle, des troubles cardiaques ;
- diminution des maladies inflammatoires : moins de

poussées de polyarthrite rhumatoïde, de crises de rhumatismes, d'arthrite inflammatoire, de risques de rechute de maladie inflammatoire intestinale ;

• amélioration de l'activité cérébrale : réduction de la gravité des dépressions et de certaines formes de démence, amélioration des fonctions intellectuelles des personnes âgées ;

• ralentissement de l'évolution des cancers de l'estomac, des intestins, du sein.

Il faut toujours associer 100 à 150 mg de vitamine E par gramme d'oméga 3 pour les protéger de l'oxydation.

4

LES HORMONES ANTI-ÂGE

Certaines de nos hormones sont de véritables fontaines de jouvence. On constate que plus nous vieillissons, plus leurs sécrétions chutent : cause ou conséquence du vieillissement ? Nul ne sait. En tout cas, elles font beaucoup parler d'elles et suscitent de réels espoirs dans la lutte anti-âge. C'est ainsi que nous avons pu voir des seniors se faire injecter de l'hormone de croissance aux États-Unis.

Le résultat est spectaculaire, il faut bien l'avouer : ralentissement du vieillissement cellulaire, force musculaire augmentée, accroissement de l'épaisseur de la peau, diminution des graisses… Certains se sont plaints de douleurs aux mains : leurs « nouveaux » muscles comprimaient les nerfs de leurs poignets ! Ces thérapies ne sont cependant pas sans effets secondaires, même s'ils sont encore mal connus.

Il est difficile de prendre des suppléments d'hormones en automédication pour le moment, et c'est heureux car nous manquons à la fois de recul et de discernement. Aux USA, on peut en acheter dans les supermarchés mais les dosages ne sont pas toujours appropriés. Cela représente vite beaucoup d'argent dépensé en vain… De toutes façons, et ceci est valable pour toute supplémentation hormonale (qu'il s'agisse de mélatonine, de DHEA ou autre), il n'est pas question de se supplémenter seul, sans surveillance médicale et biologique. Il faudra attendre encore quelque temps avant que le maniement de ces hormones soit sans danger et apporte des résultats fiables.

Cependant, selon certains médecins, il est bien plus risqué de ne pas prendre d'hormones anti-âge que d'en prendre, tout particulièrement en ce qui concerne l'hormone de croissance. Quoiqu'il en soit, et en attendant une position officielle, il est efficace et sans danger d'augmenter la production de ces hormones par des précurseurs, c'est-à-dire avec des nutriments qui en augmentent la sécrétion à l'intérieur de notre corps. C'est ce que nous vous proposons ici.

Parmi les hormones citées ci-dessous, seule la mélatonine possède des propriétés reconnues comme antioxydantes, mais les autres sont absolument indispensables dans le cadre d'un contrôle anti-âge.

La DHEA (déhydroépiandrostérone)

La pilule antivieillissement a fait les gros titres des journaux en 1994. Le Pr Baulieu (de l'Inserm) espère qu'elle nous évitera les ravages du temps. La DHEA est produite sous forme de sulfate par les glandes surrénales et le cerveau, à partir de cholestérol. Elle passe par le stade prégnénolone. C'est aussi la plus abondante des hormones. Elle est 100 fois plus sécrétée que la testostérone, 1 000 fois plus que les œstrogènes. On l'a surnommée « la mère des hormones », car notre corps la convertit facilement en adrénaline, en corticostérone et en hormones sexuelles (œstrogènes, progestérone, testostérone).

Une production qui évolue avec l'âge

Les nouveau-nés ont des taux très élevés de DHEA. Puis ces taux baissent rapidement, pour augmenter à nouveau vers sept ans. Le pic de sécrétion a lieu vers vingt-cinq ans, puis le taux décline régulièrement chaque année. Ceci est typique des hormones du vieillissement. Ce déclin s'accompagne de désordres organiques connus tels que l'obésité, l'athérosclérose et les maladies cardio-vasculaires. Des niveaux plasmatiques bas de DHEA sont mis en évidence

LES SIGNES DE CARENCE

Dépression avec angoisse, anxiété, fatigue permanente, pertes de mémoire, diminution de la résistance au bruit, baisse de la libido, concentration de graisses sur le ventre, chute de cheveux ou de poils, fort risque de cancer.

dans tous les cas de décès prématurés d'origine pathologique et pas seulement pour les maladies cardiovasculaires. Un niveau faible est souvent corrélé à une mauvaise gestion du stress.

Avant cinquante ans, notre taux de DHEA a déjà chuté de 75 %. A soixante-dix ans, notre corps n'en fabrique plus que 20 % par rapport à sa production optimale. À quatre-vingt-dix ans, ce chiffre passe à 5 % et, lors de la dernière année de vie, la DHEA n'est plus qu'un souvenir. Son niveau tombe à 0 % le jour de notre mort.

Heureusement, cette chute est réversible. Si l'on en administre 50 mg par jour, pendant six mois, le taux remonte à un niveau acceptable. Il est très difficile de donner des chiffres précis chez l'homme, car la sécrétion de DHEA peut varier dans des proportions de un à cinq selon les individus. Chacun a « son » taux, et il existe un rapport direct entre l'importance de ce chiffre et la longévité. En revanche, d'une femme à l'autre, les taux sont très voisins !

La DHEA est un excellent marqueur du vieillissement. La mesure de son taux permet de prédire la longévité chez les hommes. Le vieillissement de l'individu par rapport à son âge civil ne signifie rien. C'est l'âge biologique qui nous intéresse. Celui-ci est la somme d'un certain nombre de fonctions (par exemple, cardiaque et neurologique). On peut très bien avoir soixante ans mais « faire » soixante-cinq ans, puis, après deux ou trois ans de complémentation nutritionnelle – et une amélioration de l'hygiène de vie – repasser à l'âge biologique de soixante ou soixante-deux ans. Avec l'avènement de la supplémentation, on pourrait bientôt entendre

LE PROBLÈME DU CORTISOL

Avec l'âge, la sécrétion de DHEA diminue, ce qui n'est pas le cas de celle du cortisol. Ceci entraîne un déséquilibre qui peut être responsable d'hyperglycémie, de désordres immunitaires, d'ostéoporose. L'administration de DHEA permet de rétablir un certain équilibre.

ÉTUDES TOUS AZIMUTS

Plus de 2 000 études scientifiques sur la DHEA, plus ou moins rigoureuses, ont été conduites aux USA. Que ce soit sur l'animal ou sur l'homme, son efficacité n'est plus à démontrer. Chez les Américains, la fatigue est la première cause de supplémentation en DHEA. En France, des études ont porté sur l'intérêt de la DHEA dans les troubles de la mémoire et de la sexualité, ainsi que dans la maladie d'Alzheimer. Des résultats positifs ont été mis en avant par le Pr Baulieu, tout particulièrement en ce qui concerne les femmes.

ce type de dialogue entre deux amis qui se rencontrent : « Comment vas-tu ? » ; « Très bien, j'ai un an de moins ! »…

Les bénéfices d'une supplémentation en DHEA

Une étude a été menée sur 24 patients, à qui l'on a administré de la DHEA ou un placebo tous les soirs au moment du coucher, pendant trois mois : 10 % des individus du groupe placebo, 82 % des femmes et 67 % des hommes du groupe DHEA ont ressenti un net bien-être, avec une meilleure qualité de sommeil, une énergie décuplée, une décontraction globale, une meilleure gestion du stress, plus de souplesse articulaire.

Les analyses effectuées sur les individus du groupe DHEA ont donné les résultats suivants :

- augmentation de la masse musculaire ;

LA DHEA, PRODUIT MINCEUR

La DHEA est aussi l'hormone qui permet de garder la ligne ! À certaines doses, entre 25 et 100 mg par jour, elle stimule la dépense d'énergie, car elle augmente la masse musculaire, tandis qu'elle fait chuter la masse graisseuse de 30 %. Ce phénomène permet une meilleure répartition corporelle sans perte de poids globale. Par ailleurs, la DHEA augmente le métabolisme de base en accroissant la température corporelle : elle permet littéralement de « brûler » des calories. En revanche, elle n'a aucune action sur les graisses présentes dans le sang.

- augmentation de la densité osseuse ;
- accroissement du dynamisme du système immunitaire (la DHEA préserve des maladies auto-immunes) ;
- augmentation de la libido ;
- amélioration de la mémoire, y compris chez les personnes très âgées ;
- abaissement du taux de mauvais cholestérol ;
- amélioration du syndrome de l'œil sec (manque de larmes) – il existe un collyre à la DHEA ;
- amélioration de la texture de la peau (elle gagne en

CHOLESTÉROL
↓
PREGNELONONE
↙ ↘
PROGESTÉRONE **DHEA**
↘ ↙
TESTOSTÉRONE
↓
ESTRADIOL

**QUESTIONS-RÉPONSES
AU PR ÉTIENNE-ÉMILE BAULIEU**

Pourquoi ne trouve-t-on pas de DHEA en France ?
Il n'existe aucune interdiction de commercialiser ou de consommer la DHEA ou la mélatonine en France. Les saisies des marchandises chez des distributeurs reposent sur les interprétations administratives de textes très généraux qui n'ont encore été validés par aucune jurisprudence. Ces deux hormones sont en vente libre aux USA depuis 1992 ; 40 millions d'Américains en consomment quotidiennement, pour un coût moyen de 15 à 25 € par mois. Elles sont dispensées sur prescription médicale ou non dans la presque totalité des pays d'Europe. La DHEA (tout comme la mélatonine) est une molécule naturelle. Elle n'est donc pas brevetable. Si ces hormones étaient en vente libre, elles auraient un tel succès que l'industrie pharmaceutique perdrait beaucoup d'argent ! Il s'agit donc d'une recherche de profit et de protectionnisme industriel, et en aucun cas de soupçon de toxicité sur le produit. C'est une simple histoire de « gros sous », comme toujours ! Il faut laisser à l'industrie pharmaceutique le temps de développer de la mélatonine et de la DHEA de synthèse, qui seront des médicaments vendus sur ordonnance. En laboratoire, à partir de la diosgénine du yam et d'enzymes, on peut

souplesse, en épaisseur et en hydratation. Elle « rajeunit ». La production de sébum, couche lipidique qui protège la peau, augmente) ;

• embellissement de la peau et des ongles.

Où en êtes-vous ?

Vous pouvez faire tester votre taux de DHEA, sous forme de DHEA-sulfate (DHEA-S) qui se maintient pendant quinze à dix-huit heures dans le plasma, alors que la DHEA disparaît très rapidement. En outre, les glandes surrénales fabriquent bien plus de DHEA-S (2 microgrammes par ml de DHEA-S contre 2 nanogramme par ml de fabriquer de la DHEA, qui devient alors un produit de synthèse, donc brevetable. D'autres combinaisons sont à l'étude.

La DHEA favorise-t-elle l'hypertrophie de la prostate ?
Non.

La DHEA est-elle efficace contre l'ostéoporose ?
Oui.

Que penser des produits que l'on trouve à l'étranger ?
Il faut se méfier de ce que l'on trouve sur Internet et dans les rayons de certains drugstores. Aux USA, j'ai acheté un flacon de comprimés de DHEA. On pouvait lire sur l'étiquette : 500 mg par comprimé ! Je l'ai fait analyser : il n'y avait rien dans les comprimés, heureusement ! La sagesse ne serait donc pas de proposer un traitement général pour tous ni de favoriser l'automédication. Il faut faire des dosages et, seulement en cas de besoin, rétablir l'équilibre. La lenteur de la France à distribuer ces produits permettra sans doute d'en avoir, à terme, qui soient sûrs, actifs et bon marché. La DHEA sera vendue en Europe dans les deux ans à venir, dans le circuit pharmaceutique, avec surveillance médicale.

Prenez-vous de la DHEA ?
Oui, bien sûr.

DHEA). Le dosage de la DHEA-S est aussi bien plus facile à pratiquer : on peut la prélever à n'importe quelle heure de la journée, ce qui n'est pas le cas de la DHEA qui, comme le cortisol, est sécrétée de façon plus importante en début de journée.

Doses

La supplémentation standard est la suivante :

- pour les femmes : 25 à 45 mg par jour ;
- pour les hommes : 50 à 75 mg par jour ;

Il convient d'adapter les doses en fonction du taux salivaire de la DHEA-S.

Précautions d'emploi

• **Ne pas prendre de DHEA avant quarante ans.** À partir de cet âge, les médecins qui proposent un traitement à base de DHEA conseillent de n'en prendre qu'un jour sur deux, ou par cures courtes, ceci afin de ne pas « éteindre » la production réalisée par l'organisme lui-même. Les hommes devraient consommer en même temps du soja ou du pygeum africain, afin de freiner les effets stimulants de la testostérone sur la prostate. Il est indispensable de mesurer le taux de DHEA après deux ou trois semaines de traitement, car on peut alors adapter les doses quotidiennes. Chez les hommes, il faut toujours rechercher s'il y a des troubles de la prostate. Enfin, la prise de DHEA s'accompagne toujours d'une prise d'antioxydants E, A et C.

• **Ne pas prendre de DHEA en cas de grossesse et de cancer hormonal** (prostate, sein, ovaire). Cette précaution est peut-être exagérée, car l'on sait que la DHEA ne se transforme en d'autres hormones que si le corps en a besoin. Mieux vaut tout de même rester prudent.

Aucun accident lié à la prise de DHEA n'a été observé aux USA, alors que les doses recommandées y sont souvent dépassées. La population concernée est tellement importante et la commercialisation de DHEA a lieu depuis si longtemps qu'il est raisonnable de conclure à sa non-toxicité.

La mélatonine

La mélatonine est présente dans tout le règne animal et végétal. Elle est produite pendant la nuit, dans la glande pinéale, à partir du tryptophane. Cet organe, qui est au cœur de notre cerveau, est la première glande à se former dans l'organisme. Elle est l'une des clés qui permet de comprendre et de contrôler le vieillissement. Son rôle fondamental est de renseigner l'organisme sur les durées relatives des périodes claires et obscures.

Découverte dans les années 50, la mélatonine fut étudiée pour expliquer l'hibernation animale, expérimentée dans les vols spatiaux pour mieux supporter leur durée interminable.

Le pic maximum de sécrétion s'établit entre 2 et 3 heures

du matin. Les taux diurnes sont, en revanche, toujours très faibles. Sa sécrétion dépend de la présence ou non de lumière. Ainsi, une administration de lumière entre minuit et 2 heures inhibe presque totalement le pic de mélatonine. Autant dire que les couche-tard perturbent régulièrement leurs sécrétions.

La lumière possède un effet inhibiteur sur la mélatonine. Une seule seconde de clarté dans la nuit en trouble la sécrétion. Or, la durée de luminosité évolue : en hiver, l'obscurité tombe vers 16 heures, tandis qu'en été, il ne fait guère sombre avant 22 heures. Ceci explique les perturbations physiologiques chez nombre d'entre nous au moment du passage à l'heure d'été et à l'heure d'hiver !

Le système de régulation de la sécrétion est complexe, principalement liée au système nerveux. On constate des disparités importantes d'un individu à l'autre. En revanche, chez une même personne, le rythme du taux de sécrétion est constant et régulier. Ce rythme constitue un excellent marqueur de l'horloge circadienne, par exemple utilisable pour mieux comprendre certaines insomnies.

La mélatonine représente également une véritable horloge interne dans différents cas particuliers. Chez certains travailleurs de nuit, la sécrétion de mélatonine se décale spontanément vers le matin et se positionne lors du repos diurne.

L'HORMONE QUI APAISE

La mélatonine n'est pas autorisée en France, bien qu'elle ne présente absolument aucun danger. On l'obtient aisément en Angleterre, en Belgique, aux USA, ou sur Internet. Cependant, nos mamans ne nous donnaient pas autre chose lorsqu'elles nous apportaient un verre de lait avant de dormir : il contient un « précurseur » de la mélatonine, le tryptophane, propice à l'endormissement !

Ces personnes affirment avoir un sommeil de bonne qualité, durant lequel elles récupèrent bien. Leurs performances professionnelles sont de meilleure qualité que celles des travailleurs dont la sécrétion de la mélatonine se maintient en période nocturne.

Son rôle

• La régulation du sommeil est son indication majeure. Sa sécrétion diminue avec l'âge, ce qui explique la perte de sommeil chez la plupart des personnes âgées.

À faible dose, la mélatonine est sédative ou soporifique. Elle augmente la sensation de fatigue, allonge le temps de réaction et diminue le temps d'endormissement.

À forte dose, les études en double aveugle ont montré un effet hypnotique. Les modifications de l'enregistrement du tracé du sommeil varient selon les quantités absorbées ou l'heure d'administration. Après plusieurs jours de traitement, l'architecture du sommeil présente des modifications, notamment une augmentation de la densité du sommeil paradoxal (le plus réparateur). Mais attention, la mélatonine ne le régule qu'à condition que le rythme veille-sommeil soit perturbé, ce qui est loin d'être le cas pour tous les insomniaques ! Certains signes annoncent une déficience dans la sécrétion de mélatonine : absence de rêves (ou bien le dormeur rêve très peu), sommeil léger, agité (sur fond d'anxiété), difficultés à se rendormir en cas d'éveil nocturne – au total, mauvaise récupération.

• Elle facilite le sevrage aux benzodiazépines.

L'HORMONE DE L'INVULNÉRABILITÉ

Dès 1984, Hastroni a étudié l'effet de la mélatonine sur le système immunitaire des rongeurs. Il leur a injecté des virus mortels. Résultat : le groupe des rongeurs à qui l'on a administré de la mélatonine n'est pas mort, tandis que l'autre groupe est décédé.

POUR QUI ?

- Pour les voyageurs transméridiens (qui traversent plusieurs fuseaux horaires) : on leur conseille d'en prendre 5 mg à 18 heures les trois jours qui précèdent le voyage transatlantique, et entre 23 heures et minuit les quatre jours qui le suivent. Le but de cette supplémentation est de recadrer l'horloge biologique. Attention : cette substance est un médiateur nocturne qu'il ne faut pas prendre le jour.
- Pour les insomniaques : afin d'améliorer le sommeil et de le rendre plus réparateur. On ne connaît pas la composition exacte du produit naturel actuellement commercialisé. Mieux vaut donc éviter de prendre une mélatonine issue de bovins ou même de végétaux. Pour une fois, préférez un produit synthétique ! Il n'a jamais été fait état d'une quelconque toxicité.

• Elle est l'un des plus puissants antioxydants de l'organisme. Elle traverse facilement les membranes cellulaires, contrairement aux autres antioxydants. Elle serait 2 fois plus efficace que la vitamine E, 5 fois plus que le glutathion. Elle piège les radicaux libres. Elle protège les neurones des effets de la protéine amyloïde bêta, facteur essentiel de la maladie d'Alzheimer dont elle peut constituer un traitement adjuvant intéressant. Elle lutte contre l'oxydation des neurones, qui finit par entraîner la maladie de Parkinson. Elle stimule les enzymes antioxydantes. Elle prévient la rigidité des membranes. Elle augmente le débit sanguin et favorise la diminution des œdèmes. Elle protège du stress oxydatif provoqué par la chimiothérapie. Elle peut même être un traitement d'appoint en cancérologie.

• Elle possède un rôle endocrinien encore mal défini. Une étude contre placebo a été réalisée sur des femmes de quarante-deux à soixante-deux ans, à qui on a administré 3 mg de mélatonine la nuit. On a pratiqué un prélèvement sanguin tous les trois mois.

SOURCES NATURELLES DE MÉLATONINE (EN PICOG/G)	
Avoine	1 796
Maïs	1 366
Riz	1 006
Gingembre	583
Tomate	500
Banane	460
Orge	378

SOURCES NATURELLES DE TRYPTOPHANE (EN PICOG/G)	
Spiruline (algue déshydratée 50 g)	580
Fèves de soja (0,5 tasse)	495
***Cottage cheese* (1 tasse)**	346
Foie de volaille (0,75 tasse)	332
Dinde, poulet	323
Tofu	310
Amandes (0,5 tasse)	204

ATTENTION

Certaines substances peuvent épuiser la mélatonine. C'est le cas de nombreux médicaments ainsi que de l'alcool, du tabac, de la caféine (café, thé), de certains sodas, de la vitamine B12, de l'aspirine, ou de l'Ibuprofène.

Des changements remarquables ont pu être notés dans le système neuro-endocrinien (hormones sexuelles et thyroïdiennes). C'est peut-être un dérèglement de la mélatonine qui entraîne toute une série de modifications endocriniennes au moment de la périménopause. Une étude réalisée en Hollande sur 5 000 femmes durant cinq ans a mis en évidence une activité anticonceptionnelle de la mélatonine. En effet, à la dose massive de 75 mg (soit vingt-cinq fois le dosage recommandé pour induire le sommeil), la mélatonine inhibe la production d'œstrogènes… sans pour autant provoquer l'endormissement.

Note : à âge égal, les hommes ont moins de mélatonine que les femmes. Or, les femmes vivent plus longtemps… Bien entendu, il existe d'autres raisons pour expliquer ce phénomène, mais celle-ci devrait être prise en compte.

- Elle maintient un poids régulier.
- Elle s'oppose à l'hypertension artérielle.
- Elle relaxe, détend.

Doses

Les comprimés sont en général dosés à 3 mg. L'heure de la prise (1 comprimé au moment du coucher) est très importante et varie suivant l'horloge biologique de chacun.

Sources

La mélatonine n'étant pas encore disponible en France, il ne reste qu'à se rabattre sur les aliments qui en contiennent, ou encore sur ceux qui contiennent de la tryptophane. Vous n'obtiendrez pas les mêmes résultats qu'avec l'hormone elle-même, et ces deux tableaux ne sont là que pour information.

La pregnénolone

Cette hormone se convertit en DHEA, en progestérone, en œstrogène ou en testostérone selon les besoins de l'organisme. Elle est disponible en France.

Pour qui ?

Les propriétés de la pregnénolone sont extrêmement variées puisqu'elle se transforme comme par magie en diverses molécules bienfaitrices.

Elle est particulièrement recommandable dans les cas suivants :

- si vous êtes une femme sensible à l'administration d'œstrogènes et que vous ne les supportez pas bien ;
- si vous êtes un homme qui « risque » de développer un cancer de la prostate – c'est le cas si vous êtes particulièrement sensible à la transformation de testostérone en dihydrotestostérone ;

- pour augmenter vos capacités de mémoire et de concentration ;
- pour augmenter le désir sexuel ;
- pour diminuer la fatigue mentale et les sautes d'humeur.

Doses

Elle peut vous être prescrite par votre médecin et délivrée par votre pharmacien. Comptez 50 mg pour 24 h (mais les dosages varient entre 30 et 100 mg selon les cas). Si vous contrôlez votre taux de DHEA par des dosages salivaires, vous constaterez qu'après trois mois de supplémentation en pregnénolone, votre taux de DHEA-S sera remonté de 15 à 20 %, voire à 35 %.

L'hormone de croissance (GH)

Dans l'esprit de la plupart des gens, l'hormone de croissance (Growth Hormon) semble réservée aux troubles de la croissance, donc aux enfants. Elle a de surcroît très mauvaise réputation depuis le scandale récemment dévoilé. Il s'agissait à l'époque de certains lots issus d'animaux contaminés par la célèbre maladie de Creutzfeld-Jakob.

En réalité, l'hormone de croissance nous concerne tous, jusqu'à notre dernier souffle. Elle diminue notre masse grasse au profit des muscles, atténue les variations importantes de sucre dans le sang, et s'occupe de notre « maintenance » en cas de blessure ou de fatigue chronique.

Près de 100 études montrent qu'une supplémentation de six mois augmente la longévité et apporte un gain de vingt ans, selon certains paramètres. Quant à sa sécurité d'emploi, elle est désormais totale. Depuis 1987, elle est en effet obtenue en laboratoire, de façon synthétique. Cela ne l'empêche pas d'être délicate à manier – on ne la prend pas comme on avalerait un cachet de vitamine C.

Fabriquée par la glande hypophysaire à partir de certains nutriments, elle est stimulée par les œstrogènes, la testostérone et... l'activité physique intense. Sa sécrétion est à son maximum en début de nuit, durant le sommeil profond.

DORMIR POUR RESTER JEUNE

« Le manque de sommeil accélère le vieillissement. Une étude sur de jeunes volontaires sains a testé les conséquences d'une privation de sommeil. Les résultats biologiques les plus visibles étaient les suivants : intolérance au glucose, chute des hormones thyroïdiennes, augmentation des taux de cortisol nocturne – une hormone stimulant l'activité du système nerveux –, perturbation de la sécrétion de l'hormone de croissance. Les chercheurs ont aussi constaté que le manque de sommeil aggravait certaines affections endocriniennes et métaboliques liées à l'âge. Sans parler de la mauvaise humeur… » (*The Lancet*, octobre 1999).

Comme pour les hormones déjà évoquées, la sécrétion de l'hormone de croissance augmente durant l'adolescence, présente un pic vers seize ou dix-sept ans, puis diminue de 1 % par an. Après trente ans, sa concentration chute de 14 % tous les dix ans et lorsqu'on atteint quarante ans, on est déjà « en manque ». Car avec l'âge, non seulement sa sécrétion diminue, mais également notre sensibilité à son action : elle devient moins efficace.

Les effets du manque d'hormone de croissance

La carence en hormone de croissance est visible à l'œil nu (dans un cas extrême, la progérie, cette terrible maladie rare qui donne à des enfants de dix ans l'aspect de vieillards avancés, est en rapport direct avec une déficience grave en hormone de croissance). En 1990, une étude a été réalisée sur des adultes présentant un déficit. Ils manifestaient tous les stigmates du vieillissement accéléré. Cette carence a des conséquences biologiques et physiques évidentes :

- une libération des acides gras dans la circulation ;
- une augmentation de sécrétion d'insuline par le pancréas, ce qui entraîne une diminution du muscle et une augmentation de graisse sur l'abdomen ;

• une perte musculaire, surtout au bassin, à la ceinture et aux épaules ;

• un risque accru d'arthrose de la hanche, avec de gros genoux ;

• une diminution de l'épaisseur cutanée, conférant à la peau un aspect ridé, tombant, flasque, surtout aux bras, cou, cuisses, fesses, seins, paupières, sous les yeux ;

• une perte de cheveux, d'énergie, de libido ;

• l'apparition d'un caractère mou, grincheux, dépressif, angoissé, avec une tendance à tout dramatiser ;

• une chute de T3 et T4, de DHEA, de testostérone, de mélatonine, de densité osseuse. Une augmentation de cholestérol et de résistance à l'insuline. Les « hypo-tout » (hypothermie, hypothyroïdie...) ont des taux divisés par deux.

Les effets d'une supplémentation

Si on administre de l'hormone de croissance aux personnes carencées, tous les paramètres précédemment décrits s'améliorent :

• régulation de la tension artérielle
• amélioration de l'état cardiaque
• amélioration des cirrhoses
• stabilisation du taux de glycémie
• amélioration de l'humeur, regain de courage
• augmentation de l'épaisseur de la peau
• augmentation de la capacité thoracique
• amélioration de la qualité de vie
• diminution des troubles dus à la ménopause
• diminution du temps de sommeil, mais amélioration de sa qualité.

L'HORMONE DES ACTIFS

La vie sédentaire entraîne une inactivation progressive de l'hormone de croissance. L'hormone de croissance, c'est celle des chefs, des dirigeants, des grands mystiques, de ceux qui réussissent.

Doses

Chez l'adulte, on pratique le dosage de somatomédine D, une hormone fabriquée dans le foie sous l'impulsion de l'hormone de croissance. Elle doit être de l'ordre de 300 à 350 mg/l.

Comment se supplémenter ?

En France, c'est difficile pour le moment. Cependant, pour information, les supplémentations qui ont eu lieu dans le cadre d'études se sont déroulées de la façon suivante : la personne volontaire recevait une injection tous les deux jours, au coucher.

NOTRE SÉLECTION

- **Smart City, « *Natural Growth Hormon Releasing Formula* »** : 120 capsules, 4 par jour, 58 €.

POUR RÉSUMER

Tous les antioxydants, enzymes, acides aminés, vitamines anti-âge A, C, E, minéraux Se, Zn, Mg, acides gras essentiels, hormones, agissent en synergie : chacun s'appuie sur les autres pour donner son maximum ! La superoxyde dismutase (SOD) a besoin de manganèse, de cuivre et de zinc pour bloquer le processus radicalaire de départ. Puis la catalase s'attaque à l'hydrogène peroxydé avec la collaboration du magnésium. La glutathion peroxydase entre en jeu et transforme l'eau oxygénée en eau, avant qu'elle ne croise sur sa route du fer ou du cuivre, ce qui donnerait un radical hydroxyle très agressif… et ce, grâce au sélénium qui l'aide à se former pour agir. Les vitamines A, C et E se régénèrent les unes les autres… Et il existe certainement bien d'autres associations de bienfaiteurs encore méconnues. Il est donc très important de se supplémenter à l'aide de plusieurs antioxydants.

L'étude durait six mois, à raison de trois injections de 2,4 mg par semaine. De nombreux effets secondaires ont été rapportés, tels qu'un excès de muscles, des pieds gonflés et des tensions articulaires.

Aux États-Unis, on trouve de la pro-hormone de croissance en comprimés effervescents que l'on avale le soir. On peut en faire une cure de trois mois non-stop, arrêter un mois et recommencer : les spécialistes conseillent trois cures par an. Le tarif franchement élevé peut faire reculer les plus motivés : il faut compter 180 à 215 € par mois (soit plus de 610 € par cure).

En France, on peut adopter certaines habitudes alimentaires et les coupler avec une supplémentation de précurseurs.

Pour cela, il faut consommer :

- assez de calories ;
- des glucides lents (féculents, céréales, pain…), mais le moins possible de sucres rapides ;
- des protéines animales peu cuites, à la vapeur si possible ;
- beaucoup de fruits et de végétaux.

Des suppléments stimulent la sécrétion de GH. Il s'agit de certains acides aminés (arginine, ornithine, glutamine, glycine, lysine), accompagnés de vitamines B6 et C qui permettent de « déséquestrer » la GH.

QUATRIÈME PARTIE

BIEN S'ALIMENTER ET SE SUPPLÉMENTER AU CAS PAR CAS

1

LA MÉNOPAUSE : LE TRAITEMENT HORMONAL SUBSTITUTIF NATUREL

La ménopause n'est qu'un tournant dans l'existence : elle n'est ni une maladie, ni une catastrophe, ni un déclin. Pour bien la vivre, pour ne pas la médicaliser et utiliser son corps comme un allié, suivez le guide ! 300 000 femmes entrent en ménopause chaque année. Elles deviennent incapables d'ovuler, car leurs ovaires sécrètent de moins en moins de progestérone, puis d'œstrogènes.

LES FEMMES MÉNOPAUSÉES EN FRANCE

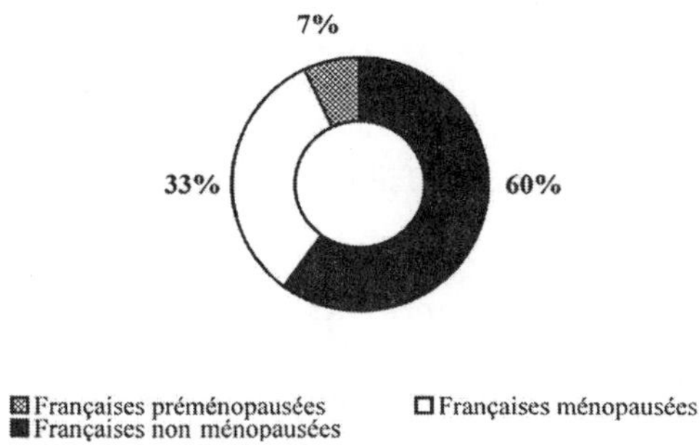

Dans une première phase, celle de la périménopause, la déficience en progestérone est d'abord associée à un taux d'œstrogènes exagéré. Cette situation entraîne des symptômes semblables à ceux du syndrome prémenstruel, avec un désavantage en plus : une irrégularité dans les cycles qui peut durer de huit à dix ans avant la ménopause proprement dite ; puis, un an après, intervient le véritable commencement de celle-ci. L'arrêt total des règles en est le point de départ. La sécrétion hormonale s'est tarie à la fois pour la progestérone et les œstrogènes.

La ménopause s'accompagne de onze changements physiologiques :

- la fécondité cesse ;
- les seins peuvent être gonflés, douloureux, kystiques : c'est le résultat d'une prolifération cellulaire incontrôlée. Celle-ci se produit aussi sur l'utérus et peut entraîner la formation de polypes, voire de cancers ;
- des bouffées de chaleur surviennent, accompagnées de sécheresse vaginale ;
- la fatigue est constante, la libido baisse ;
- le système immunitaire est moins résistant, les maux de tête sont fréquents ;
- le stress devient chronique et peut mener à un état dépressif. Il y a toujours (plus ou moins) irritabilité, insomnie, anxiété : autant d'états émotifs dus à la chute de la progestérone, qui est l'hormone de la sérénité ;
- il y a une prise de poids, notamment de graisse au niveau du ventre et de la taille ;
- la peau est altérée, se dessèche et se dévitalise, tandis qu'augmente la transpiration, qui peut devenir excessive. Des rides apparaissent ;
- les organes des sens faiblissent, des trous de mémoire surviennent ;
- le risque d'atteinte cardiaque augmente, les femmes rattrapant en quelques années les hommes, pour le risque d'infarctus notamment – jusqu'à la ménopause, elles sont protégées par leurs hormones spécifiques. Ce risque cardiaque est encore majoré pour les personnes sédentaires,

pour celles dont les parents sont ou étaient cardiaques, pour celles dont l'hygiène alimentaire est médiocre et qui sont exposées au stress ;

• la densité osseuse diminue parallèlement aux hormones. Ce phénomène est aggravé par la sédentarité, la consommation excessive d'alcool, le tabagisme, certains troubles thyroïdiens et/ou intestinaux, qui empêchent une bonne absorption du calcium. En France, on comptabilise chaque année, chez les femmes de plus de cinquante ans, 70 000 tassements vertébraux, 55 000 fractures du fémur, 30 000 fractures du poignet.

Le traitement hormonal substitutif (THS)

Dès les années 60, le traitement hormonal substitutif explose aux États-Unis. Mais au début, le traitement ne comprend que des œstrogènes : on assiste alors à une spectaculaire augmentation des cancers de l'utérus.

Dans les années 80, la « carrière » du traitement hormonal substitutif débute réellement en France. Son but : compenser les carences en hormones féminines par des comprimés de progestatifs puis, plus tard, par des crèmes et patches aux œstrogènes afin d'éviter l'ostéoporose, de protéger l'organisme contre les maladies cardio-vasculaires et le cerveau contre la démence.

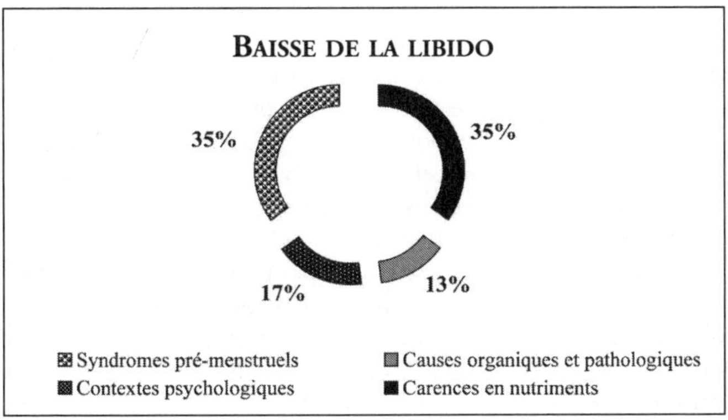

Les résultats sont mitigés. Si certains sont difficilement quantifiables, d'autres sont parfaitement observables.

Les femmes ainsi traitées constatent toutes une amélioration globale de leur forme et une augmentation de leur bien-être. Elles sont plus toniques, plus sereines, ont plus de libido, une peau plus belle et plus jeune. Leurs cheveux du sommet du crâne ne tombent plus, les petites rides du coin des lèvres s'estompent. Et si les dosages sont corrects, la cellulite fond. Les os sont plus résistants, car les œstrogènes s'opposent à l'action destructrice des ostéoclastes, tandis que la progestérone favorise l'action constructive des ostéoblastes (en cas de fracture, la progestérone « refait » l'os).

En ce qui concerne la protection contre les maladies cardio-vasculaires, la réponse est bien plus nuancée. Depuis vingt ans, on répète que le traitement hormonal substitutif est intéressant dans cette indication. Or, une récente étude américaine, très sérieuse, affirme que tel n'est pas le cas : pire, le traitement hormonal substitutif augmenterait les risques de phlébite et de thrombose. En outre, on note une augmentation de la rétention d'eau, avec une prise de poids parfois importante et rapide, tandis que la probabilité de développer un cancer du sein est multipliée par deux ou six ; pour celui de l'utérus, par cinq ou quinze. On prétend que le traitement hormonal substitutif est efficace s'il est appliqué pendant plus de dix ans. Mais c'est justement après ce délai qu'il augmente le risque de cancer du sein !

Car un excès d'œstrogènes est néfaste à long terme et provoque des cancers hormono-dépendants. On sait par exemple que les femmes qui ont eu le plus de cycles dans leur vie – et ont donc été exposées à plus d'imprégnation hormonale – sont justement celles qui développent un cancer du sein ou de l'utérus. Leur excès d'œstrogènes empêche les cellules abîmées d'être remplacées par de belles cellules, flambant neuves. Ce déséquilibre peut résulter d'un surcroît de calories ingérées, d'un mauvais fonctionnement du foie, d'une alimentation animale riche en œstrogènes.

Ils peuvent également être dus à des doses massives de xéno-œstrogènes (œstrogènes externes) apportées de diverses

UN QUESTIONNAIRE CURIEUX

Quand le traitement hormonal substitutif est arrivé en France, un questionnaire a été envoyé aux médecins pour évaluer leurs habitudes de prescriptions. Deux questions doivent être soulignées : « Faites-vous confiance au THS ? » : la réponse était « Oui » ; « Le prescririez-vous à votre femme ou à vos proches ? » : un « non » massif était enregistré. Sans commentaires. Une anecdote qui rappelle celle où un éleveur de bovins était interrogé pour savoir s'il mangeait ses animaux de batterie : « Bien sûr que non : j'ai un petit carré d'herbe réservé à mes veaux sous la mère, pour ma famille. »

manières : par la consommation de pesticides dans la nourriture, l'absorption de résidus de plastique d'emballage pour aliments, l'inhalation de colle de moquette, etc.

Une très vaste étude sur le sujet, étalée sur dix ans, devrait prochainement aboutir. Elle est destinée à évaluer les risques et bénéfices du traitement hormonal substitutif, pour les maladies cardiaques, les fractures, la maladie d'Alzheimer et le cancer du sein.

Bien que les compléments alimentaires à base de phytoœstrogènes n'aient pas fait la preuve de leur efficacité dans tous les domaines, de même que le traitement hormonal substitutif classique, il est curieux de constater que peu de médecins remettent celui-ci en question. Les laboratoires, une fois de plus, ont remarquablement orchestré la désinformation. Des milliers de femmes prennent le traitement hormonal substitutif malgré les incertitudes persistantes. C'est ainsi qu'une pollution hormonale s'ajoute à celle déjà présente dans l'alimentation et l'environnement.

Lors de la ménopause, essayez d'abord le traitement naturel. S'il se révèle insuffisant, passez au traitement hormonal substitutif, puis revenez le plus vite possible au traitement naturel. Quoi qu'il en soit, après dix ans de traitement hormonal substitutif, celui-ci doit être abandonné.

Le traitement hormonal substitutif naturel

En raison des problèmes précédemment évoqués, les phyto-œstrogènes et le yam, ou encore la progestérone naturelle, ont été proposés et testés… comme traitement de substitution du traitement substitutif ! Ils représentent une bonne alternative au traitement hormonal substitutif lors de l'installation de la ménopause. Une supplémentation hormonale est donc indispensable dans l'optique d'une prévention anti-âge.

Les phyto-œstrogènes : des œstrogènes qui n'en sont pas

Les phyto-œstrogènes sont des composés d'origine végétale, présents dans un grand nombre de légumes et de plantes, à des doses non négligeables, et dotés à la fois de propriétés « *œstrogène-like* », c'est-à-dire imitant celles des œstrogènes, et de propriétés anti-œstrogènes – et ce en fonction du terrain et de l'organe. Cette double propriété leur permet d'offrir une protection contre les cancers hormonaux et les troubles cardio-vasculaires. Ils sont métabolisés dans l'estomac et l'intestin.

On les trouve sous diverses appellations, telles qu'isoflavones, génistéine, daidzéine, lignanes, coumestrol… Une même plante peut en fournir plusieurs types. Les isoflavones viennent du soja alors que les lignanes sont présentes dans divers aliments tels que : graines de céréales, pépins, graines de lin et de tournesol, lentilles, pois chiches, légumineuses, haricots, fèves, oignons, huiles d'olive et de tournesol, pousses de soja, riz, cacahuètes, tomate, ail, trèfle, luzerne, céleri, concombre, pamplemousse, poire, pomme, prune, banane, fraise, datte, betterave, orange et avoine.

Les œstrogènes artificiels entrent en compétition avec nos propres œstrogènes et occupent leur place. Leurs « frères naturels » étant 1 000 fois moins puissants que les œstrogènes, ils causent 100 fois moins de dégâts.

On retrouve 1 000 fois plus d'isoflavones dans les urines des femmes d'Extrême-Orient ou d'Asie qu'en Europe, car leur alimentation est très riche en phyto-œstrogènes. Or, elles vivent beaucoup mieux leur ménopause et leurs taux de cancer sont bien inférieurs aux nôtres – c'est aussi vrai chez l'homme. Par ailleurs, la fréquence des cancers du sein est plus élevée chez les Japonaises installées depuis longtemps aux USA que chez celles récemment arrivées et, *a fortiori*, que chez les Japonaises habitant au Japon. La différence vient en grande partie des habitudes alimentaires, quasiment opposées dans les deux cultures.

Les aliments végétaux font chuter le taux d'œstrogènes. Il en est tout particulièrement ainsi des isoflavones présents dans le soja, qui se sont révélés capables d'empêcher la prolifération de certaines cellules cancérigènes.

Ces puissants antioxydants :

- augmentent l'activité des enzymes antioxydantes ;
- préviennent la production des protéines de stress par les cellules cancéreuses ;
- protègent des cancers du côlon et de la prostate ;
- entraînent une chute du mauvais cholestérol et une augmentation du cholestérol protecteur (la fréquence des maladies cardio-vasculaires est moindre chez les Asiatiques et chez les végétariens) ;

FACTEURS INTERFÉRANT DANS L'ACTION DES PHYTO-ŒSTROGÈNES		
AUGMENTENT LEUR L'ACTION	MODIFIENT LEUR L'ACTION	INFLUENCENT LA BIODISPONIBILITÉ
Pamplemousse	Fibres	Sexe
Carotte	Xéno-œstrogènes	Variations individuelles
Épinards		Microflore intestinale
Brocolis		Clairance urinaire
Chou-fleur		Prise d'alcool
		Tabagisme

PLANTES ŒSTROGÉNIQUES	PLANTES STIMULANTES DE L'ACTIVITÉ HORMONALE
Sauge Actée Houblon Fenouil Anis vert Avoine Réglisse Cumin	Ginkgo biloba Ginseng Cassis Angélique Éleuthérocoque Avoine Romarin Ortie piquante

NOTRE SÉLECTION

- **Phytosoja Arkomedica** : 60 gélules dosées à 35 mg d'isoflavones, 1 par jour, 14,50 € ; ou 180 gélules, 34,90 €.
- **Cybestron, Vit'all + :** complexe de plantes à phyto-œstrogènes, soja, dong quai, cimicifuga, réglisse, vitamines A et C, 60 comprimés, 2 par jour, 51 €.
- **Solgar isoflavons :** 60 tablettes, 38 mg par tablette, 2 par jour, 53,80 €.
- Votre pharmacien peut vous préparer des gélules dosées à 100 mg d'isoflavons (1 prise par jour suffit).

IL N'Y A QUE DEUX BONNES RAISONS DE PRESCRIRE DES ŒSTROGÈNES

- Si vous souffrez de sécheresse vaginale, et si celle-ci résiste au traitement par le yam ;
- si vous êtes du type hypoœstrogénique : silhouette menue, peau et cheveux gras, système pileux développé, poitrine menue, pas de syndrome prémenstruel, pas de règles douloureuses, règles courtes et peu abondantes. Dans ce cas, il faut éviter la supplémentation au yam seul, mais y associer des phyto-œstrogènes.

COMMENT REMPLACER LE TRAITEMENT HORMONAL SUBSTITUTIF PAR LES PHYTO-HORMONES EN COURS DE TRAITEMENT ?

- 1er mois : 1 comprimé de phyto-œstrogènes 2 jours de suite, puis à partir du 3e jour, reprendre ses œstrogènes synthétiques.
- 2e mois : 2 comprimés de phyto-œstrogènes 2 jours de suite, puis à partir du 3e jour, reprendre le traitement hormonal substitutif classique.
- 3e mois : 2 comprimés de phyto-œstrogènes 3 jours de suite, puis à partir du 4e jour, reprendre le traitement hormonal substitutif classique.
- À partir du 4e mois : Remplacer totalement le traitement hormonal substitutif classique par 2 comprimés par jour de phyto-œstrogènes.

- possèdent l'avantage d'être légèrement diurétiques (tandis que les œstrogènes favorisent plutôt la rétention de sel et d'eau), donc aident à diminuer la tension ;
- ont des propriétés relaxantes sur les vaisseaux et préviennent les accidents cérébraux ;
- protègent de l'athérosclérose, y compris des artères cérébrales ;
- permettent de conserver une bonne mémoire. ;
- préviennent la maladie d'Alzheimer, quand ils sont associés à des suppléments alimentaires (la probabilité de la contracter diminue de 33 %) ;
- remédient (comme les œstrogènes) à la sécheresse vaginale, aux bouffées de chaleur, à la peau sèche.

La progestérone naturelle

La progestérone est une des deux principales hormones fabriquées par les ovaires des femmes, l'autre étant l'œstrogène.

Une carence en progestérone entraîne, à la longue, un manque de sérénité, une anxiété, une émotivité exacerbée, des insomnies, une obésité, le ventre qui gonfle, des seins gros, tendus et douloureux. Les femmes enceintes, qui ont un taux de progestérone élevé, sont calmes, détendues, nonchalantes et dorment beaucoup !

Tous les cancers ont tendance à pouvoir apparaître si une carence en progestérone est prolongée. On sait par expérience que :

• des œstrogènes seuls augmentent considérablement la prolifération de cellules cancéreuses ;

• une association d'œstrogènes et de progestérone n'augmente ni ne réduit le taux de multiplication de ces cellules ;

• l'administration de progestérone seule fait chuter la prolifération des cellules cancéreuses.

Tout comme il existe des phyto-œstrogènes, on connaît maintenant mieux la phyto-progestérone. C'est le même principe : une substance très proche de notre progestérone a été identifiée dans des végétaux et ouvre de larges perspectives dans le domaine de la substitution naturelle. Elle est bien plus proche de nos propres sécrétions que ne l'est la progestérone synthétique (progestatifs).

Les progestatifs sont les médicaments supposés remplacer la progestérone. On considère souvent, tout à fait injustement, qu'ils lui sont équivalents. Or, il existe de nombreuses différences entre les deux, dont l'une est particulièrement significative : la progestérone est une hormone nécessaire à la survie et au développement de l'embryon, tandis que le progestatif est… contraceptif.

Les effets secondaires dus aux progestatifs (hyperpilosité, acné…) n'existent pas avec la progestérone naturelle.

La progestérone naturelle est obtenue par action enzymatique à partir du yam, ou igname. Ce végétal mexicain de la famille des dioscoreacées est une sorte de patate douce, dont les racines contiennent de la diosgénine, très proche de la progestérone naturelle. La diosgénine est un « précurseur » de la progestérone et de la DHEA, c'est-à-dire qu'en laboratoire on la transforme en l'une ou l'autre de ces deux hormones (il n'est pas impossible qu'il en aille de même dans le corps humain). Ce qui est sûr, c'est qu'elle augmente la sensibilité des récepteurs à ces hormones circulantes. On dit alors que la diosgénine joue le rôle de « phyto-modulateur ».

Certaines plantes sont progestéroniques : elles ne contiennent pas de progestérone en tant que telle, mais stimulent notre propre sécrétion. Il s'agit de l'alchémille, de l'achillée et du viburnum.

Aux États-Unis, un médecin connu, le Dr Lee, traite depuis vingt ans ses patientes en cours de ménopause avec de la progestérone naturelle.

Il a constaté :

• qu'elle permet de lutter efficacement contre l'ostéoporose, car elle favorise le travail constructeur de l'os ;

• qu'elle soigne les troubles hormonaux (en général) liés à la ménopause tels que prise de poids, baisse de la libido, bouffées de chaleur ; quant aux kystes des seins, qui apparaissent toujours lorsqu'il y a un taux de progestérone faible et d'œstrogène élevé, ils disparaissent si l'on prend de la progestérone pendant trois mois ;

• qu'elle lutte contre la déprime ;

• qu'elle réduit les douleurs rhumatismales ;

• qu'elle protège le cœur. On dit que les œstrogènes jouent ce rôle, mais c'est faux ! En effet, chez la femme, ce n'est pas la plaque d'athérome qui déclenche la crise cardiaque, mais un spasme de l'artère coronaire. Or, celle-ci n'est pas protégée par les œstrogènes, mais par… la progestérone ;

• qu'elle augmente naturellement la sensibilité des récepteurs aux œstrogènes : ces derniers ont alors une meilleure efficacité ;

• qu'elle fait travailler l'organisme sans se substituer à lui (ce qui n'est pas le cas lorsqu'on donne des hormones artificielles).

ATTENTION

Si votre alimentation est riche en acides gras « trans » et que vous êtes en contact avec un environnement riche en œstrogènes, vous cumulez tous les risques de développer un cancer. En revanche, une alimentation correcte associée à une supplémentation en progestérone et en antioxydants protège contre le cancer.

Sous quelles formes est vendu le yam ?

- **Gouttes sublinguales, comprimés sublinguaux :** ces formes sont intéressantes pour éviter la dégradation digestive d'une partie du yam, qui passe ainsi directement dans la circulation sanguine via les petits vaisseaux sous la langue.
- **Crèmes** à appliquer sur les régions tendres du corps (le visage et le cou) à raison d'une cuillère à café par jour, cinq jours sur sept. Elles sont fabriquées en laboratoire à partir de complexes de yam.

QUELQUES CRÈMES DE PROGESTÉRONE, SELON LEUR CONCENTRATION

Aux États-Unis :
- **Nugestrone :** 300 mg ;
- **ProG :** 600 mg ;
- **Nugest :** 900 mg ;
- **Yam con pro :** 1 050 mg ;
- **Proderma :** 1 200 mg.

En Europe :
- **Promeno :** 950 mg ;
- **Progestérone :** crème liposomale, 50 ml, 28 e ou en spray de 100 ml, 51 e.

• **Teinture mère de dioscorea villosa.** Évitez cette présentation car le dosage en diosgénine est insuffisant.

Rappel : il faut toujours associer de la crème au yam ou de la progestérone naturelle aux œstrogènes ou, mieux, aux phyto-œstrogènes. Par la suite, on pourra diminuer peu à peu les phyto-œstrogènes et garder seulement la crème. Les phyto-œstrogènes doivent être pris au cours ou à la fin des repas.

Cancer du sein, fibrome et endométriose

Si vous devez vous faire opérer d'un cancer du sein, choisissez bien votre date : il y aura moins de risque de métastase si vous vous trouvez dans la deuxième partie de votre cycle. Si possible, mesurez votre taux de progestérone le jour de l'intervention. S'il est inférieur à 4 *µg*/ml, vos chances de guérison sont de 20 %. S'il se situe entre 4 et 28 *µg*/ml, elles s'élèvent à 40 % !

Si vous avez un fibrome ou une endométriose, on conseille une application bi-quotidienne de crème de *wild yam* du cinquième au vingt-cinquième jour.

Si vous souhaitez utiliser une crème cosmétique anti-âge, celles au yam ou à la DHEA remplacent avantageusement votre crème de nuit normale.

LA SUPPLÉMENTATION STANDARD DE LA FEMME MÉNOPAUSÉE

Toujours valable, que vous suiviez ou non le traitement hormonal substitutif, classique ou naturel :

- **vitamine C :** 2 g par jour ;
- **vitamine E :** 400 à 1200 UI (également efficace contre les bouffées de chaleur) ;
- **zinc :** 50 à 100 mg par jour ;
- **vitamine B9 :** 15 à 30 mg par jour.

NOTRE SÉLECTION

- **Perfect woman :** gouttes sublinguales dosées à 10 % de yam. 5 gouttes renferment 10 mg d'extrait de yam. Placez sous la langue 2 à 5 gouttes, 2 fois par jour, 30 g, 44,20 €.
- **Perfect woman :** comprimés sublinguaux contenant du yam, soja, réglisse, aubépine, luzerne, salsepareille, avoine. 4 comprimés sous la langue 2 fois par jour à laisser fondre en bouche pendant quelques minutes, 240 comprimés, 44,80 €.
- **Natessance :** cocktail tonus féminin, sauge, wild yam, guarana, houblon, levure, jus de myrtille et d'églantier.
- **Cybestron :** de 1 à 3 comprimés par jour. Commencez par 2 pendant 2 mois. Si vous obtenez de bons résultats, continuez à 2 ou 1 par jour, si c'est insuffisant, passez à 3. 60 comprimés, 51 €.
- **Solgar :** genistein, aux isoflavones de soja. À privilégier pour se prémunir des affections dégénératives, car c'est un puissant antioxydant. 60 tablettes, 53,80 €.
- **Phytosoja Arkopharma :** gel vaginal, 15 € les 8 tubes unidoses.
- **Menocomplexe Biotechnie :** isoflavones de soja, trèfle rouge, sauge, yam, 2 gélules par jour, 18,30 € la boîte de 40.
- **Onagre complexe Vit'all + :** onagre, zinc, magnésium, calcium, vitamines E, B6, B9, B12, 3 comprimés par jour. 90 comprimés, 26,40 €.
- **Complexe femme Vit'all + :** vitamines et minéraux spécialement adaptés, 1 à 2 comprimés par jour, 25,45 € la boîte de 100.

2

L'ANDROPAUSE

L'homme aussi « fait » sa ménopause : c'est l'andropause. Ses sécrétions hormonales diminuent, mais plus tardivement que celles de la femme, entre soixante et soixante-cinq ans, et de façon plus feutrée. Le taux de progestérone chute, celui de testostérone s'effondre, tandis que celui d'œstradiol augmente. Cette évolution hormonale a des répercussions physiques ou esthétiques : prise de poids abdominal, augmentation du volume des seins et de la prostate. Elle a aussi des conséquences physiologiques : l'immunité n'est plus parfaite et la possibilité de développer un cancer s'accentue ; le risque de subir une crise cardiaque ou des attaques cérébrales augmente en parallèle avec l'hypertension artérielle. Sur le plan psychologique, les sautes d'humeur sont de plus en plus fréquentes. Fort heureusement, tous les symptômes décrits dans ce chapitre ne sont pas communs à tout le monde, et de nombreux hommes vivent leur « post-soixantaine » sans souci particulier, sans troubles du caractère et sans développer de cancer !

Des bouffées de chaleur au diabète : les symptômes de l'andropause

La testostérone joue un rôle important dans le métabolisme des sucres, des graisses et des protéines. Elle fait passer le sucre dans le muscle et le transforme en glycogène. Lorsqu'elle vient à manquer, le sucre en excès se convertit en triglycérides et en cholestérol. C'est ainsi qu'à cinquante ans, par manque de testostérone, on peut devenir obèse, diabétique, cardiaque, développer une arthrose ou souffrir d'ostéoporose.

Les champions sportifs utilisent cette hormone pour augmenter leur masse musculaire. Une déficience produit l'effet inverse : faiblesse, fatigue, muscles mous, articulations douloureuses, manque d'appétit.

Comme pour les femmes, les changements hormonaux peuvent entraîner, chez les hommes, bouffées de chaleur et migraines. Les tissus durcissent. L'ensemble de ces symptômes est une conséquence de la « caramélisation » de certaines molécules.

La testostérone étant l'hormone de l'action et de la joie de vivre, sa faible sécrétion ne met pas à la fête celui qui la subit ! Les hommes carencés en testostérone peuvent être insomniaques, nerveux, faire une dépression nerveuse, avoir des tentations suicidaires. Ils se plaignent de fourmillements et de troubles cérébraux.

Le grossissement de la prostate, ou adénome, est non seulement facteur de troubles urinaires, mais expose en outre cet organe à un risque de cancer. Enfin, l'impuissance peut s'installer progressivement.

Davantage de testostérone, davantage d'amour !

Revenir aux niveaux antérieurs de sécrétions hormonales

Tous ces phénomènes sont réversibles. L'injection de testostérone ou l'administration de précurseurs hormonaux, tels que le *tribulus terrestris,* entraîne un retour à la normale de nombreux paramètres. L'état général s'améliore et notre homme retrouve son enthousiasme, son énergie et son audace, faisant preuve d'une passion amoureuse ravivée ! Les marqueurs biologiques en témoignent : on décèle une augmentation de l'hormone de croissance, une diminution

ZOOM SUR LA PROSTATE

La prostate est sous la dépendance de l'équilibre hormonal. Elle possède une enzyme qui transforme la testostérone en dihydrotestostérone, responsable de son hypertrophie bénigne (HBP), aussi appelée adénome prostatique. Ce sont souvent des troubles de la miction qui la révèlent : la personne urine avec difficulté et sans pouvoir se retenir, ou y parvient avec effort et douleur, ou bien encore le flux urinaire est réduit. La vessie ne se vide plus correctement, les envies d'uriner la nuit sont fréquentes et finissent par troubler le sommeil ! On peut enfin trouver du sang dans les urines. L'HBP concerne la majorité des hommes de plus de quatre-vingts ans, et certains dès cinquante ans. Le risque de développer un cancer s'accroît. Grâce à l'administration de vraie testostérone, de progestérone ou d'œstrogènes, on peut éviter la croissance de la tumeur et l'opération. Bien entendu, la mise en œuvre d'un tel traitement est obligatoirement soumise à un diagnostic préalable, comprenant un toucher rectal, un dosage de PSA et des examens complémentaires.

de la glycémie, de l'urémie et des triglycérides, une baisse du mauvais cholestérol LDL et une augmentation du bon cholestérol HDL.

Toutes ces améliorations sont également observables chez les femmes, puisqu'elles sécrètent le même taux de testostérone que d'œstrogènes, en quantités évidemment bien moindres que les hommes.

Mais pourquoi injecter de la testostérone, qui n'améliore les choses que momentanément, alors que certains précurseurs nutritionnels vont obliger le corps à fabriquer de nouveau ses propres hormones ? La voie de la supplémentation est toujours la plus sage et la plus intéressante.

Les tests

Une supplémentation hormonale doit toujours être précédée de dosages et d'examens précis, qui permettront ultérieurement de suivre les effets de cette supplémentation. Il faut faire :

- des dosages salivaires (DHEA, testostérone libre, cortisol, progestérone et œstrogènes) ;
- des dosages sanguins (vitamine B12, folates, fer, zinc) ;
- le test PSA (marqueur de la prostate) ;
- un toucher rectal.

Pour éviter le cancer de la prostate

Adoptez une bonne hygiène alimentaire. Incluez à vos menus des huiles de soja, d'olive, de noix et de courge. Consommez des poissons gras deux à trois fois par semaine. Mangez de nombreuses tomates cuites et des pastèques pour ingérer du lycopène, le pigment de ces fruits mais également le plus puissant antioxydant de la famille des caroténoïdes (dont la grande spécialité est la protection de la prostate contre l'adénome). En 1995, une étude a montré qu'une ingestion de dix plats par semaine à base de tomates fait chuter de 45 % le risque de développer un cancer de la prostate.

Freinez votre consommation d'aliments riches en œstrogènes, tels que la viande rouge et les laitages, mais augmentez votre consommation d'aliments riches en phyto-œstrogènes. Les Japonais, qui consomment beaucoup de soja, affichent le taux de cancer de la prostate le plus faible de la planète. Forcez sur les amandes pour leur richesse en calcium.

Sources naturelles de lycopène (mg/100 g)	
Tomate	6
Goyave	4,5
Pamplemousse rose	3
Pastèque	3
Échalote	1,5
Basilic frais	0,6

NOTRE SÉLECTION

- **Lycopène, Vit'all + :** 100 comprimés à 25 mg, 1 à 3 par jour, 15,60 €.
- **Men + :** véritable complexe anti-âge pour homme. Ingrédients : saw palmetto, pygeum africanum, huile de graines de courge, lycopène, graines d'orties, kudzu (isoflavones), magnésium (antispasmodique), antiradicaux libres, zinc (pour la fertilité et la libido). Le palmier et le prunier contiennent des phytostérols qui interfèrent avec la conversion de testostérone en dihydrotestostérone. La combinaison des deux suffit à traiter 80 % des troubles urinaires liés à l'HBP. L'ortie urtica dioica empêche la fixation de la DHT sur ses sites récepteurs. 60 comprimés, 1 à 2 comprimés par jour (1 le matin, 1 le soir), 47,25 €.
- **Biotechnie, Prosta confort :** prunier, palmier, courge, buchu-busserole, sabal serrulata, zinc, vitamine E. 40 gélules, 2 gélules par jour, 12,05 €. Les compléments peuvent même se prendre à un âge plus jeune si le père a souffert de la prostate ou dans l'éventualité d'une gêne urinaire quelconque.
- **Pilèje :** huile de pépins de courge en flacon airless, 1 à 4 doses par jour, 200 doses, 20,50 €.

Toutes ces habitudes alimentaires protègent à la fois la prostate et le côlon.

Supplémentez-vous à l'aide d'antioxydants classiques ou de pycnogenol, ainsi qu'en lycopène.

Ayez recours à des végétaux particuliers empêchant la transformation de la testostérone en dihydrotestostérone. C'est le cas du *Pygeum africanum* (prunier d'Afrique) ou du *saw palmetto* (palmier scie). En pharmacie classique, le Permixon et le Tadenan sont fabriqués avec ces plantes.

Suivez un traitement hormonal de substitution naturel. Il doit vous apporter : progestérone, DHEA, hormones thyroïdiennes, mélatonine. Toutes ces hormones contrarient la formation des cancers. Par ailleurs, la testostérone devrait être consommée à raison de 250 mg par semaine (avec une surveillance par test PSA).

Les troubles de la fonction érectile

L'impuissance masculine est due pour 40 % à la fatigue et au stress, pour 20 % à des problèmes psycho-émotionnels, et pour 40 % seulement à une pathologie fonctionnelle. Néanmoins, des problèmes surviennent avec l'âge. Ils mènent généralement à l'impuissance progressive. Les symptômes sont : baisse de la libido, troubles de l'éjaculation, diminution du volume de l'éjaculat, de la fréquence des rapports sexuels. Les origines en sont multiples : neurologique, vasculaire, tissulaire, hormonale et psychologique. Vous y êtes spécialement prédisposé si vous êtes avancé en âge, souffrez d'hypertension ou d'une maladie cardiaque, êtes diabétique, avez trop de graisses dans le sang, fumez ou avez fumé.

L'IMPUISSANCE MASCULINE

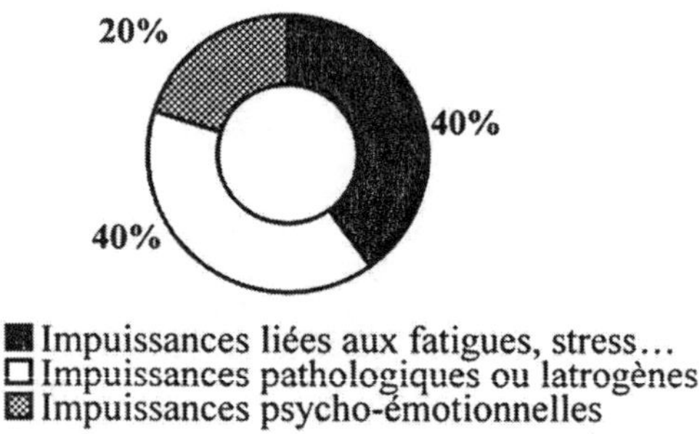

NOTRE SÉLECTION

- Il est difficile de ne pas parler ici du **Viagra** (des laboratoires Pfizer), qui facilite l'érection physiologique après stimulation sexuelle. Mais attention : s'il n'y a pas de désir, il ne fonctionne pas ! Le médicament existe en plusieurs dosages : 25, 50 ou 100 mg, n'est disponible que sur prescription et n'est pas dénué d'effets secondaires cardiaques. Heureusement, il existe un « Viagra » naturel. Le résultat est moins spectaculaire, mais plus durable puisqu'il augmente la libido, l'énergie vitale, la capacité musculaire et est dénué d'effets secondaires. Il s'agit du **Tribulus Terrestris** (Cyber Age), qui augmente de 30 % le taux de testostérone circulante. 60 gélules à 250 mg, 2 ou 3 gélules par jour, 44 €.
- **Virimax :** 100 % naturel, augmente le tonus sexuel et ne provoque aucun effet secondaire néfaste. Il contient du ginseng, du gingembre, du kola, de la menthe, du yam, des phospholipides, des OPC de raisin, du zinc, des vitamines E, B1 et PP. 2 ou 3 gélules par jour pendant 1 mois, 60 gélules, 29 €.
- **Tigra (Nutrition 21) :** ginseng, damonia, sarriette, yam et zinc, tous activateurs de la libido ; OPC de raisin, phosphatidylcholine, vitamine E (protecteurs du système sanguin), vitamine PP (vasodilatatrice) et vitamine B1 (aide à pallier le stress voire le doute face à l'acte sexuel), 3 comprimés par jour en phase d'attaque, puis 2 par jour en entretien ; ou 3 comprimés par jour en cures de 10 jours, renouvelable chaque mois, 30 comprimés, 39 €.

EN RÉSUMÉ

Pour retarder le vieillissement sexuel spécifiquement masculin :

- adoptez une bonne hygiène de vie ;
- prenez des compléments alimentaires adéquats :

– vitamine C + bioflavonoïdes, 2 à 3 par jour ; vitamine E, 400 à 800 UI par jour ; lycopène 25 mg, 1 à 3 fois par jour ; co-enzyme Q10 ; zinc, 10 à 20 mg par jour ; vitamines B (un complexe type vitamine B 100, Vit'all +) ;

– acides aminés précurseurs d'hormone de croissance (GH) à prendre au coucher : L-arginine, glycine, ornithine, L-histidine (pour intensifier les sensations de l'orgasme), L-phénylalamine (pour l'appétit sexuel), L-tyrosine (précurseur de la mélatonine, d'hormones thyroïdiennes, de dopamine et de noradrénaline, et enfin stimulant de la sécrétion de GH) ;

– yam, pour remplacer la supplémentation en DHEA, uniquement si votre taux est faible ;

– tribulus.

ATTENTION !

Toutes ces mesures doivent être prises de façon précoce, sous peine d'aboutir à un vieillissement sexuel qu'aucune potion magique ne pourra enrayer.

3

Les maladies cardio-vasculaires

La maladie cardio-vasculaire liée à l'athérosclérose est une pathologie complexe, à l'évolution progressive. En France, elle reste la première cause de maladie et de mortalité. On dénombre chaque année 300 000 à 400 000 accidents cardio-vasculaires, dont la moitié aboutissent à un décès. À quatre-vingts ans, 80 % des femmes meurent de maladie cardio-vasculaire et 10 % de cancer.

L'étude « Monica », menée sous l'égide de l'OMS, montre une différence de risque énorme entre les pays européens. On meurt par exemple trois fois plus d'infarctus à Dublin qu'à Toulouse ; depuis quinze ans, ces maladies sont en diminution constante, tant en Europe qu'aux USA – en revanche, leur coût global a été multiplié par dix dans la même période, en raison de l'utilisation de techniques modernes de diagnostic, de chirurgie et de suivi cardiaque.

Pendant ce temps, de nombreuses études scientifiques ont montré que l'oxydation des graisses alimentaires est une étape cruciale dans le développement de l'athérosclérose. Les Japonais, qui ont délaissé leur nourriture traditionnelle (riz-végétaux-thé) pour l'alimentation à l'américaine (viande, graisses, Coca-Cola), ont vu leur taux de maladies cardio-vasculaires grimper de 30 % entre 1950 et aujourd'hui. Une étude américaine menée sur 6 000 sujets a conclu à l'existence d'une relation directe entre les décès par maladie cardio-vasculaire et certains facteurs de risques tels que : l'hypertension artérielle ; le tabagisme ; le cholestérol et les triglycérides en excès dans le sang ; la consommation excessive de sucres.

L'athérosclérose

Le cœur agit comme une pompe qui envoie du sang « propre » dans les artères pour nourrir et faire fonctionner nos cellules, et recycle le sang « sale » que lui rapportent les veines. Tout est donc une question de circulation, et les problèmes commencent lorsque celle-ci est compromise.

Les graisses circulent dans le sang, portées par des transporteurs protéines. Ces lipoprotéines (LDL) se combinent avec l'oxygène que nous utilisons pour la respiration : c'est la lipopéroxydation. Ce LDL oxydé se dépose en plaques d'athérome sur les parois artérielles, et gêne peu à peu la circulation sanguine. La paroi des artères s'épaissit, se raidit, le sang y circule de moins en moins bien, et plus les lipides s'accumulent, plus les artères durcissent. Puis il y a apparition de caillots qui provoquent une lente asphyxie des tissus avoisinants.

Moins d'éléments nutritifs et d'oxygène sont alors apportés aux organes concernés, qui vieillissent davantage. Si on y associe un stress, un diabète, un spasme (souvent dû au stress) ou encore de l'homocystéine, la circulation peut s'arrêter totalement. Si la panne est minime, elle passe sans trop de dégâts (trouble de perception, mouvements bizarres, angine de poitrine). Si le caillot est trop important, si l'interruption dure un peu trop longtemps, il y a asphyxie soudaine des tissus, et des cellules meurent.

Au final, si une artère qui alimente le cœur se bouche totalement, c'est l'infarctus ; si elle alimente le cerveau, c'est l'attaque cérébrale. Le problème, c'est que les cellules du cœur ou du cerveau ne cicatrisent pas, contrairement à celles de la peau. Elles ne sont même pas remplacées. Et il n'existe qu'un seul réseau artériel. Tel est l'effet néfaste des radicaux libres sur le système cardio-circulatoire.

La relation directe entre maladie cardio-vasculaire et maladie lipidique n'est donc plus à démontrer. Pour un adulte, le risque d'accident est très bas lorsque le taux de cholestérol est voisin de 2 g/l et celui des triglycérides inférieur à 1,5 g/l.

Or, 1 700 000 Français totalisent plus de 3 g de cholestérol dans le sang ; la plupart d'entre eux consomment beaucoup de graisses saturées (viandes, fromages), de sucres et de céréales raffinées, pas assez de fruits et de légumes ; beaucoup fument et un très grand pourcentage d'adultes sont carencés en éléments antioxydants.

L'état d'oxydation des graisses siégeant dans les artères est le principal responsable du désordre physiologique, bien avant le taux de cholestérol et de triglycérides ou même l'hypertension.

Les problèmes cardiaques sont en partie héréditaires mais ils sont avant tout liés à nos habitudes alimentaires, notamment quand elles donnent la priorité aux graisses saturées. Seule la prévention est par conséquent susceptible de réduire la mortalité due à ces problèmes. Près de la moitié des décès cardio-vasculaires se produisent au moment du premier accident, avant tout traitement. Les premiers dépôts d'athérome se développent avant vingt ans. Plus tôt vous commencerez à protéger votre système cardio-vasculaire, mieux vous vous porterez et plus longtemps vous vivrez !

Le cholestérol

Le cholestérol est indispensable à la synthèse de nos hormones stéroïdiennes (œstrogènes, testostérone, cortisol...). Il n'y en a pas un type, mais deux. Ils sont censés cohabiter en harmonie, mais l'un est à haut risque pour notre santé cardio-vasculaire : le LDL. Le cholestérol LDL doit être surveillé de près, et il n'est pas rare qu'il faille abaisser son taux. En effet, il s'oxyde et il est capté par les globules blancs pour former des cellules riches en esters de cholestérol. Il est alors directement impliqué dans les

FACTEURS DE RISQUES DES MALADIES CARDIO-VASCULAIRES

(Source : Nutrition Reviews 1989)

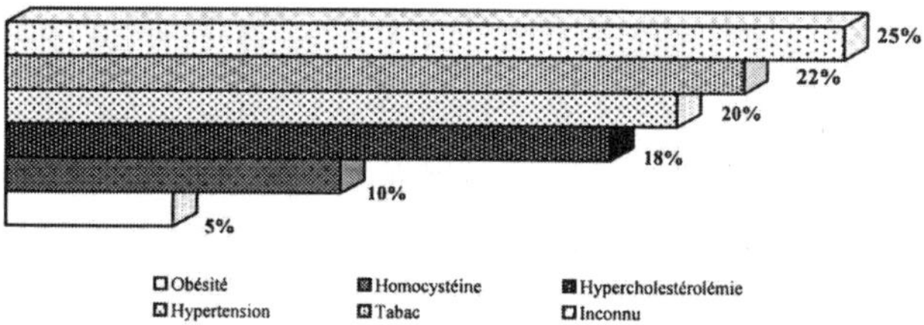

maladies cardio-vasculaires. Le bon cholestérol, en revanche, joue le rôle d'éboueur. Il absorbe le LDL-cholestérol athérogène déposé sur la paroi vasculaire et le ramène au foie, où il est éliminé.

Les triglycérides en excès peuvent, à eux seuls, provoquer un accident coronarien, surtout si le rapport LDL/HDL est élevé.

Le cholestérol alimentaire n'est que pour une très faible part responsable d'un taux de cholestérol trop élevé. En réalité, c'est vous qui fabriquez votre cholestérol, à partir des graisses saturées et ce, d'autant plus que vous en absorbez peu… bien que les aliments contenant du cholestérol en excès et des graisses saturées soient souvent les mêmes ! Une chance, finalement. Par ailleurs, trop peu de cholestérol peut également nuire.

Où en êtes-vous ?

Vous avez trop de graisses dans le sang si votre cholestérol et/ou vos triglycérides, après douze heures de jeûne, sont supérieurs à 2 g/litre. Votre cas s'aggrave si vous êtes un homme de plus de quarante-cinq ans ou une femme ménopausée. Même inquiétude si vous avez des antécédents familiaux d'athérosclérose prématurée (avant cinquante-cinq ans), une hypertension artérielle, du diabète ou si vous fumez beaucoup. Si votre taux de HDL est inférieur à 0,35 g/litre ou si celui de LDL est supérieur à 1,60 g/litre, vous devez immédiatement surveiller votre régime. De simples mesures diététiques suffiront à vous faire rentrer dans la norme. Si vous cumulez d'autres facteurs de risques (précédemment cités), ces mesures s'imposent dès lors que le LDL est supérieur à 1,30 g/litre. Si, après quelques mois, votre taux de LDL est encore trop élevé, vous devez passer aux compléments nutritionnels. Même chose si votre taux de triglycérides est supérieur ou égal à 1,5 g/l et votre taux de HDL inférieur à 0,35 g/l.

La bonne fée protectrice des femmes

Jusqu'à la ménopause, les femmes sont protégées par leurs œstrogènes. Ensuite, elles rejoignent les hommes pour atteindre sensiblement le même risque cardiaque.

Cependant, tout n'est pas qu'une question d'hormones, loin de là. Convaincus que les œstrogènes pouvaient être la solution aux problèmes cardiaques, certains chercheurs en ont administré de fortes doses aux hommes, sans obtenir de bons résultats. Par ailleurs, pourquoi la fréquence des accidents cardio-vasculaires n'augmente-t-elle que vingt ans après la baisse des œstrogènes dans l'organisme ?

PRINCIPALES PATHOLOGIES CHEZ LES HOMMES DE PLUS DE 64 ANS

(Source : *La Santé en France,* Haut Comité de santé publique, 1998)

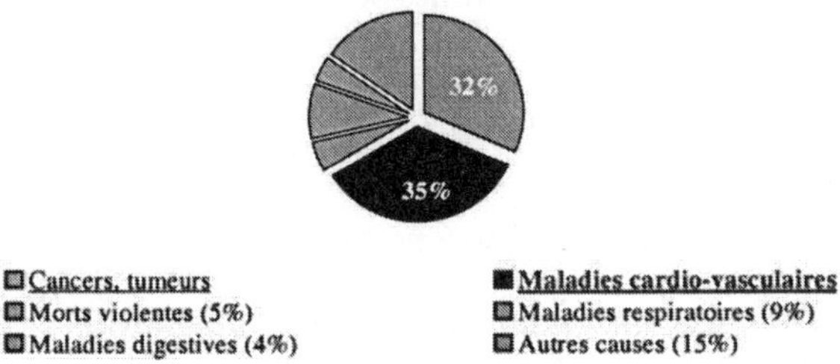

PRINCIPALES PATHOLOGIES CHEZ LES FEMMES DE PLUS DE 64 ANS

(Source : *La Santé en France,* Haut Comité de santé publique, 1998)

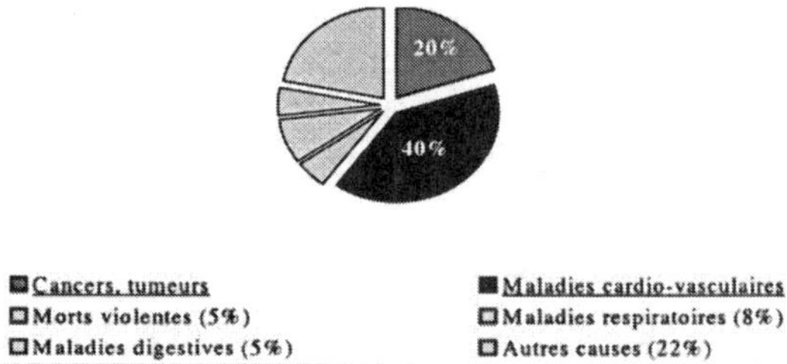

Et pourquoi les femmes plus grasses (qui produisent donc plus d'œstrogènes) sont-elles exposées à plus de risques que les autres ?

Une récente étude clinique, dénommée « Hers » (Heart and Estrogen/Progestin Replacement Study), menée auprès de 2 763 femmes, montre que le traitement hormonal de substitution ne protège pas le cœur. On attend cependant d'autres résultats, qui paraîtront en 2005 (The Women Health Initiative Randomized Trial). Le Dr Elizabeth Barrett-Connor, responsable d'une autre grande étude américaine sur le sujet (PEPI trial), explique aussi qu'il y a plus d'écart entre les femmes du Japon et celles des États-Unis qu'entre les femmes sous traitement hormonal, substitutif ou non.

L'environnement et l'hygiène de vie auraient donc un impact supérieur à celui des hormones sur notre santé cardiaque.

Une bonne alimentation

L'alimentation méditerranéenne

Appelée aussi « régime crétois », cette diététique repose

sur des principes simples et sains. Les chercheurs se sont en effet intéressés aux Crétois, étonnants de longévité et de bonne santé – notamment cardiaque.

En comparant leur alimentation à celle des Américains, les scientifiques se sont aperçus que la première n'est pas moins grasse, mais que l'origine de ces matières grasses est totalement différente. Ils ont également découvert que les Crétois sont de gros mangeurs de pain, de légumes frais, de légumes secs et de fruits. En revanche, ils délaissent les produits laitiers, les viandes et les œufs. Bien sûr, nous pouvons arguer qu'en dehors de leur alimentation spécifique, ils bénéficient d'un climat ensoleillé, d'une vie peut-être moins stressante que la nôtre, et que transposer leur alimentation en France ne ferait pas nécessairement de nous des centenaires…

Erreur ! Serge Renaud, un chercheur lyonnais, a réalisé une étude remarquable à ce propos : 605 patients ayant subi un infarctus ont été répartis en deux groupes. Le groupe 1 a suivi les recommandations diététiques habituelles dans leur cas (baisse du cholestérol) sans changer grand-chose d'autre, et le groupe 2 a adopté le régime méditerranéen. Les résultats des convertis à l'alimentation crétoise ont été spectaculaires, dès la première année : aucun infarctus (contre 2 pour le groupe 1) ; 4 angines de poitrine (contre 21) ; 2 insuffisances cardiaques (contre 8) ; aucun accident vasculaire cérébral (contre 3) ; aucune embolie (contre 3).

Mortalité coronarienne et mortalité toutes causes confondues

Mortalité par 100 000	Pays (10 ans)		OMS (1987)	
Finlande	466	1 390	386	1 210
États-Unis	424	961	263	1 061
Hollande	317	1 134	224	1 016
Italie	200	1 092	148	1 066
Ex-Yougoslavie	145	1 021	137	1 302
Grèce (Corfou)	149	847	123	932
Japon	61	1 200	53	837
Crète	9	627	7	564

LA DIÈTE MÉDITERRANÉENNE EN SEPT POINTS

- Légumes secs, pâtes, couscous, semoule, riz, pain complet
- Vin rouge aux repas
- Pourpier (cette salade peut être remplacée chez nous par l'huile de caméline, aux propriétés identiques)
- Huile d'olive et de colza
- Fruits et légumes en abondance
- Volaille, viande et œufs (en faible quantité)
- Escargots

LES CAGOUILLES DES CRÉTOIS

Les Crétois consomment au moins autant d'escargots que les Français, mais ils les préparent de façon différente. Au lieu de les noyer dans le beurre (riche en mauvaises graisses), ils les font frire à l'huile d'olive ou sauter avec des petits légumes (tomates, courgettes, ail, oignon), ce qui les rend plus digestes et merveilleusement sains. En effet, les escargots sont riches en acide alpha-linolénique (oméga 3), protecteur du cœur et des artères.

LES HABITUDES ALIMENTAIRES DANS QUATRE RÉGIONS (aliments : g par jour)

	CRÈTE	PAYS MÉDITERRANÉENS (9)	HOLLANDE	ÉTATS-UNIS
Pain	380	416	252	97
Légumes secs	30	18	2	1
Légumes verts	191	191	227	171
Fruits	464	130	82	233
Viande	35	140	138	273
Poisson	18	34	12	3
Graisse d'ajout	95	60	79	33
Alcool	15	43	3	6
Cholestérol (mg/dl)	204	194	232	236

Source : Serge Renaud, *Le Régime santé*, Éditions Odile Jacob, Paris, 1995

La deuxième année, il y avait 70 à 76 % de décès en moins pour le groupe 2 par rapport au groupe 1.

À noter : on entend parler tantôt de régime crétois, tantôt de régime méditerranéen. Si les deux termes qualifient une alimentation très proche, il existe cependant trois différences fondamentales, car le Crétois élimine totalement lait, beurre ou crème (mais accepte le fromage) et consomme fréquemment du pourpier ainsi que des noix.

Conseils alimentaires de base

En prévention ou après un accident cardiaque, quelques mesures s'imposent :

• évitez les lipides saturés qui, en excès, favorisent la production de cholestérol, la constitution de la plaque d'athérome et la formation de caillots dans le sang ;

• stoppez le tabac et réduisez votre consommation d'alcool : tous deux durcissent les artères. En plus de ses effets délétères, le tabac décime les antioxydants et oxyde les graisses bloquées dans les artères. Mais conservez l'habitude de boire un verre de bon vin rouge (contenant le plus de tanins possibles) si vous l'aimez !

• pratiquez quotidiennement un exercice physique ;

• consommez régulièrement (trois fois par semaine) du poisson gras (sardines, saumon, maquereau) ;

• consommez quotidiennement des aliments riches en vitamine E (amande, patates douces, germes de blé). Le manque de vitamine E apparaît comme une cause de décès cardio-vasculaire plus importante qu'un fort taux de cholestérol ou une hypertension (selon une étude menée par l'OMS) ;

• consommez quotidiennement des aliments riches en bêta-carotène (abricots, carottes, poivron rouge, potiron…) ;

• consommez régulièrement des aliments riches en potassium (abricots secs, pommes de terre, cassis, patates douces, persil, artichaut…) ; limitez les apports en sodium ;

• consommez quotidiennement des aliments riches en magnésium, l'un des plus puissants cardio-protecteurs selon

LE PARADOXE MASAÏ

Si le paradoxe français est désormais bien connu, celui des Masaï l'est moins. Les 500 000 individus qui composent cette tribu parcourent en permanence la savane pour offrir de nouveaux herbages à leurs troupeaux. Ne pouvant pratiquer l'agriculture et manger de fruits, ils se nourrissent exclusivement des produits de leurs animaux : chair, sang et lait. Ainsi, ils ingèrent une quantité astronomique de graisses animales et, selon nos normes alimentaires, devraient souffrir d'hypertension, de cholestérol trop élevé et d'athérosclérose, puis mourir de maladies cardio-vasculaires ! Or, il n'en est rien : leur taux de cholestérol est normal – comparable à celui de leurs voisins qui cultivent la terre – et ils décèdent plus souvent de mort violente ou d'infections. Intrigué, Thimothy Johns, du Cine (Centre d'études sur la nutrition et l'environnement des autochtones à Montréal), a levé le voile. Pour préparer leurs repas, les Masaï ajoutent des herbes, écorces et racines à leurs plats. Ils mâchent aussi toute la journée des morceaux de bois, des racines de myrrhes ou de l'écorce d'acacia, entre autres végétaux dont plus d'une vingtaine sont extrêmement riches en antioxydants.

la Société américaine de cardiologie. Il est capable à lui seul de venir à bout de l'hypertension liée au stress (appelée aussi labile). Il agit sur de multiples fronts, et participe grandement à l'équilibre. Aux urgences cardiologiques de l'hôpital Broussais (comme ailleurs dans le monde), on administre du magnésium en intraveineuse en cas d'infarctus ;

- mettez toujours de l'ail dans vos plats (frais et cru de préférence). Il fait baisser la tension. Il faudrait parvenir à une gousse par jour – vous pouvez parfois le remplacer par de l'oignon, du gingembre ou des piments ;
- l'ananas et le thé évitent la formation de caillots sanguins ;
- l'avoine fait baisser la tension ;
- les pommes, les fruits secs, les agrumes, l'ail, l'artichaut,

l'oignon, les noix, amandes, le soja et l'avoine font baisser le taux de cholestérol ;

- évitez la prise de poids, perdez vos kilos superflus si vous êtes en surpoids ;
- ne stoppez pas la consommation d'aliments réputés riches en cholestérol, tels que les œufs, le foie ou les fruits de mer, mais arrêtez ou diminuez fortement ceux qui contiennent des acides gras saturés et « trans », donc les produits animaux et les matières grasses hydrogénées (il suffit de lire les étiquettes pour les repérer). L'étude « *Nurses Health Study* », menée depuis 1980 auprès de 80 000 infirmières américaines, montre que les maladies cardiaques grimpent de 21 % pour toute augmentation de 2,3 g de gras hydrogénés consommés.

La supplémentation

Les suppléments à adopter sont d'abord des antioxydants, qui protègent notre « pipe-line » cardio-vasculaire de la « rouille » :

- vitamines B, C, E ;
- bêta-carotène ;
- sélénium ;
- coenzyme Q10 ;
- carnitine ;
- calcium, magnésium, cuivre, zinc ;
- pycnogénol ;
- flavonoïdes.

Il faut aussi consommer des acides gras polyinsaturés, qui protègent les cellules :

- acide linolénique ;
- oméga 3.

Sans oublier quelques « divers » :

- squalène ;
- lécithine de soja ;
- lipotropes ;
- phytostérols.

LE CARDIOLOGUE, L'ASPIRINE ET L'ANTIOXYDANT

Abaisser l'ingestion de graisses saturées et de cholestérol, augmenter la consommation d'antioxydants : cette attitude est bien plus efficace que la prise régulière d'aspirine, recommandée à tort depuis de nombreuses années. À la longue, ce médicament peut provoquer des saignements gastro-intestinaux, parfois si graves qu'ils sont mortels. Par ailleurs, l'aspirine ne possède que la propriété de fluidifier le sang pour empêcher la formation de caillot, aucune faculté antioxydante, et certainement pas celle d'abaisser le taux de cholestérol ou l'hypertension artérielle. Enfin, elle est très vorace : 500 mg d'aspirine « pompe » 500 mg de nos réserves en vitamine C, hautement antioxydante et protectrice. 42 % des cardiologues américains prennent de l'aspirine pour se protéger des maladies cardio-vasculaires, tandis que 44 % prennent des antioxydants et incitent leurs patients à faire de même. Les cardiologues français devraient s'en inspirer...

Acides gras oméga 3 (EPA-DHA)

Ces acides gras se retrouvent à la fois dans les règnes végétal et animal (huiles de colza, de lin et de noix, mais aussi dans les huiles de poisson – ces dernières en contiennent beaucoup).

Ce sont les Esquimaux qui ont mis les chercheurs sur la voie : ce peuple ne présente quasiment pas d'accident cardiovasculaire et se nourrit presque exclusivement de poissons. Pour vérifier si ce bénéfice était transposable aux Occidentaux, les Hollandais ont supplémenté en huile de poisson des personnes à risque, à raison de 700 mg d'oméga 3 par jour. Avec pour résultat une réduction de 50 % de la mortalité cardiovasculaire. Des études en Angleterre, en France et au Danemark ont conclu que 5 g (soit 15 capsules) par jour protègent rapidement et durablement contre la crise cardiaque, et ce, dès le premier mois. Cette supplémentation est d'ailleurs plus rapide et plus efficace pour réduire l'arythmie que pour diminuer le taux de cholestérol.

Les acides gras en question agissent comme la vitamine C sur la fonction vasculaire, conservant aux artères leur souplesse. Plus détendues et ouvertes, celles-ci laissent le sang circuler plus facilement.

Leurs vertus sont nombreuses :

• ils modifient profondément diverses fonctions plaquettaires, ce qui peut empêcher les réactions inflammatoires. Mais cette propriété permet aussi de transformer le métabolisme des lipoprotéines, entraînant une baisse du taux global de cholestérol (avec augmentation du bon cholestérol), ainsi qu'une baisse du taux de triglycérides (30 % en moins avec 3 à 4 g d'huile de poisson par jour – soit 10 à 13 capsules de 300 mg). L'effet est rapide : de quelques jours à deux semaines ;

• ils diminuent la viscosité du sang, ce qui régule la tension artérielle ;

• ils adoucissent les attaques inflammatoires des cellules entre elles ;

• ils permettent aux membranes cellulaires de conserver leur élasticité ;

• ils renforcent les défenses antioxydantes ;

• ils régularisent le rythme cardiaque. L'arythmie (trouble du rythme cardiaque) est due à une perturbation dans la transmission des impulsions électriques régissant les battements du cœur. N'importe qui peut en souffrir, mais plus particulièrement les personnes qui ont subi une crise cardiaque. Les oméga 3 modulent la transmission de ces messages électrochimiques dans les cellules du cœur. En jouant le rôle de régulateurs, ils aident à prévenir l'arythmie fatale ;

• les AGPI protègent de l'athérosclérose et de ses complications. Si on leur associe des flavonoïdes, on diminue de moitié le risque de coronarites.

Moralité : mangez du poisson, du (vrai) poisson gras sauvage deux à trois fois par semaine ! Et prenez des suppléments d'AGPI (toujours associée à la vitamine E).

NOTRE SÉLECTION

- **Vit'all + oméga 3 :** 1 capsule contient 1 g d'huile de saumon, 1 mg de vitamine E. 1 à 3 capsules par jour, 60 capsules, 17 €.
- **Pilèje :** huile de capelan, 125 doses, 25,15 € et **Omégabiane :** 120 gélules, 1 à 2 par jour, 27,50 €.
- **Biotechnie Nutriocéan « cœur » :** EPA/DHA, vitamine E, 1 capsule par jour, 60 capsules, 19,35 €.
- **Eskimo 3 Biodynamics :** 18,40 e le flacon d'huile de 125 ml, 24 € la boîte de 105 capsules.

C'est ce que vous pouvez faire de mieux pour protéger votre cœur, surtout si vous êtes fumeurs. Les chercheurs pensent que les oméga 3 limitent les effets nocifs du tabac sur le système cardio-vasculaire (mais n'hésitez pas à arrêter le tabac).

Doses

La supplémentation doit être suffisante (0,5 à 2 g par jour, selon la consommation de poisson, de tabac, la tension, etc.). Préférez les capsules de couleur claire : plus elles sont claires et transparentes, meilleures elles sont. Conservez-les au réfrigérateur.

Veillez au rapport oméga 3/oméga 6, qui doit être favorable aux oméga 3. L'huile de capelan est idéale. Et souvenez-vous : l'huile de foie de morue ne remplace pas l'huile de poisson entier !

Carnitine

On peut la comparer à la coenzyme Q10 pour ses propriétés revitalisantes du muscle cardiaque. Elle peut éviter l'angine de poitrine. Son absorption est meilleure si elle est prise en trois fois et si son support est lipidique. En résumé : prenez-la au cours des repas.

En cas de maladie cardio-vasculaire, la carnitine augmente la tolérance à l'effort si on présente un angor (stabilisé) et améliore le pronostic après un infarctus.

NOTRE SÉLECTION

- **Solgar :** L carnitine 500 mg, 1 capsule par jour, 30 comprimés, 39 €.
- **Biodynamics :** L carnitine 500 mg, 1 capsule par jour à prendre pendant le repas, 60 capsules, 33 €.

Attention !

Tout comme la vitamine E, les oméga 3 sont anticoagulants. La prudence s'impose donc chez les hémophiles et les personnes sous anticoagulants.

Coenzyme Q10

Elle est le meilleur nutriment que vous puissiez prendre pour protéger votre cœur. C'est la clé de la santé cardio-vasculaire optimale, surtout si vous souffrez d'hypertension. On retrouve la coenzyme Q10 dans les trois règnes (végétal, animal, humain). Nous pouvons l'appeler vitamine, car sa structure chimique est voisine de celle de la vitamine E et elle nous est indispensable à la vie. Synthétisée par l'organisme lui-même, la coenzyme Q10 est aussi apportée par l'alimentation, particulièrement les fruits de mer et les poissons gras. On estime pourtant que 75 % des cardiaques en sont carencés !

Sans elle, pas de vie possible. Elle se trouve dans les cellules du cœur, du foie, des reins, du cerveau. C'est plus précisément dans les mitochondries qu'elle officie : elle y améliore l'utilisation de l'oxygène pour transformer graisses et sucres en énergie. C'est la bougie d'allumage qui fait démarrer et tourner le moteur des mitochondries. Elle améliore le fonctionnement mécanique du cœur en fournissant aux cellules le carburant dont elles ont besoin pour jouer efficacement leur rôle.

Elle est dispensatrice d'énergie. Lors d'une insuffisance cardiaque globale, il y a toujours un affaiblissement progressif du muscle : les cellules cardiaques ne produisent

L'INSUFFISANCE CARDIAQUE

Les causes :

- hypertension artérielle de longue durée ;
- diabète ;
- maladies virales ;
- alcoolisme ;
- crise cardiaque ;
- vieillissement (usure quotidienne).

Les signes :

- essoufflement ;
- fatigue ;
- accumulation de liquides dans les poumons ;
- gonflement des chevilles.

plus assez d'énergie pour orchestrer les puissantes contractions qui propulsent le sang dans tout le corps. La circulation ralentit et la fonction cardiaque s'affaiblit. La coenzyme Q10 apporte un regain d'énergie à ces cellules, renforçant le cœur au passage. Une supplémentation régulière durant deux mois améliore l'état du cœur dans 75 % des cas.

En limitant la prolifération des radicaux libres dans les cellules cardiaques, et en maintenant les artères souples, cet antioxydant est le premier protecteur contre les effets néfastes de l'oxygène.

Cette substance régule la tension en cas d'hypertension artérielle : 225 mg par jour pendant trois mois permettent une baisse importante de la tension chez 85 % des hypertendus.

La coenzyme Q10 est particulièrement utilisée dans la maladie cardio-vasculaire en association avec les vitamines C, E et le sélénium. Elle assure la survie et le mieux-être du cardiaque. Elle représente une réelle alternative à la transplantation ou au stimulateur. Il ne faut pas l'oublier en cas d'hypertension, d'arythmie ou d'angine de poitrine. Des essais ont été réalisés à de très hautes doses (300 mg) sur des personnes gravement atteintes et ont donné des résultats étonnants. Différentes études ont été menées au Texas (à Folkers), d'autres sont en cours au Canada. La coenzyme Q10 est utilisée dans des hôpitaux en Israël, en Italie et au Japon... Bref, son efficacité est unanimement reconnue.

Doses

En prévention, 50 mg par jour suffisent.

Pour connaître la quantité exacte à administrer, variable d'une personne à l'autre, il est nécessaire de mesurer le taux de Q10 dans le sang.

Si on est déjà cardiaque, on peut l'utiliser à raison de 30 mg trois fois par jour, en plus des médicaments classiques (inhibiteur de l'enzyme de conversion, diurétiques), mais on peut aller jusqu'à 150 mg par jour. En cas d'insuffisance grave, une dose de 300 mg par jour est conseillée. On poursuit ces fortes doses pendant un ou deux mois, puis on les diminue pour atteindre 50 ou 100 mg par jour.

Il n'y a aucune toxicité liée à la Q10, même en cas de fortes doses. Cependant, quelques rares personnes se sont plaintes de très légères nausées en début de traitement.

La coenzyme Q10 est liposoluble. Il est donc judicieux de la consommer avec des matières grasses (par exemple, de l'huile d'olive), sous forme de capsules molles, ou encore en pilules à mastiquer, dont la biodisponibilité est bien supérieure à celle des comprimés durs. Parce que le Japon possède le monopole de la fabrication de la coenzyme Q10, son prix est élevé.

NOTRE SÉLECTION

- **Vit'all + Ubiform :** 30 comprimés de 60 mg à sucer, 1 à 2 par jour, 61,05 €.
- **Solgar COQ10 :** 30 gélules à 30 mg, 1 par jour pendant le repas, 32,90 €.
- **Biodynamics :** coenzyme Q10, 60 capsules de 30 mg, 23 € (à prendre pendant les repas riches en graisses).

DHEA

Diverses études ont montré que, administrée de façon régulière, elle diminue de 48 % le risque de maladie cardiovasculaire. Elle possède des propriétés à la fois préventives et curatives. Elle diminue la taille de la plaque d'athérome (action antianthéroscléreuse) et abaisse le taux de triglycérides, ainsi que la masse graisseuse. En revanche, elle ne possède aucune action sur le cholestérol total.

Huiles végétales à acides gras polyinsaturés (AGPI)

Huile de bourrache

Elle contient 18 à 20 % d'acide gamma-linolénique (GLA). Cette richesse exceptionnelle lui confère des propriétés remarquables : elle comble les déficits en GLA et elle est un précurseur de DGLA, qui participe à l'équilibre membranaire.

Huile d'onagre

Elle contient 8 à 10 % d'acide gamma-linolénique. Ce précurseur des prostaglandines PGE1 permet d'aider à équilibrer les PGE2, qui peuvent être néfastes si elles sont excédentaires.

Huile de caméline

Encore une huile riche en acide gamma-linolénique (elle en contient 30 à 42 %), avec seulement 16 à 25 % d'acide gras linoléique. C'est une huile crucifère oléagineuse, dont la stabilité est exceptionnelle, puisqu'elle contient 0,5 % d'extrait de romarin (antioxydant lui aussi). Elle remplace le pourpier, cette salade extraordinaire dont la cuisine méditerranéenne fait grand usage et que l'on trouve avec difficulté dans l'Hexagone. Elle possède les mêmes propriétés que l'huile de lin (non commercialisée en France) mais elle est bien plus stable.

Elle diminue l'agrégation plaquettaire et s'avère efficace contre les accidents coronariens. Elle évite la fibrillation ventriculaire, souvent accusée en cas de mort subite.

NOTRE SÉLECTION

- **Pilèje :** caméline en flacon de 250 ml (125 doses), 18,30 €. On conseille de consommer 1 à 2 doses de 2 ml par jour, en complément de l'assaisonnement habituel. Cette huile est à consommer crue et à conserver au frais.
- **Pilèje :** bourrache en huile de table, flacon de 100 ml (200 doses), 27,40 €. 1 à 4 doses par jour. À utiliser dans la salade ou sur du pain… et à ne jamais chauffer. Sinon, orientez-vous vers des capsules comme celles à 500 mg + vitamine E, 60 capsules, 13,70 €.
- **Pilèje :** onagre en huile de table, flacon de 100 ml (200 doses), 150 F. 1 à 4 doses par jour. Sinon, orientez-vous vers des capsules comme celles à 500 mg + vitamine E, 60 capsules, 9,15 €.

Œstrogènes naturels (isoflavones de soja)

Ils font baisser le taux de cholestérol et s'opposent donc à la plaque d'athérome. Ils augmentent par ailleurs l'activité de nos enzymes antioxydantes. Comme nous n'en consommons pas assez, il faut manger du soja et des pois chiches. On conseille une supplémentation de 70 mg par jour à répartir en deux prises, une le matin et une le soir, pendant les repas. Les gros consommateurs d'œstrogènes naturels (les Japonaises et les Japonais) souffrent beaucoup moins de troubles cardio-vasculaires que ceux qui n'en absorbent pas.

NOTRE SÉLECTION

- **Isoflavones Solgar :** 60 tablettes à 38 mg, 53,80 €.
- **Phytosoja :** 35 mg pour 2 gélules, 14,50 € la boîte de 60.

Lécithine de soja

Ses phospholipides diminuent le taux de cholestérol (2 à 3 g par jour l'abaissent de 30 %). Ses effets sont complémentaires de ceux des huiles de poissons. Elle est particulièrement facile à utiliser puisqu'elle se saupoudre sous forme de granulés sur l'alimentation. On en trouve aussi sous forme de capsules.

Attention !

De nombreux compléments alimentaires proposent une lécithine de soja, certes peu chère, mais n'affichant qu'un faible taux de phospholipides (entre 10 et 20 %). Il faut un taux d'environ 35 %.

NOTRE SÉLECTION

- **RCS Soyatica :** capsules de 1 200 mg, 120 capsules 33 %, 1 ou plusieurs par jour, 19,80 €.
- **RCS :** granulés, 1 à 3 cuillères à soupe rases par jour, 300 g 33 %, 19,06 € (= Phosphatidylcholine-Soyatica).
- **Solgar 35 % :** capsules de 1 200 mg, 100 capsules, 30,20 €.

Oligomères proanthocyanidiques complexes (OPC)

Une fois n'est pas coutume, ils sont plus connus en Europe qu'aux USA. C'est même en France que l'on s'intéresse le plus à eux et ce, depuis plus de quarante ans ! Cependant, nous ne sommes certainement qu'à l'aube des découvertes extraordinaires que ces molécules naturelles complexes nous réservent.

Elles sont issues de divers végétaux et ont pour noms pycnogénol, procyanidine, flavonols ou catéchines, procyanidols, flavones (quercétine, kaempférol), flavonones (hepéridine), isoflavones (génistéine, daïdzéine). Elles viennent de l'écorce du pin, de la peau et des pépins de raisin, du thé vert, des myrtilles, du bouleau, du gingko biloba – qui

NOTRE SÉLECTION

- **Vit'all + pycnogénol complexe :** pycnogénol (20 mg), bioflavonoïdes d'agrumes (250 mg), pépins de raisin (25 mg), gingko (25 mg), quercétine (15 mg), hespéridine (15 mg). 30 comprimés, 1 à 3 comprimés par jour, 44,50 €.
- **Pilèje Angiobiane :** antioxydant spécifique des vaisseaux, OPC de raisin, vitamines C et E, 60 comprimés, 1 à 2 par jour, 20,60 €.

concentre certaines des plus puissantes substances anti-âges –, du chardon, des agrumes, des fèves de soja, de la peau rouge de la cacahuète.

Les OPC sont des antioxydants très puissants (50 fois plus que la vitamine C) :

- ils protègent le cholestérol LDL contre l'oxydation et l'empêchent de se déposer sur les parois des artères ;
- ils protègent contre les radiations solaires UVB ;
- ils éliminent les radicaux libres produits par la fumée de cigarette ;
- ils renforcent la paroi des capillaires, affaiblis par le vieillissement et la maladie. Ils se lient au collagène et à l'élastine pour les protéger de manière à rendre les vaisseaux moins fragiles, plus souples, plus étanches. Ce sont donc des réparateurs fantastiques des vaisseaux sanguins, qui améliorent les circulations artérielle, veineuse et capillaire ;
- ils réduisent les réactions de stress qui libèrent l'adrénaline en déclenchant l'hypertension artérielle. Ils régularisent la tension ;
- par leur action anti-inflammatoire, ils empêchent l'agglutination plaquettaire dans les vaisseaux. Ils s'opposent à la formation des caillots responsables des crises cardiaques ;
- ils chélatent le fer et le neutralisent. Techniquement, ils transforment le fer ferreux (++) en fer ferrique (+++), plus stable.

Doses

En entretien, pour une bonne santé vasculaire : 50 à 100 mg par jour.

En cas de maladie cardiaque avérée : 150 à 300 mg par jour.

Polyphénols

Ils sont au cœur du fameux « paradoxe français ». Dans tous les végétaux, ils jouent un rôle de protection vis-à-vis des ultra-violets, de la chaleur, des bactéries, des virus, des champignons. Ce sont les colorants des fruits, des légumes, des fleurs… L'un des plus grands pourvoyeurs en polyphénols est le vin rouge.

On les classe en trois grandes catégories : les flavonoïdes, les tanins et… les autres ! Ils sont anti-inflammatoires, anticancéreux, anti-hypertenseurs, antioxydants.

Les bioflavonoïdes rétablissent la flexibilité et l'élasticité des vaisseaux sanguins, restaurent l'imperméabilité de leurs parois et préservent les capillaires de deux manières : en protégeant la vitamine C fabriquant le collagène qui leur est indispensable et en défendant la paroi des capillaires contre les attaques de radicaux libres.

Dans les compléments nutritionnels, ils sont associés à la vitamine C naturelle.

NOTRE SÉLECTION

- **Vit'all + :** vitamine C 500 mg (acérola, églantier) + bioflavonoïdes de fruits 5 mg, 2 comprimés par jour (ou plus), 50 comprimés, 11,90 €.

Sélénium

C'est un composant de la glutathion peroxydase (GPX). Il agit en synergie avec la vitamine E, c'est-à-dire qu'ils sont bien plus actifs ensemble que séparément. Le couple sélénium/vitamine E protège les membranes cellulaires en

NOTRE SÉLECTION

- **Vit'all + :** sélénium 50 µg, 1 à 2 comprimés par jour, 100 comprimés, 11,65 €.
- **Pilèje :** sélébiane 60 µg + autres antioxydants, 1 gélule par jour, 90 gélules, 24,70 €.
- **Bionutrics :** sélénométhionine 100 µg, 60 comprimés, 8,40 €.

luttant contre l'oxydation des lipides. Nous en consommons en moyenne 35 *µg* par jour, alors que 70 seraient nécessaires. La supplémentation est donc obligatoire.

Les hommes en ont encore plus besoin que les femmes. En effet, le sélénium est stocké chez ces messieurs dans le canal déférent, près de la prostate : il est donc systématiquement éliminé lors de l'éjaculation. Aux USA, on conseille d'en consommer de 50 à 200 *µg* quotidiens pour contrer l'excès de graisses dans l'alimentation.

Les compléments alimentaires sont indispensables en cas de « carence d'apports » (dans les régions dont le sol est pauvre en sélénium), de maladie inflammatoire chronique et de déficits immunitaires graves.

Squalène

C'est un élément naturel qui se trouve en petite quantité dans les huiles végétales (olive, maïs), dans la chair du poulet et… dans l'organisme de l'homme. Mais il est présent en grande quantité dans le foie du requin.

Le squalène est un intermédiaire obligatoire à la synthèse du cholestérol. Il favorise le catabolisme du cholestérol dans le foie, diminue le taux de mauvais cholestérol LDL. Il est donc « anti-athérogène ».

Dose

100 g d'huile d'olive – ou 2 à 3 g de squalène… ce qui est plus raisonnable d'un point de vue calorique ! Enfin, et ceci

NOTRE SÉLECTION

- **RCS :** capsules de 0,5 g de squalène + vitamine E, 4 à 6 capsules par jour, 60 capsules à 450 mg, 17,25 €.
- **Solgar squalène :** huile de foie de requin, 60 capsules à 250 mg de squalène, 31 €.
- **Squalène Biodynamics :** 120 capsules à 450 mg + vitamine E, 29 €.

ne gâche rien, le squalène est un précurseur de la DHEA, antidiabétique et antiobésité.

Substances lipotropes

Ce sont des antioxydants qui interviennent sur le métabolisme hépatique et lipidique. Ils favorisent la dispersion des graisses dans le sang. Les substances lipotropes sont antioxydantes, vasculoprotectrices et hépatoprotectrices. Ce sont des précurseurs des phospholipides, ils chélatent les métaux lourds toxiques pour le système cardiovasculaire.

NOTRE SÉLECTION

- **Inositol 333 mg :** choline 333 mg (précurseur de phospholipides), L-methionine (chélate les métaux lourds toxiques pour le système cardio-vasculaire), betaïne 100 mg. Action lipotrope (sa carence entraîne une chute du bon cholestérol). 1 à 3 comprimés par jour au cours des repas, 60 comprimés, 29 €.
- **Choline 250 mg :** inositol 125 mg, L-méthionine 125 mg, betaïne 125 mg, citrimax 125 mg (garcinia cambodgia), chardon marie 125 mg (silymarine), chrome 25 mcg. Draineur lipotrope. 1 à 3 comprimés par jour au cours des repas, 60 comprimés, 33,50 €.

Vitamine B9 et homocystéine

L'homocystéine est un acide aminé qui sert à la formation de certaines protéines dans l'organisme. Elle est naturellement présente et ne fait courir aucun risque dès lors que l'on n'est pas carencé en vitamines B6, B9, B12. Dans le cas contraire, elle s'accumule, augmente l'agrégabilité des plaquettes (créant des « bouchons »), conduit à la formation de la plaque dans les artères, qui s'épaississent. Des aliments riches en B9 – ou une supplémentation – suffisent souvent à ramener son taux à la normale. En revanche, certains aliments, tels que le café, augmentent le taux d'homocystéine dans le sang.

NOTRE SÉLECTION

- **Solgar :** folacine 400 µg, 1 tablette par jour, 100 tablettes, 7,60 €.
- **Spécialfoldine :** 20 comprimés de 5 mg 2,68 € (remboursés par la Sécurité sociale).

Sources naturelles de vitamine B9		
Aliments	**Concentration**	**Stabilité**
Asperges, épinards **Carotte, chou** **Germes de blé** **Haricots verts** **Pommes de terre**	100 à 250 µg/100 g 10 à 40 µg/100 g 50 à 100 µg/100 g 5 à 10 µg/100 g	80 % détruits à la cuisson 10 à 40 µg/100 g
Lait naturel **Lait de vache frais** **Lait de chèvre frais**	52 µg/litre en moyenne 55 µg/litre 6 µg/litre	50 % détruits
Levures **(extraits concentrés)** **Viande (bœuf, veau, porc)** **Poulet, œufs** **Foie (bœuf, veau, porc)**	 2 000 à 5 000 µg/100 g 10 à 90 µg/100 g 30 à 35 µg/100 g	Peu détruit à la cuisson 10 à 50 µg/100 g

Source : Dr Jean-Paul Curtay, *Encyclopédie pratique des vitamines, des sels minéraux et des oligo-éléments,* Hachette, Paris, 1996

Vitamine C

• Elle protège le noyau du cholestérol LDL et régénère les autres vitamines antioxydantes (A et E). Elle agit à l'intérieur de la cellule.

• C'est un puissant vasodilatateur : elle active et libère l'oxyde nitrique bienfaisant de la paroi artérielle. Elle provoque la relaxation des artères et renforce leurs capacités contractiles, en améliorant leur fonction vasculaire. Grâce à elle, les cellules qui tapissent la paroi des artères peuvent mieux se contracter et se détendre. Le sang circule plus facilement, même s'il y a un caillot et une accumulation de dépôts. Si vous mangez un repas particulièrement gras, prenez 1 g de vitamine C et 800 UI de vitamine E, et vos artères se dilateront correctement.

• Elle empêche la prolifération cellulaire de certains muscles responsables de la plaque athéromateuse.

• Elle maintient les vaisseaux sanguins en bon état, surtout si elle est naturelle, donc associée à des flavonoïdes.

• Elle provoque la production et la réparation du collagène, qui empêche la plaque de se fragmenter et de créer des caillots sanguins dangereux.

• Elle abaisse le taux de LDL (1 g par jour diminue ce taux de 16 %).

• Elle diminue la tension artérielle (1 g par jour fait baisser la tension systolique et diastolique de 7 %).

Pour résumer, la vitamine C permet d'éviter la crise cardiaque ainsi que l'angine de poitrine ! Bonne nouvelle, non ?

Doses

Les doses actives de vitamine C se situent en 500 et 1 000 mg (ce dosage ne présente aucune toxicité).

Vitamine E

Elle protège la paroi des artères (en prévention), mais débouche aussi les artères malades ou obstruées (en traitement). Elle agit à l'extérieur de la cellule, sur la membrane.

Elle aide à assimiler les acides gras polyinsaturés. Elle

protège les lipoprotéines LDL de l'oxydation et s'oppose à la formation de l'athérome. Parce qu'elle est anticoagulante, elle diminue les risques de thrombose. Grâce à ses propriétés anti-inflammatoires, elle s'oppose à l'agrégation plaquettaire. Cette vitamine réduit la prolifération de cellules musculaires qui, en s'accumulant sur la paroi des artères, formeraient une plaque obstructrice.

Une étude réalisée en 1993 sur 40 000 personnes témoigne de ses vertus. Les chercheurs ont établi que les personnes qui se supplémentaient en vitamine E (100 UI par jour) présentaient 37 % de risques en moins de souffrir d'une maladie cardiaque que les autres. Celles qui conjuguaient 100 UI de vitamine E et 9 mg de béta-carotène les voyaient diminuer de 70 %.

L'étude « Chaos » *(Cambridge Heart Antioxydant Study),* publiée en 1996 dans le Lancet, est intéressante à bien des égards. On peut examiner à la loupe certains de ses enseignements. Dans cette expérience, 2 000 patients coronariens ayant subi des crises cardiaques ont reçu soit 400 UI (unités internationales) soit 800 UI de vitamine E naturelle par jour, soit encore un placebo et ce, pendant dix-huit mois. Les chercheurs ont constaté que, dès le sixième mois, la vitamine E exerçait une action préventive sur l'athérosclérose et évitait l'infarctus non mortel. Elle s'avérait plus efficace que les médicaments utilisés traditionnellement pour faire baisser le taux de cholestérol. Elle se montrait aussi plus utile que l'aspirine pour enrayer les crises cardiaques. 75 % des patients n'ont pas rechuté, ce qui signale une action curative.

La même étude montre qu'en associant vitamine E et oméga 3, on diminue également le risque d'infarctus mortel. Vitamine E + oméga 3 : un duo de choc !

Doses

Les doses actives de vitamine E se situent en 400 et 800 UI (ce dosage ne présente aucune toxicité).

Divers

Autres minéraux

• **Le calcium** assure la régularité du rythme cardiaque et normalise la tension.

• **Le magnésium** aide à la fixation du calcium et contribue à la relaxation des parois des vaisseaux (ce qui les maintient en bon état). Il aide l'organisme à s'adapter au stress. Il a besoin d'être accompagné de vitamine B6 pour être métabolisé.

• **Le chrome** est un minéral majeur du métabolisme des glucides. Il équilibre la glycémie, protège les artères de l'athérosclérose, fait baisser la tension.

LE DIABÈTE ET LES MINÉRAUX

Un mot concernant l'incidence du diabète... En France, sur les 1,5 millions de personnes qui souffrent de diabète de type II (non insulino-dépendant), 800 000 mourront de maladie cardio-vasculaire. Ce risque est multiplié par deux ou quatre chez le diabétique, car les dysfonctionnements de l'insuline entraînent certaines perturbations des lipides. Tout diabétique devrait lutter contre la mauvaise évolution de sa maladie et se supplémenter en picolinate de chrome (1 000 mcg par jour), vanadium (100 mg par jour), lithium (100 mg par jour), qu'il associera systématiquement à la vitamine E pour éviter l'athérosclérose.

Compléments alimentaires à venir

Ils existent déjà mais ne sont pas encore disponibles en France. Ou bien ils sont trop peu distribués pour que nous nous étendions sur le sujet. Nous les mentionnons pour information. Il s'agit de l'acide nicotinique (niacine), de la TMG (triméthylglycine), très prometteuse en raison de son efficacité contre l'homocystéine, de la lysine et des phytostérols (ou stérols végétaux), déjà utilisés dans certaines margarines.

Ces derniers vont devenir très à la mode. Depuis qu'Astra Calvé a commercialisé sa margarine Pro-Activ de Fruit d'Or, c'est la course aux phytostérols, ces composés naturels présents en quantité minime dans les huiles végétales, les végétaux et les céréales. Leur structure étant proche de celle du cholestérol, ils empêchent l'absorption de ce dernier par l'organisme. Ainsi, plus nous mangeons de phytostérol, moins notre taux de cholestérol est élevé. Concrètement, selon Astra-Calvé, la consommation de 20 g par jour de cette margarine apporterait environ 1,6 g de stérols végétaux par jour, et pourrait diminuer d'environ 10 % le mauvais cholestérol (LDL). Il existait déjà une margarine du même type, mais elle était enrichie en stanols végétaux, principalement issus de la pulpe de bois. Si ces derniers semblent avoir exactement les mêmes propriétés, deux facteurs jouent contre eux : peu d'études ont montré leur efficacité ; pour obtenir des stanols, il faut hydrogéner des stérols de pulpe de bois – opération hautement toxique –, tandis que les stérols sont des composés naturellement présents dans l'alimentation.

EN RÉSUMÉ

- Alimentation de type méditerranéen.
- Exercices physiques de résistance réguliers.
- Compléments nutritionnels de base : vitamines E, A, C, coenzyme Q10, EPA DHA, onagre/bourrache, magnésium, calcium. Nous vous conseillons une supplémentation comprenant tous ces nutriments, type sérum de vie (Nutrition 21), Antioxydants CoQ10 (Vit'all +), Antioxydants CoQ10 (Solgar).
- Surveillez ou diminuez votre poids.
- Évitez les pics d'insuline en fuyant les sucres simples.
- Limitez ou stoppez les facteurs de vieillissement : tabac, excès d'alcool, stress.

4

LE CANCER NE PASSERA PAS PAR VOUS

Le cancer est la première cause de mortalité chez les personnes de plus de quarante-cinq ans, la seconde chez ceux de plus de soixante-cinq ans, et son incidence ne cesse d'augmenter selon une courbe vertigineuse. En 1996, l'OMS (Organisation mondiale de la Santé) estimait à 10 millions le nombre de nouveaux cas par an et en prévoit 15 millions pour 2001. Un homme sur deux et une femme sur trois seront touchés. Le cancer du sein est le plus répandu, suivi de ceux du côlon, de la prostate et du poumon. Ce dernier, qui était de loin le premier cancer jusque vers 1995, a régressé chez l'homme tandis qu'il augmentait chez la femme, en raison du recul du tabagisme chez celui-ci, et de la croissance effrénée de consommation de tabac chez celle-ci depuis les années 70.

Les mécanismes du cancer

Des sommes colossales, comparables à celles de la recherche spatiale, sont dépensées chaque année pour le traitement du cancer, sans résultat vraiment probant, puisque la maladie progresse chaque jour.

Ce fait navrant est reconnu avec honnêteté par les cancérologues officiels de haut niveau. Une parution de

Bailar et Elaine Smith de la Harvard School of Public Health dans le *New England Journal of Medicine*, l'une des revues médicales les plus sérieuses, résume la situation : « Le chiffre de mortalité par cancer a augmenté de 25 % en vingt ans. La conclusion essentielle est la suivante : trente-cinq années d'efforts intenses, essentiellement centrés sur l'amélioration des traitements, doivent être considérées comme un échec patent. »

Cependant, toutes ces années n'ont pas été inutiles, loin de là. Elles ont permis de progresser considérablement dans la compréhension du traitement et de la maladie.

La majorité des facteurs de risque sont liés, d'une manière ou d'une autre, au processus oxydatif et aux radicaux libres. Le premier signe de cancer est une mutation du code génétique de l'ADN : les responsables sont les radicaux libres présents dans le noyau de la cellule. Tout porte à croire que le cancer n'est, finalement, qu'une expression du vieillissement. Si de jeunes adultes le développent, c'est peut-être en raison d'une accélération anarchique du vieillissement de tel ou tel organe.

Schématiquement, que se passe-t-il ? « Les gènes qui contiennent l'information nécessaire à chaque cellule pour

PRINCIPALES CAUSES DE DÉCÈS ENTRE 65 ET 84 ANS

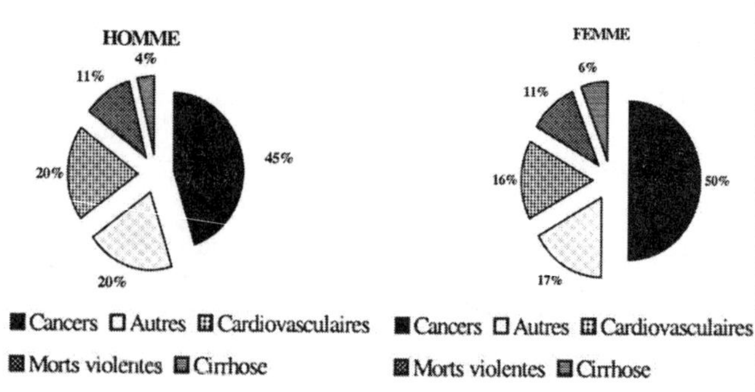

fonctionner sont, dans chacune de nos 100 000 milliards de cellules, bombardés 10 000 fois par jour par des radicaux libres. Les parties endommagées des gènes sont réparées par de petits "ciseaux" moléculaires qui viennent les enlever, par un outil qui les remplace et par un autre outil qui les rattache au gène. C'est le système de réparation de l'ADN, qui veille sur l'intégrité de nos cerveaux cellulaires », explique Thierry Souccar, membre de la Société de biologie du vieillissement.

Mais comme les radicaux libres et les polluants frappent à l'aveuglette, ils n'épargnent pas nos « outils » cellulaires. Progressivement, notre système de « réparation » devient alors moins efficace.

Heureusement, nous avons d'autres parades. Ainsi, une cellule endommagée et non réparée est supposée se détruire grâce à la protéine P53 : mais, là encore, le gène qui ordonne à la cellule de se supprimer peut être pollué et, au lieu de disparaître, la cellule survit puis prolifère. En outre, pour que la P53 fonctionne, elle a besoin de zinc : or 80 % des Français sont carencés en zinc et presque 100 % des personnes âgées. « Un excès de cuivre, de cadmium ou de mercure peut aussi remplacer le zinc et inactiver la P53 », poursuit Thierry Souccar. Ainsi, nous avons tous des débuts de cancer enrayés en permanence : lorsque les cellules attaquées n'arrivent pas à se réparer ou à se supprimer, notre système immunitaire entre en action et détruit ces cellules inaptes, devenues des étrangères. Il le fait chaque jour sans que nous nous en rendions compte.

On comprend pourquoi il faut éviter les polluants, soutenir son système immunitaire, faire le plein d'antioxydants… Il y a tout de même une bonne nouvelle : la plupart des nutriments qui préviennent le cancer sont aussi des antioxydants puissants. C'est donc une véritable guerre métabolique qui doit être menée à tous les stades de la

QU'EST-CE QU'UN ONCOGÈNE ?

C'est un gène qui déclenche un cancer dans certains cas.

maladie. La lutte contre le cancer est constante. Il faut en permanence contrer tous les facteurs de risques.

Beaucoup de cancers, peu de prévention

« Les raisons de cet échec [des thérapies] peuvent se résumer en quatre points, selon le Dr Lévy [auteur de *Voies alternatives dans le traitement du cancer,* éd. du Rocher, 1998] : l'utilisation quasi-exclusive, pour le diagnostic, de l'imagerie médicale, qui pourtant ne permet de déceler les tumeurs qu'après au moins sept ans d'évolution ; l'oubli du "terrain" ; l'utilisation prioritaire de moyens violents et peu sélectifs pour les traitements ; les implications économiques de la cancérologie officielle. »

De nombreux progrès, en matière de prévention, ont en revanche pu freiner, voire empêcher certains cancers. Il est dommage qu'elles ne bénéficient pas de toute la publicité nécessaire, car on estime qu'elles apportent un degré de protection équivalent ou supérieur au port de la ceinture de sécurité dans les accidents de la route.

Certes, le cancer est une maladie fort complexe qu'il n'est pas question d'éviter en suivant une simple liste de conseils d'hygiène de vie. Il y a quelques années, les scientifiques pensaient que 30 % des cancers étaient directement imputables à une mauvaise hygiène de vie ; ce taux est aujourd'hui passé à 70 %, selon le Code européen contre le cancer. Pourquoi, par exemple, les Japonais qui fument deux fois plus que les Américains ont-ils trois fois moins de cancer du poumon, deux fois moins de cancer du sein et trente fois moins de cancer de la prostate ? Entre autres, parce que leur forte consommation de thé vert, d'algues et de soja les protège.

Toutes les études prouvent que les amateurs de fruits et légumes frais développent, en moyenne, deux fois moins de cancers non hormonaux que ceux qui en consomment le moins.

En dehors de la prévention par la nutrition et l'hygiène de vie, n'hésitez pas, si vous avez un doute pour vous ou un de vos proches, à faire des analyses. « Il existe toute une panoplie de moyens efficaces, continue le docteur Lévy, mis au point par d'ingénieux chercheurs dont les idées ne sont pas acceptées par l'idéologie dominante. Des méthodes de diagnostic précoce ont ainsi été testées à grande échelle ; des thérapies applicables dix jours par an traitent de manière préventive les personnes à risques ; d'autres ont fait leur preuves contre les cancers confirmés. »

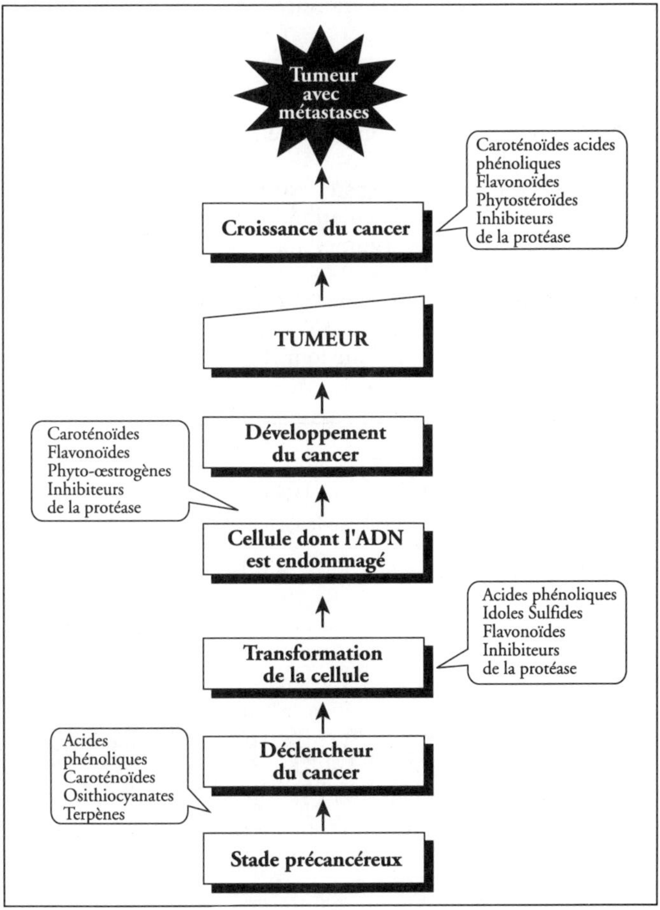

Il ne s'agit pas d'exclure les thérapies conventionnelles mais de les utiliser avec discernement, peut-être avec plus de parcimonie, afin de respecter le système immunitaire. Par ailleurs, détruire le cancer n'est pas détruire la tumeur. Un cancer ne vient pas par hasard, il lui faut certaines conditions favorables telles qu'un système immunitaire faible, un pH acide, un taux de sodium élevé, etc. Si ces facteurs restent inchangés, la récidive est à craindre.

QUELQUES CHIFFRES

- Sept cancers sur dix pourraient être évités avec quelques gestes simples.
- Le Pr Peto, épidémiologiste, estime que 35 à 55 % des cancers sont liés à l'alimentation, et 30 % au tabac.
- Trois fruits et deux légumes frais par jour réduisent de 80 % le risque de cancer.
- 80 % de l'argent consacré au cancer est dépensé à un stade où la guérison est devenue impossible.
- 3 800 € : c'est le prix d'une journée d'hospitalisation dans un centre anticancéreux.

LES FACTEURS DU CANCER

(Source : *Les Antioxydants,* Éditions Québécor)

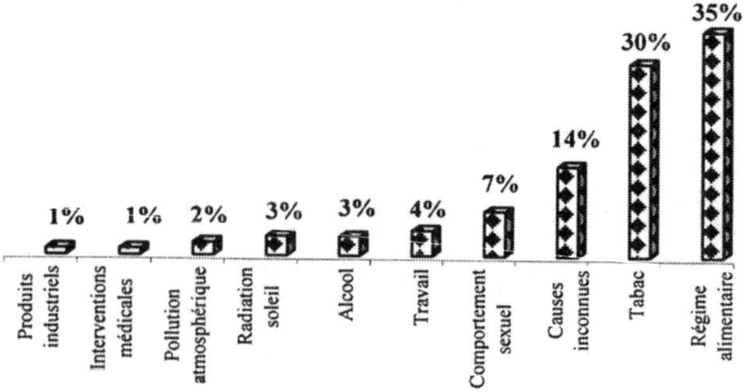

Éviter ce qui favorise le cancer

S'il existe une prédisposition génétique, le comportement individuel reste toutefois le facteur de risque prédominant. Il n'est jamais trop tard pour mettre en œuvre un ensemble de mesures, y compris lorsque le cancer est déclaré. Dans ce cas, elles doivent être intensifiées : elles permettent d'aider à la guérison, de mieux supporter les traitements et leurs effets secondaires.

Il est à notre portée de réduire au maximum la charge toxique supportée par notre organisme, qui est liée :

• à la surexposition aux agresseurs environnementaux : pesticides, métaux lourds, solvants, nucléaire, radium, uranium, amiante, radon, qui endommagent les systèmes nerveux et endocrinien ;

• à la surconsommation d'additifs alimentaires, qui finissent par favoriser la prolifération des cellules cancéreuses dépendantes des œstrogènes ;

• à la surconsommation de graisses et sucreries ;

• au tabagisme : la cigarette ne contient pas que de la nicotine et du goudron, mais sa combustion nous abreuve également de benzopyrène, et de métaux lourds comme le plomb, le cadmium, le mercure ou l'arsenic, que notre organisme stocke dans ses organes vitaux ;

• à la pollution radioactive, des rayons UV, X, qui finissent par entraîner des leucémies, des lymphomes, des cancers de la thyroïde, de la peau ou des os ;

• à la consommation de carcinogènes alimentaires, tels que les viandes grillées au barbecue, les conservateurs ou les nitrates. Ces derniers, produits en masse par l'agriculture intensive, se transforment en nitrites puis en nitrosamines cancérigènes. Plus vous avez de graisse, plus vous stockez ces toxiques ;

• au stress et à l'anxiété, qui désarment le système immunitaire face aux multiples ennemis de notre santé ;

• aux infections telles qu'herpès, hépatite ou helicobacter.

À FAIRE	À NE PAS FAIRE
DANS VOTRE ASSIETTE	DANS VOTRE ASSIETTE
Mangez : cinq fruits et légumes frais par jour, et le plus souvent des crucifères (brocolis). **Buvez du thé,** en particulier vert ou oolong. **Adoptez le régime crétois.** Il a fait ses preuves concernant les cancers du sein, du côlon, du pancréas et de la prostate. **Consommez quotidiennement des oméga 3.** Les poissons gras, l'huile de colza, la pâte à tartiner Primevère préviennent le cancer du sein et les métastases. **Pensez aux produits à base de soja,** qui s'opposent aux cancers du sein et de la prostate. Attention : il ne s'agit pas de pousses de soja (vert), mais de haricots de soja (jaune) et de leurs dérivés (tofu, tempeh…). **Mangez des fibres,** présentes principalement dans les fruits, légumes, légumineuses et céréales complètes. Elles diminuent les risques de cancers digestifs et évacuent les polluants qu'elles rencontrent. **Consommez des glucides complexes :** céréales complètes bio, pâtes, riz, pommes de terre, lentilles, petits pois, couscous, taboulé, pain complet… **N'oubliez pas le magnésium :** eau minérale, fruits de mer, oléagineux.	**Ne mangez pas trop.** L'excès de calories augmente considérablement la production de radicaux libres. De plus, on mange rarement trop de fruits et légumes. En cas d'excès alimentaire ponctuel, sautez le repas suivant ou contentez-vous d'un fruit et d'un laitage. **N'ingérez pas trop de fer.** **Ne consommez pas la partie carbonisée des viandes ou des poissons trop cuits.** Cette carbonisation attaque directement nos gènes, multiplie par 3,5 le risque de cancer du côlon, et par 6 celui du rectum. Idem pour les produits fumés, qui contiennent du benzopyrène, hautement cancérigène. Si vous en consommez, coupez et éliminez la partie extérieure. **N'absorbez pas trop de sel.** Pour se développer, les cellules cancéreuses sont avides de sodium. Elles prolifèrent plus lentement dans un milieu pauvre en sel. **Ne buvez pas trop.** Avec un ou deux verres de vin par jour, tout va bien. Au-delà, il y a un risque élevé de développer un cancer, surtout des voies digestives et du foie. De plus, si vous buvez, vous êtes plus prédisposé à fumer. **En cas d'excès d'alcool,** buvez trois fois le même volume en eau, fruit pressé ou thé, et évitez totalement l'alcool aux repas suivants.

À vos baskets : faites du sport ! L'idéal est de pratiquer une activité physique quotidienne, par exemple la marche. L'exercice s'oppose au cancer de multiples façons. Il favorise le transit, renforce le système immunitaire, entraîne des comportements alimentaires et une hygiène de vie plus sains. Les femmes qui pratiquent un sport quatre fois par semaine modifient leur production d'œstrogène et de progestérone et divisent ainsi par deux le risque de développer un cancer du sein.

En revanche, trop de sport est générateur de radicaux libres, et les sportifs trop assidus abîment leur organisme. De la mesure en toutes choses !

Les pires ennemis : le tabac et l'alcool. Ne fumez pas ! Chaque bouffée vous bombarde d'un million de milliards de radicaux libres. Il est responsable de cancers du poumon, et favorise l'apparition de la majorité des autres. Tabac + alcool = multiplication par 43 du risque de développer un cancer de la gorge, celui des voies nasales étant multiplié par 135.

Fuyez les lignes à haute tension, qu'elles soient près de chez vous ou de votre travail. De même, les lieux envahis d'appareils électriques interfèrent avec la bonne santé du cerveau.

Et encore...

Allaitez votre bébé au moins trois mois. C'est bénéfique à tous points de vue, pour lui comme pour vous !

Prenez des suppléments alimentaires, au moins pendant les périodes de moindre résistance de votre système immunitaire. Ils doivent contenir des antioxydants : vitamine E naturelle, vitamine C, bêta-carotène, lycopène, sélénium. Il est vivement conseillé d'y ajouter un complexe de vitamines B.

Consultez en cas d'apparition de signes « bizarres » : plaie qui ne guérit pas, saignements anormaux, grain de beauté qui grossit ou change de couleur, perte de poids inexpliquée, persistance d'une toux, etc.

Ne vous exposez pas inconsidérément au soleil, même si vous vous protégez avec une crème solaire.

Évitez de cumuler les traitements hormonaux. Pilule, patchs et autres traitements hormonaux ne sont pas anodins. La pilule augmente le risque de cancer du sein et de l'utérus.

Évitez les médicaments qui augmentent la sécrétion de l'hormone prolactine. Il s'agit de certains anti-hypertenseurs, antihistaminiques, neuroleptiques, anti-dépresseurs, hypnotiques. Ces médicaments augmentent le risque du cancer du sein, y compris chez l'homme.

Facteurs alimentaires et types de cancers	
Catégories alimentaires	**Cancers**
Sel, aliments salés	Nasopharynx
Nitrosamines, aliments fumés et salaisons	Estomac
Alcool, graisses, excès de calories	Sein, intestin, ovaire, prostate
Protéines, café, graisses	Pancréas
Alcool	Bouche, gorge, larynx, œsophage, foie
Aflatoxines (toxines produites par des moisissures)	Foie
Sucre, viande rouge	Côlon

Localisation du benzopyrène dans divers produits animaux fumés et teneur en ug/kg		
Produits	**Peau ou extérieur**	**Partie interne**
Hareng	35	0,94
Maquereau	25	0,94
Anguille	61	2,8
Sardine	21	1,7
Merlan	70	7
Saumon	3,2	0,45
Jambon	2,3	0,8
Saucisse/viande	5,13	0,23

Source : *Changez d'alimentation,* Pr Joyeux, F.X. de Guibert, Paris, 1994.

Les nutriments anticancer

Acides gras EPA-DHA

Ils sont anti-inflammatoires, donc protecteurs de l'ADN. Ils sont présents (notamment la génistéine et les autres isoflavones) dans le soja.

Leur rôle :

• ils empêchent la formation de nouveaux vaisseaux sanguins qui nourriront la tumeur au détriment de l'organisme ;

• ils inhibent la formation des « protéines de stress », générées par les tumeurs pour éviter les représailles du système immunitaire ;

• ils bloquent l'activation de la tyrosine kinase, une

enzyme fabriquée par les tumeurs pour empêcher nos cellules malades d'être évacuées ;

- leur action « *œstrogène-like* » bloque les récepteurs sensibles aux cancers œstrogéno-dépendant (sein, utérus, prostate, côlon) ;
- ils diminuent l'effet néfaste des œstrogènes, donc leur incidence sur le cancer du sein.

Doses

106 à 150 mg par jour.

Acide lipoïque

Il empêche l'activation des cellules cancéreuses, chélate les métaux lourds et fait partie des antioxydants les plus puissants.

Doses

75 mg, 1 à 2 fois par jour pendant les repas.

Ail, oignon et échalotes

Ce sont de véritables boucliers contre le cancer de l'estomac. Plus leur consommation est élevée, plus la prévention est efficace.

Doses

Elles ne sont pas quantifiables. Dans l'idéal, on devrait en prendre tous les jours.

Caroténoïdes

Ils évitent à notre collagène et nos membranes de dégénérer en cancer. Ils ont une action photoprotectrice, c'est-à-dire qu'ils limitent les dégâts provoqués par l'exposition solaire. De multiples études ont démontré l'efficacité préventive des caroténoïdes dans la lutte contre d'autres types de cancer. Notamment ceux de la prostate, du poumon, du côlon, de la vessie et du sein.

CANCERS CUTANÉS

Il y en a deux millions de plus chaque année dans le monde. L'exposition aux UV entraîne une baisse de l'immunité. Les antioxydants, dont le bêta-carotène, réduisent cette déficience. Ils se déposent en partie dans la peau, où ils absorbent la lumière visible et invisible, désactivent les photosensibilisants oxydants, piègent l'oxygène singulet et capturent un grand nombre de radicaux libres. Enfin, ils inhibent la formation de substances inflammatoires.

Coenzyme Q10

Elle s'oppose au cancer du sein

Doses

30 à 200 mg par jour.

DHEA

Elle renforce la protection contre les infections vitales en s'opposant au déclin de la résistance immunitaire dû à l'âge. Elle permet ainsi de ralentir l'évolution de certaines formes de cancers, notamment ceux du poumon et des seins. Mais c'est en s'associant à d'autres hormones que la DHEA donne le meilleur d'elle-même. Tout comme la mélatonine, la progestérone, la testostérone et les hormones thyroïdiennes, elle contrarie la formation de « déchets » cancérigènes dus aux œstrogènes. L'association DHEA, DMBA et androgènes contribuerait également à restreindre la taille et le nombre des tumeurs. L'effet maximum est sans conteste obtenu avec le couple DHEA et anti-œstrogènes purs. En cas de doses élevées de DHEA directement appliquées sur les tumeurs, ces dernières diminuent de 94 % : son efficacité est comparable à celle des anti-œstrogènes purs. La DHEA pourrait ainsi constituer une thérapie de remplacement dans la lutte contre le cancer. Son administration par voie cutanée est bonne (taux d'absorption très satisfaisant).

Doses

25 à 50 mg par jour (femmes), 50 à 75 mg par jour (hommes).

Fibres

Il est prouvé que leur consommation protège des cancers du sein et du côlon.

Doses

Le plus possible.

Huile de foie de requin

Parmi ses constituants, les AKG (alkyl glycérols) et le squalène sont des acides gras qui stimulent fortement le système immunitaire. Ce traitement est un adjuvant à la radiothérapie : il diminue la toxicité des rayons, et allonge et augmente le taux de survie.

Doses

Environ 500 mg d'alkoxylglycérols par jour.

Pépins de raisin et pycnogénol (pin maritime)

Ces antioxydants très puissants ralentissent la fabrication des cellules cancéreuses. Par ailleurs, ils piègent l'un des composés les plus cancérigènes issus du benzopyrène de la fumée de cigarette.

Doses

100 à 200 mg par jour (Solgar ou Vitall +).

Sélénium

Il protège des cancers du sein, de l'estomac, de l'œsophage, du foie et de la peau. Ce minéral est d'une importance capitale dans la prévention du cancer : 200 µg par jour font chuter de 41 % le risque de cancer et de 52 % la mortalité due à cette maladie. Plus précisément, à ces dosages de supplémentation, le cancer colorectal recule de 58 %, ceux de la prostate et des poumons de 63 % et 46 %.

Le sélénium est le constituant essentiel de la glutathion

peroxydase. Il protège avant tout l'ADN cellulaire contre les carcinogènes. Sa grande spécialité est la protection contre le cancer, surtout lorsque l'agression oxydative en est le facteur majeur : c'est le cas pour le cancer du poumon et de la vessie en raison de la fumée de cigarette, et pour celui de l'estomac en raison des nitrosamines.

Son action passe notamment par trois voies :

- protection de la peau contre les radicaux libres ;
- stimulation de l'immunité ;
- chélation des métaux lourds avec élimination dans les urines.

Certains travaux laissent espérer qu'avec une bonne prévention, comprenant du sélénium, on pourrait réduire de 33 % le nombre de cancers pulmonaires, colorectaux et prostatiques.

L'étude de Clark, menée de 1983 à 1991 sur 1 312 personnes âgées en moyenne de soixante-trois ans, mérite d'être mentionnée. Les patients ont été répartis en deux groupes traités en double aveugle : l'un recevait un placebo, l'autre 200 *µg* de sélénium par jour. Le taux de mortalité du « groupe sélénium » par rapport au « groupe placebo » était moitié moins important pour les cancers des poumons et du côlon, et inférieur de 63 % pour celui de la prostate. Une nouvelle étude de grande envergure a débuté en 1998 aux USA. Appelée *« Precise » (Prevention Cancer Intervention with Selenium)*, elle concerne 52 000 personnes et devrait durer cinq ans. Il s'agit de confirmer celle de Clark mais à plus grande échelle.

La prise de sélénium ne réduit pas le risque de développer un cancer de la peau, du sein ou de l'utérus, ni la mortalité causée par une autre maladie. En revanche, le nombre de décès par cancer est deux fois plus faible lorsque l'on prend du sélénium et la survenue d'un cancer est moins fréquente si l'on se supplémente.

Doses

75 à 100 mg par jour.

Supplémentation hormonale

Certains cancers semblent favorisés par des déficiences hormonales. L'hormone thyroïdienne, la progestérone, la mélatonine, la DHEA, l'hormone de croissance stimulent le système immunitaire et ont une action anticancer certaine. Des études sont en cours pour l'établir formellement. On sait déjà que la mélatonine nous protège surtout des radiations et agit comme anti-œstrogène.

Doses

À déterminer au cours de futures études.

Vitamine E

Les gènes et l'ADN des cellules sont soumis en permanence au bombardement des radicaux libres. Les cellules doivent donc être renouvelées très souvent. Seules les cellules du cerveau et du cœur restent les mêmes, de la naissance à la mort. Mais, à force d'attaquer, les radicaux libres dérèglent peu à peu nos gènes les plus intimes. Le problème survient lorsque les gènes porteurs de l'information responsable de la régulation de la multiplication cellulaire sont touchés. Leur dysfonctionnement représente le premier pas vers la maladie et ce mécanisme explique l'augmentation de la fréquence des cancers avec l'âge.

La vitamine E exerce son action bénéfique dans tous les organes où se trouvent des lipides. Elle bloque la formation de nitrosamines cancérigènes. Elle stimule l'immunité, par laquelle le corps se défend mieux. Dans les cancers installés, elle pénètre dans les cellules cancéreuses et peut perturber leur métabolisme.

Une étude réalisée pendant cinq ans sur des fumeurs a montré que, s'ils se supplémentaient avec des doses modérées de vitamine E (50 mg de tocophérol), ils auraient 32 % de risques en moins de développer un cancer ; leur taux de mortalité chuterait de 41 %. D'autres études finlandaises, italiennes, suisses, japonaises et chinoises ont montré que les carences en vitamine E et sélénium multipliaient par 11,4 le risque de cancer. De plus, un faible taux de vitamine E permettrait de prévoir la déclaration d'un cancer. En Chine, des essais ont montré qu'une supplémentation en vitamine E réduisait de 20 % la mortalité liée au cancer de l'estomac et de l'œsophage, tandis que la mortalité globale (toutes causes confondues) diminuait de 13 %. Toutes ces études (épidémiologiques, expérimentales et sur animaux) valent pour tous les cancers, spécialement ceux de l'oropharynx, des poumons, de l'œsophage, du côlon et du rectum. Aux USA, où l'on ajoute de la vitamine E à tous les aliments et où la supplémentation est devenue courante, on assiste actuellement à une certaine diminution de la fréquence des cancers.

Doses

Des suppléments quotidiens de 1 g de vitamine C, associé à 800 UI de vitamine E et à 30 mg de bêta-carotène, ont permis de faire régresser des lésions précancéreuses chez 79 malades. L'amélioration a concerné 56 % des patients en moyenne, et 90 % de ceux qui ne buvaient ni ne fumaient. Par ailleurs, des suppléments de vitamines C (2 à 5 g), E (300 à 800 UI) et de bêta-carotène (10 000 à 20 000 UI) ont permis d'augmenter de manière significative la durée de vie de 18 anciens fumeurs souffrant d'un cancer des poumons, qui suivaient en parallèle une chimiothérapie et une radiothérapie. Plus la supplémentation débute tôt, plus la durée de survie est longue.

Attention !

Selon une étude publiée par le Lancet en 1997, le risque de cancer du sein est accru après dix ans de traitement hormonal substitutif (THS). Si, sur 1 000 femmes de cinquante ans, 33 n'utilisant pas de THS ont un cancer du sein, le chiffre s'élève à 35 pour celles qui prennent le THS depuis cinq ans, à 39 après cinq ans et à 45 après quinze ans. Il faut donc réfléchir longuement avant d'entreprendre un tel traitement. Utilisez de préférence les phyto-œstrogènes et la progestérone naturelle qui ne présentent pas les inconvénients de l'œstradiol et des progestatifs utilisés en

THS. Au contraire, les composés naturels protègent aussi bien des effets du vieillissement que des cancers hormonaux.

Thé vert ou vierge

Il contient de formidables antioxydants – les polyphénols – dont les catéchines, qui sont anticancer. Le thé vert réduit le risque de cancer chez le fumeur.

Doses

Deux tasses par jour ou 3 gélules à 350 mg d'extraits standardisés.

Végétaux crucifères

Les choux, brocolis, choux-fleurs, choux de Bruxelles, diminuent très nettement le risque de développer un cancer du poumon, de l'estomac, du côlon, du rectum. La spécificité de ces végétaux (et surtout de leurs jeunes pousses) est d'apporter du sulforaphane, qui stimule les enzymes détoxifiantes et de l'indole 3 carbinol, qui altère le métabolisme de l'œstradiol. L'indole transforme ce dernier – le plus cancérigène des œstrogènes – en œstrogène inoffensif, limitant ainsi les cancers du sein et de l'endomètre.

Doses

Trois plats de choux par semaine.

Végétaux

Certains végétaux peuvent être utilisés en traitement adjuvant de la chimiothérapie.

- Le romarin, qui stimule les enzymes détoxifiantes.
- Le ginseng, qui abaisse le taux de tous les cancers.
- Le gingembre, qui fait chuter le risque de cancer de la peau.
- L'échinacée, qui améliore l'efficacité du système immunitaire et accroît au passage l'activité antitumorale des cellules tueuses.
- La sylimarine du chardon marie, qui protège des tumeurs cutanées induites par les UV.

Études épidémiologiques d'observation sur les relations entre consommation de fruits et légumes et risque de cancer			
Site du cancer	**Nombre total d'études**[1]	**Nombre d'études retrouvant une diminution du risque**	**Nombre d'études retrouvant une augmentation du risque**[2]
– **Tous sites** (incluant le cancer de la prostate)	170	132	6
– **Tous sites** (excepté le cancer de la prostate)	156	128	4
– **Poumon**	25	24	0
– **Larynx**	24	24	0
– **Cavité orale, pharynx**	9	9	0
– **Œsophage**	16	15	0
– **Estomac**	19	17	1
– **Côlon, rectum**	35	20	3
– **Vessie**	5	3	0
– **Pancréas**	11	9	0
– **Col utérin**	8	7	0
– **Ovaire**	4	3	0
– **Sein**	14	8	0
– **Prostate**	14	4	2
– **Divers**[3]	8	6	0

1. Seules les études présentant les résultats en terme de risque relatif et comprenant un minimum de 20 cas de cancer dans le site en question ont été inclus.
2. Augmentation significative du risque.
3. Mélanomes, thyroïde, voies biliaires, cancer de l'andromèdre et tumeurs cérébrales de l'enfant.

• La curcumine du curcuma, qui empêche l'initiation et le développement des tumeurs de la bouche.

• Le maïtaké, champignon asiatique grand stimulateur du système immunitaire, surtout des lymphocytes, macrophages et cellules tueuses ; son activité est en cours d'évaluation « scientifique » aux USA, dans le cadre d'une étude demandée par la FDA *(Food and Drug Administration).* Il agirait surtout contre les cancers du foie, du sein et de la prostate.

Autres vitamines et minéraux

• La vitamine C, qui fait chuter les risques de cancer de

l'estomac, de l'œsophage, du sein et des poumons chez les fumeurs.

• La vitamine D, qui limite le risque de cancer de la prostate, du côlon, du rectum et du sein.

• La vitamine B9, qui répare l'ADN et stimule l'immunité – elle diminue le risque de cancer du col de l'utérus.

• La vitamine B12, qui diminue le risque de cancer des bronches chez les fumeurs.

• Le calcium, qui s'oppose au cancer du côlon. Une étude montre qu'après ablation de polypes dans le côlon, ceux-ci récidivent généralement dans 55 % des cas mais seulement dans 13 % si on se supplémente en calcium. Or, on sait que le polype est l'une des premières étapes vers le cancer du côlon.

• Le zinc, qui s'oppose au cancer de la prostate.

RELATION ENTRE LES ANTIOXYDANTS ET LE RISQUE DE CANCER

(Source : *Le Guide des compléments alimentaires nouveaux,* Pharma Nord, 1997)

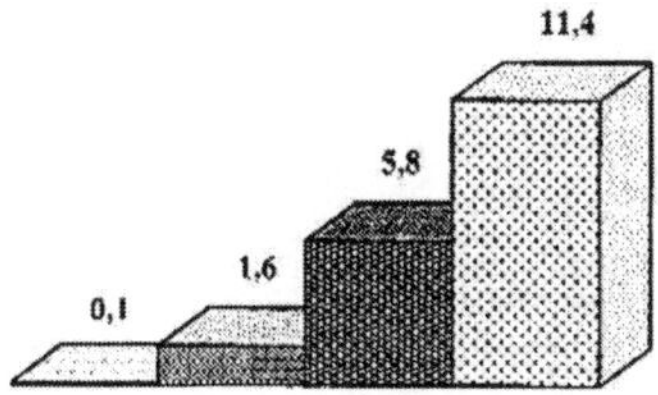

□ Risque normal — Déficience en vitamine E — Déficience en sélénium — Déficiences en sélénium et vitamine E

EN RÉSUMÉ : COMMENT SE SUPPLÉMENTER ?

- Vitamine C naturelle : + de 500 mg par jour
- Complexe antioxydant : 1 par jour
- Acides aminés soufrés (cystéine, méthionine)
- Multivitamines et minéraux : 1 par jour
- Vitamine E : 400 UI par jour
- Lycopène et bêta-carotène
- Oméga 3

+ supplémentation au cas par cas.

NOTRE SÉLECTION

- **Solgar :** antioxydant formula, 30 capsules, 2 par jour, 22,60 €.
- **Sérum de vie Forte Pharma,** 60 capsules, 2 par jour, 39 €.
- **Phytoceutic :** thé vierge bio, 20 ampoules, 1 chaque matin, 7,65 €.
- **Biotechnie :** complexe antioxydant, 90 gélules, 3 gélules par jour, 31,40€.

Alterner la prise de ces différentes formules.

ATTENTION

En aucun cas il n'est question de stopper ou de ne pas entreprendre une radiothérapie ou une chimiothérapie si elles vous sont conseillées par votre cancérologue. Mais une complémentation nutritionnelle est indispensable à titre préventif (surtout si votre hygiène de vie est à risque ou si vos ascendants ont été malades) et en cours de traitement si vous êtres vous-même malade, pour renforcer votre système immunitaire et vous aider à mieux supporter vos séances à l'hôpital.

Ces thérapies sont indispensables en cas de cancer avéré. Il est primordial de les respecter scrupuleusement.

5

LE VIEILLISSEMENT CÉRÉBRAL

Dès l'âge de trente ans, nous perdons 100 000 neurones par jour. Ce chiffre, qui nous effraie tant, fait bien rire les spécialistes. Comme nous en possédons entre quatre et dix milliards, en perdre quelques milliers n'a guère d'importance ! Aujourd'hui, on s'attache bien davantage à la plasticité cérébrale : à la capacité des neurones de créer des connexions entre eux jusqu'à un âge avancé. Plus que le nombre de neurones, c'est la qualité du tissu qui compte. Les moindres ratés en oxygénation ou vascularisation peuvent donc être catastrophiques. Cependant, le cerveau vieillit, comme n'importe quel organe. L'un des premiers signes est la baisse de mémoire, la lente détérioration de notre fichier de souvenirs et de connaissances. Ce noble organe est aussi un régulateur d'appétit, de sommeil, de libido, des mouvements, des humeurs. Il centralise nos sens, permet la prise de décisions urgentes ou de projets à long terme, parmi bien d'autres choses. Tous ces mécanismes se détraquent, toutes ces capacités s'estompent avec l'âge, entraînant un désintérêt progressif pour la vie. Selon les zones atteintes, on peut également voir apparaître des maladies, telles que celles d'Alzheimer ou de Parkinson.

Nous sommes loin de pouvoir guérir toutes les maladies cérébrales liées à l'âge et certaines demeurent peu accessibles à une quelconque prévention.

LES MANIFESTATIONS DU VIEILLISSEMENT

- Baisse des capacités de concentration
- Diminution des facultés de mémorisation
- Anxiété, irritabilité, fluctuations de l'humeur, mauvaise adaptation au stress, dépression
- Perte d'appétit
- Troubles du sommeil
- Démence précoce
- Accidents vasculaires cérébraux (dus à des caillots qui empêchent le sang de nourrir le cerveau, ainsi qu'à une pression excessive dans les artères du cerveau)
- Maladie d'Alzheimer
- Maladie de Parkinson

Mais on peut essayer d'en éviter beaucoup et de ralentir le vieillissement de notre cerveau : une hygiène de vie adaptée peut faire des miracles. Encore faut-il ne pas s'y prendre trop tard.

Le cerveau, constitué à 70 % de lipides, représente 2 à 3 % du poids du corps, mais consomme 20 à 30 % de l'énergie. Celle-ci est dépendante de la circulation du glucose, brûlé par l'oxygène. Le cerveau dispose de toute une kyrielle de vitamines et de minéraux pour coproduire l'énergie ; aussi, le vieillissement cérébral est-il étroitement lié à l'état nutritionnel de l'organisme, à l'oxydation radicalaire, dont dépendent divers paramètres cérébraux (capacité de résistance et de réaction au stress oxydatif et aux radicaux libres, état de vascularisation et d'oxygénation). Or, 80 % des personnes âgées sont carencées en vitamines B6, 60 % en B1 et 100 % en B9. Cette situation est provoquée par deux facteurs simples : les seniors mangent moins et absorbent moins bien les nutriments. Les vitamines B6, B9 et B12 ont un rôle essentiel dans la synthèse des neurotransmetteurs et dans la qualité des phospholipides membranaires.

Le cerveau, qui affiche une teneur très élevée en AGPI ou phospholipides, est très sensible aux radicaux libres, qui jouent un rôle très néfaste. De plus, il est notre organe le plus gourmand en oxygène. C'est une zone riche en fer et naturellement pauvre en antioxydants. Le cerveau est continuellement exposé à la pollution, et particulièrement aux métaux lourds qui troublent le métabolisme des protéines.

Lorsque des anomalies de mémorisation ou de comportement apparaissent chez un senior (elles peuvent toutefois être provoquées par des maladies circulatoires, dégénératives ou liées à des dysfonctions congénitales), il est urgent de mettre en œuvre un traitement à base de vitamines du groupe B, notamment la B12 – à doses massives et en injections –, en attendant le dosage de la B12 et de la B9 dans le sang. La consultation d'un médecin s'avère indispensable car, à haute dose, ces vitamines prennent le statut de médicaments… Autre exemple : les personnes hospitalisées pour cause de démence ont en général un taux insuffisant en B9 et B12, qui peut être réversible. Cette situation sera améliorée par une supplémentation élevée, à condition que la carence ne soit pas trop ancienne (si on la pallie moins d'un an après le début des symptômes, les troubles peuvent être totalement réversibles).

Pour retarder la dégradation de nos structures nerveuses, il est urgent :

- d'instaurer une bonne hygiène alimentaire. Notamment, il est impératif de consommer du poisson gras deux à trois fois par semaine, de l'huile d'olive et de colza, de diminuer fortement l'apport des graisses animales ;
- de poursuivre ou mettre en pratique un exercice d'endurance régulier (quotidiennement, dans l'idéal). Il n'y a rien de pire que l'inactivité pour ne plus « être dans la course » ;
- d'optimiser ses chances en adoptant une complémentation nutritionnelle complète. Nous conseillons 1 000 UI par jour de vitamine E, des œstrogènes, de l'acétyl L. carnitine, de la phosphatidylsérine, de la choline, du ginkgo biloba ;
- d'éviter les toxiques au maximum : les plus connus, comme le tabac ou l'alcool ; les moins connus, tels que les métaux lourds. Ainsi, le plomb est nettement corrélé à une

LES DÉFICITS NUTRITIONNELS
LES PLUS FRÉQUENTS

- Vitamines (PP, B1, B3, B6, B9, B12, C)
- Minéraux : fer, cuivre, magnésium
- Acides aminés précurseurs de neurotransmetteurs, comme la tyrosine
- Acides gras polyinsaturés et antioxydants (agissent sur les récepteurs des neurotransmetteurs)
- Énergie produite en quantité insuffisante

baisse du QI, l'aluminium entretient un rapport direct avec la maladie d'Alzheimer, le fer avec la maladie de Parkinson et la destruction des neurones.

Pour contrer les excès en fer, il est important de boire une tasse de thé par jour au minimum, antioxydant et inhibiteur de ce métal. Pour limiter les apports d'aluminium, remplacez au moins votre papier aluminium par un film étirable ou utilisez des boîtes hermétiques ; bannissez tout contact alimentaire avec ce métal, qu'il s'agisse des couverts, boîtes de conserve et casseroles. Éviter le plomb est plus délicat : l'eau du robinet n'est pas toujours irréprochable, ne serait-ce que parce qu'elle circule dans des canalisations métalliques, stagne dans la robinetterie, etc. Pour faire d'une pierre deux coups, choisissez une eau minérale riche en magnésium qui limite la « casse » des toxiques, accélère la réparation des neurones, et réduit la pénétration des métaux lourds…

L'équilibre émotionnel

La glycémie (le taux de sucre dans le sang) est l'une des façons les plus directes par laquelle les aliments modifient notre humeur. Chez une majorité de personnes, l'humeur se dégrade lorsque la glycémie baisse. C'est parce que la consommation de sucre libère de l'insuline, qui déclenche l'augmentation du taux de sérotonine dans le cerveau.

Ce neurotransmetteur à l'action apaisante est encore plus stimulé par des aliments glucidiques contenant de la sérotonine ou du tryptophane, son précurseur. La banane en contient tant que la consommation d'un ou deux de ces fruits augmente le taux de sérotonine dans l'organisme. Il y a aussi les glucides non raffinés, présents dans l'avoine, les légumes secs, les fruits et légumes. Un taux de sucre stabilisé dans le sang permet d'éviter les trop larges fluctuations.

L'humeur et les émotions sont également modifiées par certaines carences en nutriments : une carence en fer ou en magnésium peut déprimer. Dans ce domaine, le groupe des vitamines B joue un rôle primordial. Pensez à incorporer dans vos menus : foie, germe de blé, légumes verts à feuilles, petits pois, fruits de mer, poissons gras, oléagineux et graines. Une substance soporifique a été découverte dans la salade, tandis que le céleri est sédatif. Parfaits pour le soir !...

Il existe un cas très particulier de modification du comportement alimentaire, souvent associé à une humeur pour le moins fluctuante : on rejette les protéines et on est attiré par le sucré. C'est une dysfonction sérotoninergique, qu'il faut corriger avec des suppléments de vitamines B (surtout B6, B9, B12), associées à du magnésium pour qu'elles soient correctement métabolisées par l'organisme.

Si vous prenez déjà des médicaments, adoptez des suppléments nutritionnels adéquats : les effets peuvent en être spectaculaires. Ces combinaisons doivent être décidées en accord avec votre nutrithérapeute.

Cœur et cerveau, même combat

La bonne santé du cerveau ne se conçoit que si la santé cardiaque est bonne : l'irrigation sanguine dépend d'elle. La tension, l'équilibre lipidique et l'homocystéine doivent être maîtrisés. Une alimentation saine est donc doublement indispensable : fruits et légumes frais, céréales, légumineuses, bon équilibre sodium/potassium, bon statut vitaminique... ces règles de bonne conduite alimentaire en constituent les fondations.

La maladie d'Alzheimer

C'est le plus grand échec de la médecine du vieillissement. Cette maladie touche plus de 350 000 personnes en France, soit 10 fois plus que le sida, et il n'existe de traitement ni curatif ni préventif. Nous en connaissons les signes flagrants : agressivité, violence, indifférence à l'égard des proches, perte du sens de l'orientation. Elle touche 7 à 8 % des plus de soixante-cinq ans, et 25 % des plus de quatre-vingt-cinq ans. Cette incidence n'augmente pas pour les centenaires !

La maladie se caractérise par une dégénérescence progressive des cellules nerveuses, surtout provoquée par des déséquilibres hormonaux. Les hormones sexuelles chutent tandis que celles du stress augmentent. L'ensemble est associé à une carence en antioxydants et tout spécialement en vitamine E.

Dans le cerveau des malades, on observe :

- des amas de neurones morts dans l'hippocampe et le cortex, accompagnés de protéines ;
- une accumulation d'aluminium ;
- une baisse de la production d'acétylcholine, de sérotonine et de noradrénaline.

La maladie de Parkinson

Les signes de cette maladie sont connus : tremblements de plus en plus importants, rigidité dans les mouvements, perte d'équilibre. Elle est due à la dégénérescence d'un certain type de cellules nerveuses et des neurotransmetteurs de la dopamine.

Exercer son cerveau

Des prélèvements sanguins ont été faits en 1971 dans un groupe de personnes âgées de soixante-cinq ans, puis en 1993 lorsqu'elles ont atteint quatre-vingt-sept ans. Celles qui s'étaient supplémentées en béta-carotène et en vitamine C durant les vingt-deux ans écoulés présentaient de bien meilleures performances intellectuelles.

CINQ CONSEILS POUR UN CERVEAU EN FORME

- Diminuer le stress oxydatif par la supplémentation antioxydante.
- Réduire la tension artérielle.
- Éviter l'aluminium présent dans les ustensiles de cuisine, les pansements gastriques, les déodorants antitranspirants, l'eau du robinet.
- Fuir les métaux lourds tels que le cadmium, le mercure, le plomb ou le fer.
- Éviter au maximum les pesticides.

Développements intellectuel et cérébral sont associés à une longévité accrue. Peut-être parce qu'on prête davantage attention à ce qu'on mange, à ses activités, qu'on fait de meilleurs choix d'hygiène de vie… mais pas seulement. Il semble bien que lorsque le cerveau s'abîme, le reste de l'organisme également, et inversement. Une étude suédoise a montré que la mortalité était inférieure de 50 % chez les personnes qui lisaient beaucoup, allaient au théâtre ou au cinéma. Les mots croisés, le Scrabble, les jeux de société font donc partie de la panoplie anti-âge.

Enfin, le cerveau ne s'use que si l'on ne s'en sert pas ! Jouez, écoutez de la musique, humez des odeurs, touchez des étoffes… bref, utilisez le plus possible vos sens, mais aussi créez : dessinez, tricotez, imaginez des histoires, jardinez (activité qui « réallume » d'autres régions du cerveau, ayant tendance à s'assoupir).

Il existe de plus en plus de « stages de mémoire ». Ces ateliers sont ouverts à tous, et ce sont des adultes de plus en plus jeunes qui s'y retrouvent. La Fondation nationale de gérontologie en organise, à Paris comme en province (tél. : 01 45 25 92 80).

Surtout, restez « zen » et pratiquez une activité sportive régulière.

ALIMENTS-PHARES POUR IDÉES LUMINEUSES

- Pâtes, riz, pain : leurs sucres lents sont à privilégier car le sang doit contenir du glucose de façon stable. Limiter les pâtisseries, bonbons, chocolats.
- Huile de colza, poissons gras… : les acides gras doivent être absorbés en grandes quantités. Pour échapper aux polluants neurotoxiques, il est indispensable d'avoir des membranes protectrices bien huilées, imperméables.
- Viande, œufs, produits laitiers, levure de bière : conviez les vitamines B à votre table.
- Les protéines, en particulier d'origine animale, apportent les acides aminés indispensables à la communication entre les neurones. Le hasard fait bien les choses : ces mêmes aliments contiennent de la vitamine B !
- Chocolat, fruits secs, noix, noisettes, amandes : pensez-y pour le magnésium !

Les compléments alimentaires du cerveau

Acide alpha-lipoïque

Il s'agit d'un antioxydant très puissant. On le trouve dans les brocolis mais il est plus généralement synthétisé à partir de la cystéine. C'est l'un des rares antioxydants universels, c'est-à-dire qu'il est à la fois hydrosoluble, comme la vitamine C, et liposoluble, comme la vitamine E. Il est donc à la fois actif dans la cellule et dans son enveloppe.

L'acide alpha-lipoïque est un nutriment quasi idéal, car :

- il est très facilement absorbé par l'organisme ;
- il agit en parfaite synergie avec les autres antioxydants pour neutraliser un grand nombre de radicaux libres différents. Il protège les vitamines C et E, la coenzyme Q10, le glutathion ;
- il chélate les métaux lourds toxiques ;
- il inactive les substances anticancéreuses ;
- il régénère les neurones. Diverses études menées sur des cultures de tissu démontrent cette action. D'autres

NOTRE SÉLECTION

- **Brocoli Vit'all + :** 75 mg acide alpha-lipoïque, 1 ou 2 capsules par jour, 30 capsules, 17,38 €.
- **Bionutrics :** acide alpha-lipoïque 200 mg, 30 capsules, 21,15 €.
- **Vit'all + :** acide alpha-lipoïque 200 mg, 30 comprimés, 17,35 €.

expériences, réalisées sur des rats et des souris, prouvent qu'il stimule la croissance des neurones et améliore la mémoire des événements récents, qui s'altère avec l'âge.

En Allemagne, en Grande-Bretagne et aux USA, on l'utilise :

• dans les dégénérescences nerveuses liées à l'évolution du diabète ;

• dans les neuropathies liées à l'alcool, aux chimiothérapies, aux antiviraux (traitement du sida) ;

• à titre préventif et curatif dans de nombreuses affections dégénératives.

Les carences en acide lipoïque peuvent être dépistées par l'examen des acides organiques urinaires. Il n'existe aucune toxicité ou effet secondaire.

Doses

100 mg par jour pour lutter contre la maladie d'Alzheimer et les troubles de mémoire.

Carnitine et acétyl L carnitine (ALC)

Nous en fabriquons de faibles quantités, et c'est dommage car ce nutriment est tout à fait exceptionnel. En effet :

• il augmente les capacités intellectuelles des êtres humains en bonne santé : attention, coordination, réflexes, rapidité d'exécution, etc.

• il améliore aussi l'état émotionnel et le comportement social des personnes qui souffrent d'une mémoire déficiente

NOTRE SÉLECTION

- **Solgar :** L carnitine, 30 comprimés 500 mg, 1 comprimés par jour, 39 €.
- **Biodynamics :** L carnitine 500 mg, 1 capsule par jour, 60 capsules, 33 €.

liée au vieillissement. Ces restaurations persistent longtemps après l'arrêt de la supplémentation ;

• il réduit les symptômes de la dépression et augmente la perception de la qualité de la vie ;

• il retarde la détérioration cognitive en cas de maladie d'Alzheimer, si les dosages sont suffisants ;

• il freine les symptômes de la sénilité ;

• il stimule la circulation cérébrale, si besoin ;

• il prévient et agit contre les taches de vieillesse ;

• il optimise les performances musculaires par divers biais ;

• il atténue la fatigue, notamment s'il s'agit d'un problème chronique. Dans ce dernier cas, on constate toujours une baisse de la carnitine totale présente dans le sang.

À savoir : l'acétyl L carnitine est plus stable et mieux absorbée que la carnitine.

DHEA

Si l'on prend chaque jour 30 à 90 mg de DHEA pendant quatre semaines, on observe l'action de cette substance sur les points suivants :

• elle retarde l'apparition de la maladie d'Alzheimer, et pourrait être un bon complément dans le traitement de cette même maladie, ainsi que de celle de Parkinson. Grâce au DHEA, on note une nette amélioration des fonctions neurologiques, de la mémoire et des fonctions cognitives ;

• c'est un antidépresseur et un anxiolytique. Elle procure un effet euphorisant ;

• elle améliore la résistance au stress ;

• elle protège les cellules du cerveau des dégénérescences dues à l'âge. Elle possède une double action en agissant sur la croissance des neurones ainsi qu'en améliorant la transmission des messages nerveux ;

• elle améliore la qualité du sommeil, procure bien-être et stabilité de l'humeur. Elle stabilise le comportement ;

• elle renforce les performances intellectuelles.

Pregnénolone-sulfate

Cette « mère des hormones » est fabriquée dans le cerveau où on la retrouve fortement concentrée. Une expérience sur des souris a permis de montrer qu'elle peut réparer temporairement leur mémoire : plus sa concentration est grande, plus la mémoire est bonne.

On l'utilise pour améliorer les rythmes circadiens, comme antioxydant, comme stimulant immunitaire, comme inducteur de sommeil, pour stimuler l'hormone de croissance. C'est « l'hormone miracle » de la mémoire. Encore faut-il la consommer à des doses suffisantes, c'est-à-dire au-delà de 30 mg par jour. Pour la maladie d'Alzheimer, on conseille des doses de 100 mg en début de traitement puis de 50 mg et enfin de 30 mg.

NOTRE SÉLECTION

• Gélules réalisées par le pharmacien sur prescription médicale.

DHA

C'est parce qu'il maintient la souplesse et l'efficacité des synapses qu'il est un nutriment de choix pour le cerveau. Si ces derniers se durcissent avec le vieillissement – et à cause des méfaits des radicaux libres -, la transmission nerveuse se ralentit puis s'accompagne d'effets néfastes sur la mémoire et les fonctions cognitives. De graves maladies dégénératives, telles que l'Alzheimer et la démence sénile, peuvent être en partie provoquées par une carence prolongée en DHA.

NOTRE SÉLECTION

- **Bionutrics :** DHA 100, 60 capsules, 26 €.
- **Océan Nutrition cérébrale :** 2 capsules par jour, 132 mg DHA par capsule, 60 capsules, 21,20 €.

Le DHA, on l'a vu, est un produit de dégradation de l'oméga 3. On en bénéficie principalement lorsqu'on mange du poisson gras, des huiles de poisson ou des huiles végétales telles que l'onagre ou la bourrache. Autant dire que notre alimentation contient en général peu de DHA, alors qu'il s'agit du premier acide gras indispensable pour la matière grise et la rétine ! On l'a surnommé avec humour « acide cervonique », car c'est véritablement l'acide du cerveau. Il augmente les capacités intellectuelles ainsi que la mémoire des personnes âgées.

Attention : toute supplémentation en acides gras doit être assortie de vitamine E. On peut conseiller des enzymes pour favoriser l'utilisation des omégas 3. En supplémentation, il est plus digeste que l'huile de poisson et, contrairement à elle, il ne provoque pas l'hyperfluidité du sang.

Ginkgo biloba

Cette plante est un véritable trésor anti-âge. Elle contient des substances très puissantes contre le vieillissement, en particulier cérébral.

- Il stimule la circulation veineuse, artérielle, capillaire. Il augmente la tonicité vasculaire, possède un effet vasodilatateur sur les artérioles, vasoconstricteur sur les veines, diminue la perméabilité capillaire, s'oppose au spasme artériel, réduit l'agrégation plaquettaire et les risques de voir apparaître un caillot dans la fragile microcirculation du cerveau. Pour toutes ces raisons, il est utilisé avec succès dans les troubles suivants : vertiges, acouphènes, fourmillements, douleurs veineuses, certaines hypertensions artérielles.

NOTRE SÉLECTION

- **Tanakan :** 3 comprimés par jour, 90 comprimés, 17,91 €.

• Il possède un effet anti-œdémateux et protège aussi bien les vaisseaux que le cerveau ou la rétine.

• C'est un antioxydant majeur qui augmente le taux de HDL.

• Il atténue les problèmes d'acuité auditive et visuelle, les troubles de l'attention et de la mémoire, améliore certaines impuissances, les troubles de l'humeur, agit sur la déprime, voire la dépression.

• Il ralentit l'évolution de la maladie d'Alzheimer : il diminue l'agressivité, la violence, l'agitation, les hallucinations, les insomnies.

Doses

À environ 120 mg par jour au début de la cure, puis à 240 mg, voire 360 mg. Il faut toujours commencer par de faibles ou de moyennes doses, car une surdose de ginkgo pendant les premiers jours du traitement peut provoquer des acouphènes, des maux de tête, de l'hypertension artérielle. Ces effets désagréables sont transitoires et il suffit de diminuer les doses pour qu'ils disparaissent, puis de les augmenter peu à peu.

Magnésium

Un déficit en magnésium augmente la réactivité au stress. Ce qui entraîne une hyperexcitabilité cérébrale incompatible avec le bon fonctionnement des capacités cognitives.

NOTRE SÉLECTION

- **Magnésium marin Biotechnie :** associe magnésium et vitamine B6, 2 à 4 gélules par jour, 100 gélules, 24,40 €.

Mélatonine

Outre-Atlantique, ceux qui ne sont pas sous Prozac prennent de la mélatonine. Miracle ou mirage ? C'est en tout cas l'antioxydant le plus puissant du cerveau. La mélatonine protège les neurones des effets de la protéine amyloïde bêta, facteur essentiel de la maladie d'Alzheimer. Elle empêche l'oxydation des lipides ainsi que les dommages radicalaires sur l'ADN. Elle stimule la synthèse des enzymes antioxydantes : SOD, GPX, GPH glucoréductase, qui s'opposent aux métaux lourds.

La mélatonine franchit la barrière cérébrale, pénètre les cellules pour y réduire les effets toxiques de l'oxygène.

On l'utilise principalement pour ralentir l'évolution de la maladie d'Alzheimer. Elle doit être administrée le soir, en comprimés ou en spray. Si vous ne pouvez pas vous en procurer, remplacez la mélatonine par une association de millepertuis + zinc + vitamine B6. Absorbé le soir, ce mélange augmente la sécrétion naturelle de mélatonine.

NOTRE SÉLECTION

- **Vit'all + :** Procalm à 500 mg, 1 comprimé par jour, 30 comprimés, 23,20 €.
- **Vit'all + :** zinc + vitamine B6 + manganèse, 1 comprimé par jour, 100 comprimés, 11,55 €.

Phospholipides

Phosphatidylcholine de soja

Elle est intéressante en cas de troubles de la mémoire et de migraines.

Pour les trous de mémoire, on conseille des doses de 10 g par jour, associées à un complexe de vitamines B et à la méthionine. Des tests de mémoire de lecture ont donné des résultats plus qu'encourageants.

Pour les migraines, mieux vaut l'associer avec du magnésium, ainsi qu'avec la vitamine E et le ginkgo biloba.

NOTRE SÉLECTION

- **Vit'all + :** « Soyatica », granulés, 1 à 3 cuillères à soupe par jour, 300 g, 19,06 €.
- **Vit'all + :** « Soyatica », capsules à 1 200 mg, 1 ou plusieurs par jour, 120 capsules, 19,80 €.

La phosphatidyl serine (PS)

Aux USA et en Grande-Bretagne, ce produit est très connu et utilisé. La phosphatidyl serine peut rajeunir le cerveau de dix ans, mais attention : elle est active chez la personne âgée, pas chez les autres. On l'utilise pour restaurer la mémoire, notamment celle des noms, et pour une meilleure concentration, utile pour la lecture ou la conversation. Elle facilite l'apprentissage.

Ce composant lipidique essentiel des membranes cellulaires cérébrales permet, en supplémentation, de prévenir et même d'enrayer leur dégradation.

Aux USA, le Dr Crook, qui a fondé une clinique de la mémoire, a réalisé plusieurs études sur la PS. L'une d'entre elles, réalisée en double aveugle contre placebo durant trois mois, est particulièrement éloquente : cette molécule augmente de 40 % la mémoire visuelle (contre 7 % pour le groupe placebo), de 48 % la mémoire immédiate (contre 13 %), de 33 % la mémoire des mots entendus (contre 9 %).

Ses modes d'action sont multiples :

- elle respecte la flexibilité et la perméabilité des membranes cellulaires ;
- elle augmente le nombre de sites des neurotransmetteurs et favorise la sécrétion de certains d'entre eux (acétylcholine, dopamine) ;
- elle améliore la souplesse des synapses et les connections entre les neurones ;
- elle optimise le métabolisme cérébral du glucose.

NOTRE SÉLECTION

- **Vit'all + :** 1 à 2 comprimés par jour, 30 comprimés à 100 mg, 57,80 €.
- **Top Senior Mémoire PS :** 50 mg, autres phospholipides 200 mg, DHA 50 mg, vitamines E 2,3 mg, vitamines B9 et B12, 2 à 4 capsules par jour, 50 capsules, 33,50 €.
- **Cignito :** 100 mg, phosphatidylsérine, autres phospholipides, acides gras, 30 capsules, 24 €.
- **Vipronat Mémo PS :** renseignements 02 97 86 33 79.

Doses

- 100 mg par jour en cures de 3 mois pour une action préventive.
- 100 mg 3 fois par jour pour les malades d'Alzheimer. Il n'est fait état d'aucune toxicité en dessous du seuil de 350 g !

Pycnogénol

Ce flavonoïde traverse la barrière de la circulation encéphalique pour contribuer à protéger le cerveau et les tissus nerveux de l'oxydation. Utilisé avec le ginkgo biloba, il soutient le système vasculaire. Enfin, il agit en collaboration avec la vitamine C, dont il empêche l'oxydation.

Il possède une action anti-âge à des doses comprises entre 50 et 100 mg.

NOTRE SÉLECTION

- **Vit'all + :** « Complexe pycnogénol », pycnogénol 20 mg, bioflavonoïde, pépins de raisin, gingko, 1 à 3 comprimés par jour, 30 comprimés, 44,70 €.

Sélénium

Des chercheurs ont nourri des rats à l'aide d'un régime

NOTRE SÉLECTION

- **Vit'all + :** sélénométhonine, 1 à 2 comprimés par jour, 100 comprimés à 50 µg, 11,65 €.

déficitaire en sélénium, pendant 15 jours. Ils ont ensuite mesuré le stress oxydatif des neurotransmetteurs ainsi que la glutathion peroxydase dans leur cerveau. Ils ont constaté une chute de la dopamine et de la glutathion peroxydase, ce qui correspond à une altération des fonctions cérébrales.

Le sélénium possède une action antiradicalaire nécessaire au cerveau contre les métaux lourds (plomb, mercure, cadmium). Il entre dans la composition des enzymes antioxydantes et, pour jouer ce rôle, 50 à 100 mcg (microgrammes) par jour sont la dose minimum. Il agit en synergie avec le bêta-carotène, le lycopène, la lutéine.

Vitamine E (alpha-tocophérol)

L'action antioxydante à visée circulatoire de la vitamine E débute si vos stocks sont supérieurs ou égaux à 200 UI. De fortes doses peuvent ralentir la progression de la maladie d'Alzheimer.

NOTRE SÉLECTION

- **Vit'all + :** « Vit E », 1 000 UI, 30 capsules, 32,78 €.
- **Vit'all + :** 400 UI, 100 capsules, 47,85 €.
- **Vit'all + :** « Tocotriénols », 200 mg, 1 capsule par jour, 30 capsules, 34,65 €. À préférer à la vitamine E classique en cas de problème grave de dégénérescence nerveuse, car ils contiennent 54 % d'alphatocophérol. À ce jour, ce sont les substances les plus efficaces pour protéger les cellules du cerveau. Elles font office de boucliers contre le radical peroxynitrite, très caustique. On conseille la prise de 100 à 200 mg par jour, associés aux autres antioxydants.

On sait que l'administration de 2 000 UI de vitamine E par jour entraîne des effets bénéfiques par rapport à l'administration d'un placebo.

Conclusion

Vous n'êtes pas sans défense contre la détérioration mentale mais c'est maintenant qu'il faut entrer en guerre.

EN RÉSUMÉ

Pour optimiser vos capacités intellectuelles, il faut prendre au quotidien :
• 1 à 3 g de vitamine C
• 200 à 800 UI de vitamine E naturelle
• 10 à 3 000 UI de carotènes, lycopène et lutéine
• 30 à 120 mg de coenzyme Q10
• 120 à 240 mg de ginkgo + acides aminés (phénylalanine, tyrosine, glutamine).

Il faut intégrer dans ses menus quotidiens :
• des céréales complètes (vitamine B) à prendre avec du lait de soja (choline)
• des protéines (acides aminés)
• des œufs, du soja, du chou, du foie (vitamine B9)
• de l'huile d'olive et de colza, des poissons gras (AGPI)
• des fruits et légumes frais (vitamines).

Évitez :
• le tabac, l'alcool, le café (qui carencent en vitamine B1)
• l'aluminium, très toxique pour le cerveau : emballages alimentaires, casseroles et autres ustensiles de cuisine. On sait que la fréquence de la maladie d'Alzheimer est multipliée par huit dans les régions où l'eau contient beaucoup d'aluminium. Attention aux déodorants qui contiennent de l'aluminium, et évitez le pire : la cuisson en papillote avec un filet de jus de citron (acide, il fait réagir l'aluminium qui se répand dans l'aliment). Faites du sport, respirez, aérez-vous.

N'attendez pas qu'il soit trop tard : prenez du ginkgo dès vos premières défaillances de mémoire... et peut-être même avant !

Si vous présentez un début de maladie de Parkinson ou d'Alzheimer :

- foncez sur la vitamine E : prise à temps, elle peut ralentir la progression de la maladie nerveuse ;
- foncez sur le ginkgo biloba : il est plus efficace que les médicaments chimiques récemment découverts et dépourvu de leurs effets néfastes (c'est par exemple le cas de l'Aricet, qui augmente le taux de transaminases et détériore le foie) ;
- foncez sur les antioxydants. Ils peuvent diminuer la gravité des symptômes parkinsonniens et retarder la prise de médicaments.

Maintenez ce régime durant de longues années : toutes ces substances peuvent stopper la détérioration et même rajeunir certaines facultés mentales. Bref, prenez votre cerveau en main ! Les compléments nutritionnels font de nous des seniors actifs.

LES MEILLEURS COMPLEXES À VOTRE DISPOSITION SONT :

Neutro-nutrients Solgar : 3 à 6 capsules par jour, 28,50 € les 30 capsules.
Action mémoire RCS : 1 à 3 comprimés par jour, 49,50 € les 100 comprimés.
Cérébrotonique : 1 à 2 comprimés par jour, 27,44 € les 50 comprimés.
Mémophosphore Biotechnie : 2 à 3 gélules par jour, 13,75 € les 40 gélules.

6

Les organes des sens

Les organes des sens sont eux aussi affectés par le poids des ans. Parmi eux, l'œil, la peau et l'oreille développent de véritables maladies directement liées au vieillissement et qui, par conséquent, peuvent être prévenues (du moins, en partie). Lorsque ces organes sensoriels déclinent, c'est le début de la véritable vieillesse.

L'œil

Les problèmes de vue liés à l'âge sont multiples : baisse de l'acuité visuelle et de la capacité d'accommodation, opacification du cristallin ou cataracte, altération de la rétine ou dégénérescence maculaire.

La cataracte

L'opacification du cristallin touche 200 000 personnes par an en France. Elle est le plus souvent due au vieillissement de l'œil. Seule la chirurgie peut améliorer la maladie lorsqu'elle est bien avancée, mais une bonne prévention tout au long de la vie est préférable.

Deux facteurs principaux sont en cause :

• l'oxydation des protéines du cristallin sous l'effet des rayons solaires ;

• l'accumulation des déchets de sucres, qui attirent l'eau dans le cristallin et le font craquer.

Nous pouvons nous défendre de l'oxydation des protéines par une importante concentration sanguine de vitamine C et de glutathion. De très nombreuses études démontrent l'efficacité des apports alimentaires optimisés et des compléments d'antioxydants dans la prévention de cette cataracte oxydative. Cette maladie met très longtemps à se développer. Il n'existe aucun traitement médical, ce qui incite à proposer systématiquement et sur de longues périodes des compléments en antioxydants.

Contre la destruction du cristallin par des déchets de sucres, les moyens de défense sont différents :

- évitez les apports excessifs en lactose, présent dans les produits laitiers, et en sucres rapides ;
- contrôlez votre diabète ou votre prédiabète ;
- prenez un supplément de magnésium, de vitamine B et de flavonoïdes ;
- pratiquez un exercice physique régulier.

Attention !

La fumée d'une cigarette gardée au coin des lèvres envoie des radicaux libres directement dans l'œil !

La dégénérescence maculaire

La macula est au centre de la rétine. C'est là que se trouvent les cônes, chargés de recevoir les rayons de lumière vive. Comme le cristallin, elle subit l'usure brûlante des rayons solaires. Au fil du temps, elle s'oxyde, s'appauvrit, puis s'éteint : 2 % des plus de cinquante-cinq ans en souffrent, 20 % des plus de soixante-cinq ans et 30 % des plus de soixante-quinze ans. Un million de Français en sont atteints. Cette maladie est plus grave que la cataracte, car elle ne s'opère pas et mène à la cécité définitive.

En revanche, des mesures simples permettent de se protéger très efficacement. La macula est le lieu d'une concentration d'antioxydants et il est primordial de lui en fournir suffisamment, en permanence. Il s'agit principalement de la lutéine et de la zéaxantine.

Il y a plusieurs années, de nombreux prématurés étaient

placés, à leur naissance, dans un milieu enrichi en oxygène. Beaucoup étaient devenus aveugles, sans que l'on comprenne alors pourquoi. Ils avaient été victimes d'une dégénérescence maculaire accélérée : le surplus d'oxygène avait oxydé leur rétine très rapidement.

Pour protéger votre macula :

• évitez d'exposer vos yeux directement au soleil. Des lunettes de soleil de qualité anti-UVA et anti-UVB peuvent éviter bien des catastrophes ;

• en été, portez toujours une casquette ou un chapeau ;

• évitez l'excès de laitages et de sucres rapides ;

• équilibrez votre diabète ;

• consommez beaucoup de fruits, de légumes frais, de thé et un peu de vin rouge ;

• prenez régulièrement des complexes d'antioxydants, de magnésium, de vitamines B, C et E ;

• ingérez des suppléments de lutéine en cas de facteur de risques ou au tout début de la maladie ;

• absorbez toujours des antioxydants en quantité supérieure aux AQR : cette simple précaution divise par deux le risque de développer la maladie.

La lutéine

Accompagnée du bêta-carotène, elle s'oppose à la détérioration de la vue. On la trouve dans les légumes vert sombres (épinards, choux, laitue), les fruits orange (orange, pêche, mangue, papaye), les graines de soja.

Sources naturelles de lutéine	
Aliments	mg/100 g
Goyave	20
Chou	20
Cresson	10
Chicorée	9
Persil frais	9
Betterave	6
Fenouil	6

NOTRE SÉLECTION

- **RCS :** formule aux antioxydants, vitamines, myrtille, rutine, quercétine, cuivre, zinc, 50 comprimés, 1 à 2 par jour, 37,95 €.
- **Pilèje,** Visiobiane : antioxydants spécifiques de la vision, aux anthocyanosides de myrtille, caroténoïdes (tous) et vitamine C, 60 comprimés, 1 à 2 par jour, 20,60 €.
- **Lutéine, Vit'all + :** 20 mg, 1 capsule par jour, 30 capsules, 28,50 €.
- **RCS formule « Opticomplexe » :** avec myrtille, gingko, euphraise, antioxydants, 60 capsules, 28,20 €.
- **Solgar formule « Visioplex » :** avec myrtille, gingko, euphraise, antioxydants, 60 capsules, 28,20 €.

Avec la vitamine C, la lutéine protège l'œil de la cataracte et de la dégénérescence maculaire qui affecte la majeure partie des personnes âgées. Elles protègent la rétine des effets nuisibles de la lumière UV. Il est prouvé que l'ingestion de 10 mg par jour de lutéine augmente notablement la quantité de ces pigments protecteurs de macula.

L'oreille

La baisse de l'audition, ou presbyacousie, est peut-être plus invalidante que la cécité. Le bruit est aux oreilles ce que le soleil est à la peau : une agression. Il faut donc l'éviter au maximum. Par ailleurs, le déficit en magnésium augmente sa toxicité : si vous vivez ou travaillez dans un environnement bruyant, augmentez votre consommation de magnésium. Plus l'exposition au bruit est fréquente et intense, plus on en a besoin. Globalement, on sait que de bons apports en magnésium tout au long de la vie ralentissent de manière importante le déclin de l'audition. En dehors d'une alimentation riche en magnésium, la supplémentation porte sur la trilogie magnésium, taurine et vitamine B6. Sans oublier les complexes antioxydants.

NOTRE SÉLECTION

- **Magnésium marin Biotechnie :** 2 à 4 gélules par jour, 40 gélules, 11,60 €.
- **Taurine Vit'all + :** taurine 100 mg, 1 à 3 comprimés par jour, 100 comprimés, 11,45 €.
- **Solgar :** taurine 500 mg, 1 comprimé par jour, 50 comprimés, 15,85 €.
- **Vit'all + :** vitamine B6 100 mg, 1 comprimé par jour, 100 comprimés, 52,21 €.

Doses
Taurine : 100 à 500 mg par jour.
Magnésium : 300 à 600 mg par jour.
Vitamine B6 : 2 à 6 mg par jour.

La peau

En vieillissant, la peau devient plus fine, plus sèche, tachetée, moins élastique, ridée. La cicatrisation est plus lente. Ses principaux ennemis sont le tabac, la pollution, le stress et le soleil. Au fur et à mesure de son contact avec les polluants, l'organisme produit de grandes quantités de collagénase, une enzyme qui dissout le collagène. Ce dernier est pourtant indispensable au maintien d'une peau saine.

Pour limiter les dégâts, il est indispensable de nourrir correctement la peau. Elle clame d'ailleurs ses besoins en lipides, dont les sphingolipides et les céramides, qui assurent deux fonctions principales selon le Dr Jean-Marie Bourre, directeur de l'Unité Inserm de pharmaco-nutrition :

• la fonction « Teflon » : les lipides protègent la couche cornée vis-à-vis de l'extérieur ;

• la fonction « Velcro » : les structures de l'épiderme doivent être assemblées entre elles, s'entremêler pour être imperméables et solides. Enfin, l'hypoderme, structure

L'ORGANE « PEAU » EN CHIFFRES

- Il pèse 4 kg à lui seul, sans la graisse : il est très lourd.
- Il couvre 2 m2 : il est très grand, et occupe plus de volume que les poumons ou le cerveau.
- Il est très fin : 2 mm en moyenne, 0,5 pour les paupières, 4 à 6 pour la plante des pieds.
- L'épiderme contient 7 l d'eau : c'est une réserve essentielle.
- Il abrite de nombreux composants : dans 1 cm2 de peau, il y a 10 poils, 10 nerfs, 15 glandes sébacées, 100 glandes sudoripares, 3 millions de cellules.

intégrée dans la peau, est sous contrôle alimentaire : une alimentation déséquilibrée provoque la formation de cellulite.

La peau est gourmande en acides gras : oméga 3 et acide alpha-linolénique GLA. Ces composants permettent une bonne hydratation et lui conservent sa souplesse, ce qui est primordial car une peau sèche vieillit prématurément. Ils améliorent le passage des nutriments et la qualité des *gap junction*. Ils participent aussi à la fabrication de « messages protecteurs », les prostaglandines, contre les inflammations, les agents infectieux, certains cancers.

Nous sommes capables de fabriquer notre propre GLA. Encore faut-il absorber suffisamment de zinc, ce qui n'est pas le cas de 80 % de la population. De plus, l'excès de graisses saturées et de sucre, le diabète ou l'exposition au stress bloquent la production de GLA. Ce dernier, n'existant pas dans l'alimentation, ne peut être apporté que par l'huile de bourrache ou d'onagre.

Si votre peau s'assèche, se pigmente par taches, vieillit prématurément, votre corps subit peut-être un vieillissement global accéléré. Faites alors un bilan général, corrigez votre alimentation et vos déficits en prenant des compléments alimentaires.

En prévention, vous pouvez suivre ces conseils simples, qui peuvent faire des miracles avant qu'il ne soit trop tard :

- mangez du poisson gras, mariné, vapeur ou poché ;
- assaisonnez avec de l'huile de colza ou d'olive ;
- consommez sans modération des légumes et fruits frais, du thé vert ;
- buvez beaucoup d'eau minérale ;
- prenez un complexe antioxydant sans fer ni cuivre ;
- évitez les coups de soleil et les lampes à bronzer ;
- préparez votre peau aux expositions solaires avec des formules riches en bêta-carotène avant, pendant et au moins quinze jours après.

En cas de trouble cutané :

- prenez de l'huile d'onagre et de bourrache ;
- prenez du zinc ;
- doublez les doses d'antioxydants ;
- ajoutez du sélénium et des flavonoïdes en cas de relâchement de la peau.

À retenir : il faut compter au minimum trois mois pour corriger un déficit en zinc, voire un an chez les seniors. Plusieurs années sont nécessaires pour restaurer la santé membranaire des cellules.

Sous le soleil, les antioxydants

Le soleil est indispensable à la vie, mais une exposition inconsidérée entraîne de sérieux problèmes de santé : cataracte, dégénérescence maculaire, affaiblissement du système immunitaire, cancer de la peau.

Il est un accélérateur global de vieillissement. Les UVB touchent l'épiderme, tandis que les UVA s'attaquent au derme profond et endommagent ses composants, comme le font les radicaux libres : les acides gras sont oxydés, les gènes altérés. Une supplémentation avec des antioxydants s'accompagne d'une baisse de la sensibilité de la peau aux rayons UV. Douze semaines de caroténoïdes, de la vitamine E avec de l'algue *Dunaliella salina* ont un effet protecteur très important. Il est primordial de faire cette cure à chaque séjour au soleil.

NOTRE SÉLECTION

Produits généraux

- **Vit'all +, Beauté + :** c'est la formule la plus complète : acides aminés soufrés, antioxydants, vitamine E, prêle, onagre, vitamine B, paba, zinc, manganèse, sélénium, 1 comprimé par jour, 60 comprimés, 33,38 €.
- **Biotechnie, Hydralia :** aux huiles de bourrache et onagre, céramides, acérola, béta-carotène, vitamines E et PP, 2 gélules par jour, 40 gélules, 17,07 €.
- **Dermobiane,** aux protéines de blé, banane, magnésium marin, germe de blé, béta-carotène, zinc, vitamines B et PP, marc de raisin, 1 sachet par jour, 20 sachets, 32 €.

Protection solaire

- **Biotechnie, Hydralia solaire :** au bêta-carotène, lycopène, sélénium, bioflavonoïdes, vitamine E, zinc, vitamine C, OPC de pépins de raisin, 2 capsules par jour, 48 capsules, 12,05 €.
- **Phytobronz Arkomédika :** aux OPC de pépins de raisins et à l'huile de palme, 60 gélules, 13,57 €.
- **Vuarnet solaire :** à la SOD de melon, 60 capsules, 22,90 €.
- **Bronzafix, :** spécial peaux allergiques. Évite les lucites solaires, à prendre avant, pendant et après les expositions. Contient des antioxydants, du ginkgo biloba, du paba, des vitamines B, de la rutine, 1 comprimé par jour, 30 comprimés, 20,80 €.

7

Le système respiratoire

La pollution et le tabac sont les pires ennemis du système pulmonaire. Du fait de sa structure et de sa fonction, celui-ci présente une susceptibilité particulière aux polluants. C'est ainsi que les toxiques, comme l'ozone, finissent par oxyder les protéines et les lipides des cellules pulmonaires.

Pour préserver le système respiratoire, la première chose à faire est d'arrêter immédiatement le tabac si vous fumez et d'éviter la fumée des autres. Le tabac est en effet l'un des plus grands pourvoyeurs de radicaux libres qui soient ; si vous ne deviez changer qu'une seule chose dans votre vie, ce devrait être de l'en bannir.

Une cigarette, c'est 11 minutes de vie en moins. Des chercheurs britanniques ont calculé ce chiffre en prenant pour exemple un homme fumant 16 cigarettes par jour de seize ans à soixante et onze ans, soit 311 688 cigarettes au total (sachant qu'en moyenne un fumeur a une espérance de vie inférieure de 6,5 ans à celle d'un non-fumeur ; cf. *British Medical Journal*, 1er janvier 2000). Derrière cette statistique se cache toute une kyrielle de pathologies plus invalidantes les unes que les autres, allant de l'asthme à l'insuffisance respiratoire en passant par les cancers ORL. Le tabac cache plus d'un méfait : nitrosamines, aminés hétérocycliques aromatiques, hydrocarbures… le « tube à cancer » contient plus de 100 composés toxiques. La fumée renferme aussi du chrome non assimilable, du cadmium et du nickel, redoutables pour les poumons.

Faux plafonds et voitures neuves

Plus on vieillit, moins le système respiratoire parvient à se protéger contre les innombrables poisons qui l'agressent en permanence.

Parmi eux, la pollution est la première au banc des accusés. Les pesticides, rejets automobiles, industriels, produits ménagers, peintures, colles, photocopieuses, produits de nettoyage à sec, insecticides, déodorants, faux plafonds, vernis sont fortement générateurs de radicaux libres. Méfiez-vous particulièrement des immeubles neufs et des voitures neuves où des produits toxiques sont relargués pendant des mois, voire des années, dans l'atmosphère des pièces. Ces véritables tueurs silencieux, les VOC (composés organiques volatils), s'appellent formaldéhyde, benzène, trichloréthylène, xylène… et se combinent entre eux pour former une véritable coalition anti-ORL. Si vous êtes exposé à ces VOC – et il n'y a malheureusement aucune raison que vous ne le soyez pas – une alimentation riche en antioxydants est une base indispensable, mais insuffisante. L'une des meilleures façons de neutraliser ces toxiques réside dans… les plantes d'appartement. Certaines d'entre elles ont en effet la capacité d'engloutir tous les VOC qui passent à portée de leurs feuilles – cette information parfaitement sérieuse nous vient de la NASA. Certaines plantes permettraient aux bases spatiales nécessairement confinées d'être tout simplement respirables. Parmi elles : le lierre, le ficus, le chrysanthème, le diffenbachia, le dracaena… en tout, il en existe une cinquantaine. Enfin, pensez tout simplement à limiter l'invasion des VOC. N'habitez pas un lieu fraîchement peint, aérez en permanence, surtout pendant le ménage, ne rangez pas les vêtements nettoyés à sec sitôt récupérés au pressing.

De l'allergie à l'asthme

Les réactions allergiques sont souvent majorées par le stress : il s'agit donc avant tout d'éviter l'allergène et de mieux gérer son stress. L'exercice physique est doublement indiqué, puisqu'il améliore la capacité respiratoire tout en vous apaisant. Si vous souffrez d'asthme, sachez que des études passionnantes ont démontré l'intérêt de la vitamine C dans ce cas précis. Lors d'une crise, les cellules pulmonaires n'ont plus aucune vitamine C et son administration réduit la sévérité des symptômes. La quantité d'antioxydants présente dans ces cellules est un élément déterminant de la capacité du poumon à résister aux agressions. Plus vous êtes exposé à l'ozone, plus les « fuites » de vitamine C sont importantes et plus vous risquez de faire des crises. Par ailleurs, l'oignon est extrêmement bénéfique pour les asthmatiques puisqu'il empêche la constriction des bronches. Enfin, le thé, qui contient un dérivé de la caféine, possède des vertus légèrement bronchodilatatrices (il a été utilisé en forme concentrée pour soigner des crises d'asthme). Si vous n'êtes pas asthmatique, ne vous croyez pas pour autant invincible ! En protégeant les poumons des radicaux libres, les antioxydants préservent la fonction respiratoire. Ceci est particulièrement important, car la diminution de la capacité pulmonaire est étroitement corrélée au risque de mortalité des personnes âgées.

Doses
2 g de vitamine C naturelle par jour au minimum.

NOTRE SÉLECTION

- **Vit'all + naturelle** avec bioflavonoïdes, comprimés à 500 mg (à sucer ; 11,90 € les 50). En poudre : 1 cuillerée à café rase = 1 g ; 24,75 € les 250 g. Sous forme d'ester C : excellente assimilation, protège les estomacs hypersensibles (100 comprimés à 500 mg, 33,85 €.

8

PRÉVENIR LES DÉGÂTS DES OS

La meilleure manière de protéger ses os, c'est de leur fournir ce dont ils ont besoin. Cette « lapalissade » mérite d'être rappelée, tant la réalité est loin de coller aux besoins. Depuis des lustres, nous entendons que sans produits laitiers nous ne serions rien, et que le traitement hormonal substitutif est souverain contre l'ostéoporose… Mais des spécialistes reconnus nuancent ces propos et, surtout, mettent en lumière de nouvelles recommandations, aussi importantes voire plus, jusqu'à présent totalement passées sous silence.

C'est peut-être parce que nous ne les voyons pas que nous prenons nos os à la légère. Ou peut-être croit-on que, parce qu'ils se sont déjà formés et sont solides aujourd'hui, ils ne se dégraderont pas demain ? Erreur. L'os vit, se construit et se fragilise chaque jour, et selon les matériaux que nous lui fournissons. Négliger l'os, c'est accepter l'éventualité de perdre son autonomie. Il faut savoir que, en cas de fragilité osseuse les médicaments sont loin d'être parfaitement efficaces. Il reste cependant possible, à tout âge, d'améliorer son « statut osseux ». Les spécialistes du monde entier sont d'accord pour conseiller l'exercice physique et une alimentation équilibrée. Mais les recommandations doivent aller plus loin, à l'encontre de certaines idées reçues.

La vie des os

On s'affole sur le tard, lorsque la ménopause guette ou lors d'une fracture quelconque. L'avenir des os se joue pourtant avant l'adolescence, avant même la puberté, vers sept ou huit ans. Lors de cette période de croissance, l'os se construit et atteint son maximum de taille *(« pic bone mass »)* vers douze ans pour les filles, quatorze ans pour les garçons. Cette croissance dépend à la fois de facteurs génétiques et alimentaires. « Plus haut sera ce pic, moins dure sera la chute ! », résume le Dr Ristori, de l'hôpital Montpied, à Clermont-Ferrand. « L'os est en perpétuelle reconstruction : il se démolit pour évacuer les cellules abîmées et les remplacer par d'autres. Heureusement, parce que nous réalisons toujours les mêmes mouvements ; nos os s'usent toujours au même endroit : nous serions victimes de fractures spontanées s'ils ne se reconstituaient pas inlassablement. »

Pendant la croissance, la construction est supérieure à la « démolition ». Il est alors primordial de se constituer un squelette solide et dense, notamment par une alimentation riche en calcium et en vitamines. Or, 90 % des adoslescents français n'atteignent pas les apports recommandés. Il est tout aussi indispensable de pratiquer une activité physique

PERTE PROGRESSIVE DU TISSU OSSEUX

(Source : *Le Guide des compléments alimentaires nouveaux,* Pharma Nord, 1977)

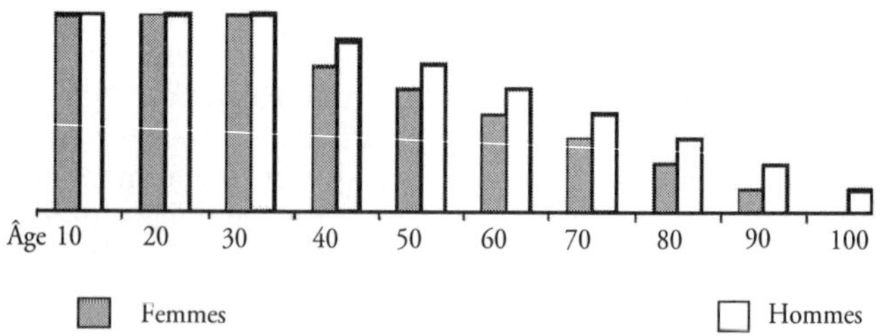

suffisamment intensive – parents, de grâce, ne signez plus de mots de complaisance pour éviter la gym à vos enfants !

La masse osseuse continue à se développer jusqu'à trente ans passé. À la quarantaine, la balance s'inverse : il se forme moins d'os mais la dégradation continue. Cette perte osseuse progressive, allant de 0,5 à 1 % par an, est normale et liée au vieillissement.

Jusqu'à leur ménopause, les femmes ne souffrent pas plus d'ostéoporose (perte d'os anormalement rapide) que les hommes. En perdant leur fécondité, elles voient, avec la diminution des œstrogènes, leur squelette perdre jusqu'à 3 % de sa masse par an – chiffre qui varie : certaines arrivent à la ménopause avec une bonne ossature, perdent 15 % de leur squelette mais gardent néanmoins une masse osseuse plus importante que celle d'une jeune femme sédentaire, fumeuse et qui prend régulièrement des antibiotiques !

C'est lorsque l'on perd trop d'os que la situation devient préoccupante et que l'on parle d'ostéoporose : ce problème n'affecte qu'une femme sur quatre. Le traitement hormonal substitutif peut être intéressant mais avec les réserves évoquées plus haut et accompagné de mesures alimentaires strictes – le prêt-à-porter « hormones plus supplémentation en vitamine D plus calcium » étant à proscrire, pour des raisons que nous examinerons plus loin.

L'alimentation : pire ennemie… ou meilleure amie

Bonne nouvelle : une alimentation adaptée garantit une excellente ossature pour longtemps. Mauvaise nouvelle : ce n'est pas grâce aux aliments auxquels on pourrait penser.

Pour l'entretien pur et simple de notre ossature, les « agents de service » ont besoin de plusieurs nutriments. Du zinc et de la vitamine C pour fabriquer du collagène – les brins sur lesquels va venir se coller le calcium –, de la vitamine B6 – pour améliorer la trame –, de la vitamine K – pour que la trame attire le calcium –, et du silicium – pour solidifier le tout. Cependant, 80 % des Français et 100 % des seniors sont carencés en zinc.

Le problème du lait

Le calcium reste la star de l'os. Toutefois, il ne devrait pas provenir quasi exclusivement des produits laitiers, comme c'est trop souvent le cas. (Il se pourrait que le lait soit devenu un élément important de l'alimentation courante lors de famines ou de disettes, parce qu'il était bien plus intelligent de le consommer que manger la vache elle-même.)

Oui à certains produits laitiers élaborés

Il est préférable de ne manger que des yaourts et certains types de fromages de chèvre et de brebis. En effet, le yaourt possède un statut à part : celui d'aliment-santé et même d'aliment-longévité, selon Metchnikoff, un disciple de Pasteur. Les gentilles bactéries transforment en effet le lactose en acide lactique, ce qui le rend hautement digeste.

L'homme est le seul à prendre du lait alors qu'il n'est plus un nourrisson : toutes les autres espèces cessent dès qu'elles ont atteint le sevrage.

En outre, l'homme est le seul être vivant à se nourrir avec un lait qui provient d'une autre espèce. Or, la composition du lait convient d'abord au type d'animal auquel il est destiné : les veaux ont besoin de telles protéines, tels acides gras, telles cellules, mais les petits d'hommes ont besoin d'autres choses…

Enfin, nous en consommons des quantités énormes, depuis relativement peu de temps. Grâce à la longue conservation UHT (ultra-haute température), nous en stockons des litres dans nos réfrigérateurs et nous pouvons boire en un jour la ration hebdomadaire de nos grands-parents.

La majorité de la population mondiale ne consomme pas de lait de vache et ne présente pas spécialement de décalcification. C'est particulièrement vrai pour le continent asiatique, où les femmes ne consomment jamais de laitages et présentent pourtant une densité osseuse très supérieure à celle des Européennes. Où trouvent-elles leur calcium ?

Les protéines du lait de vache sont sources de nombreuses intolérances alimentaires, parfois appelées « allergie au lait ». Le problème est plus profond qu'il n'y paraît : on soupçonne ces intolérances de favoriser certaines maladies telles que les allergies, le cancer du sein ou le diabète. Par ailleurs, la composition de ces protéines est particulièrement riche en lysine – un acide aminé qui augmente l'absorption des graisses – et pauvre en arginine – qui la réduit. Même totalement écrémé, le lait et ses dérivés participent à l'absorption des graisses, donc au surpoids, à l'accélération du vieillissement et à certaines maladies cardio-vasculaires.

En outre, les graisses du lait sont saturées, donc nocives, et contiennent même des acides gras « trans », produits par la fermentation qui a lieu au cours de la rumination. On a déjà rencontré ces dernières molécules dans les graisses végétales hydrogénées : elles sont de redoutables poisons cardio-vasculaires.

De nombreux adultes supportent mal le lactose du lait : ce sucre, s'il est mal absorbé, entraîne lui-même une mauvaise absorption du calcium du lait. S'il est bien toléré, il augmente le risque de cataracte. Enfin, si le calcium est bien présent dans le lait, il devrait être accompagné, pour être correctement absorbé, de deux fois moins de phosphore. Or, ce dernier existe en grande quantité dans cet aliment et son deuxième grand défaut est de bloquer l'absorption de magnésium, le « gardien » du calcium.

Le yaourt reste l'exception : c'est une excellente source de calcium et un bienfait pour le côlon. Encore faut-il bien le choisir : les yaourts obtenus à partir de lait dévitalisé, issu d'une vache qui n'est jamais sortie de son étable ou évolue dans un environnement pollué à la dioxine, sont de qualité médiocre. Les pauvres bactéries qui y survivent sont impitoyablement décimées par l'acidité de notre estomac. Elles doivent cependant parvenir jusqu'à l'intestin pour remplir leurs bons offices ! Autrement dit, mieux vaut fabriquer soi-même ses yaourts avec du lait et des ferments de qualité, acheter des yaourts bio ou se rabattre sur les bifidus, lactobacillus acidophilus et lactobacillus casei, qui résistent mieux à notre redoutable estomac.

DU LAIT OU DE LA SUEUR ?

Pour prévenir l'ostéoporose, les nutritionnistes insistent sur les bienfaits d'une consommation accrue de calcium pendant l'enfance et l'adolescence. Mais une très récente étude, parue en 2000 dans la revue *Pediatrics,* suggère que la densité minérale osseuse de la hanche ne reflète pas la consommation de calcium mais bien le niveau d'activité physique entre douze et dix-huit ans.

Il est également possible que certains d'entre eux transforment des tanins en flavonoïdes, hautement antioxydants. Des études doivent le confirmer.

L'idéal est de remplacer totalement le lait de vache par du lait d'amande, naturellement riche en calcium, ou par du lait de soja enrichi en calcium.

Où trouver du calcium ?

Dans les yaourts, sardines en boîte (si l'on mange les arêtes), amandes et produits dérivés (effilées, en poudre, en pâte), dans de nombreux poissons et fruits de mer, dans les choux, olives, figues, raisins secs, baies.

SYSTÈME D

Le calcium sans la vitamine D serait comme Dupont sans Dupond : il manquerait quelque chose ! L'absorption du calcium n'est possible qu'avec son aide. Et, comme on ne trouve cette vitamine que dans le foie, les œufs et les poissons gras, il faut la faire fabriquer par son corps en s'exposant suffisamment au soleil. Une gageure dans les pays où l'ensoleillement n'est pas toujours optimal… La synthèse de cette précieuse vitamine se fait de moins en moins bien avec l'âge. Pour pallier les carences, fréquentes, la supplémentation est indispensable – au moins l'hiver.

On le trouve aussi dans les eaux minérales riches en calcium et magnésium, à condition d'en consommer au moins 2 litres par jour, en boissons chaudes ou froides ou dans la préparation d'aliments qui absorbent l'eau (pâtes, céréales, légumes secs…). Cela ne représente pas des dépenses énormes et les bénéfices sont inestimables.

Magnésium et calcium réconciliés

On a longtemps cru que magnésium et calcium ne faisaient pas bon ménage et aujourd'hui encore cette notion erronée dicte sa loi. En réalité, c'est l'inverse. Le magnésium permet d'épargner le calcium, en régulant les arrivées de cette substance au niveau des cellules. En cas de carence en magnésium, le calcium y pénètre en effet de façon anarchique et entraîne des contractions musculaires et viscérales, mieux connues sous le terme de spasmophilie. Celle-ci, comme sa parente la tétanie, gaspille énormément de calcium sanguin. Lorsque ce taux baisse, un peu d'os se dissout afin de rehausser le taux de celui-ci. À terme, ce système « ronge » l'os, le déminéralise sournoisement. Ainsi la fréquence de l'ostéoporose est-elle supérieure à la normale chez les personnes spasmophiles. Ce même magnésium empêche aussi le calcium de se déposer ailleurs que sur la trame osseuse ; en cas de carence, il peut oublier l'os (qui se fragilise) et établir son camp sur les tendons, les parois artérielles, les reins… entraînant douleurs, raideurs, calculs rénaux et calcification des tissus.

Le sport

En dehors de l'alimentation mais toujours dans la catégorie « hygiène de vie », l'exercice physique est indispensable. Plus vous fabriquez de muscle, plus il vous faut d'os pour les supporter, plus vous augmentez la densité de votre squelette. Après un an d'exercice deux fois par semaine, les femmes ménopausées voient leur densité osseuse augmenter de 1 % (au lieu de diminuer de 2,5 % pour les femmes sédentaires). Leur masse et leur force musculaire augmentent considérablement. Le simple fait de marcher d'un bon pas chaque jour diminue les risques de fractures. À l'inverse, une immobilisation ou un alitement prolongé sont responsables d'une fonte musculaire et osseuse. Même dans ce cas, essayez de pratiquer une mini-gym. Ceci est valable quel que soit votre âge.

Protéger son squelette n'offre pas seulement des avantages physiques, mais également psychologiques : rapetisser, se tasser, ne plus se tenir droit change l'aspect du tout au tout. Un rien suffit pour qu'on ait l'air « vieux ».

Se supplémenter en calcium

Si, pour une raison ou une autre, vous n'arrivez pas à consommer suffisamment de calcium, vous pouvez vous supplémenter. Il existe cependant quelques règles simples à suivre impérativement. La Rolls-Royce des suppléments, c'est le calcium chelaté (c'est-à-dire lié à des acides aminés). La chélation stabilise les nutriments d'un complément alimentaire, évitant qu'ils ne s'oxydent entre eux ou avec d'autres aliments. Ce procédé rend vitamines et minéraux plus facilement assimilables par les intestins. Ce principe est valable pour tous les suppléments alimentaires minéraux, et non pour le seul calcium. Après le calcium chelaté, qui reste onéreux, viennent les citrates de calcium, bien assimilés mais également coûteux, puis le carbonate de calcium, d'un prix abordable mais qui doit être consommé pendant les repas.

EN RÉSUMÉ

- Augmentez votre activité physique régulière. Celle-ci doit atteindre trois heures par semaine. Conservez ce rythme tout au long de l'année !
- Absorbez au moins 1 200 mg de calcium chaque jour.
- Prenez de la vitamine D (800 UI par jour au minimum).
- Consommez sans réserve du magnésium.
- Forcez sur les agrumes, les choux, les baies, les fruits secs. Deux végétaux retiennent actuellement l'attention des chercheurs : le brocoli et l'oignon, le premier pour sa richesse en vitamine K qui protège de la perte osseuse et réduit le risque de fracture du col du fémur, le second pour la rutine, un polyphénol, qui jouerait le principal rôle protecteur. Quoi qu'il en soit, de nombreuses autres plantes sont certainement très intéressantes et nous dévoileront peu à peu leurs secrets.
- Réduisez la consommation de protéines et de sodium, de café et d'alcool.
- Évitez autant que possible d'ingérer de l'aluminium, présent dans l'eau du robinet et les pansements gastriques, et ne prenez pas de comprimés de fluor.
- Consommez suffisamment de vitamines C, K, et de zinc.
- Limitez vos produits laitiers aux yaourts et à certains fromages.
- Remplacez le lait de vache par le lait de soja ou d'amandes.
- Mangez au minimum six portions de fruits et légumes par jour.

9

POUR EN FINIR AVEC L'ARTHROSE

L'arthrose est la maladie articulaire la plus répandue. Elle touche 13 % de la population et 70 % des personnes de plus de soixante-cinq ans. Elle évolue de manière chronique avec l'âge, dont elle est considérée comme l'un des principaux symptômes. Elle résulte d'un déséquilibre fonctionnel entre les phénomènes de destruction et de reconstruction du cartilage articulaire.

Qu'est-ce que le cartilage ?

Le cartilage articulaire est composé d'un tissu conjonctif très particulier, non vascularisé, non innervé, lisse, gélatineux et élastique. La matrice cartilagineuse, elle, est constituée d'eau, de fibres, de collagène et de glycoprotéines (les protéoglycanes, la chondroïtine sulfate, la kératane).

Le cartilage recouvre l'extrémité des os pour les empêcher de frotter l'un contre l'autre et les protéger des chocs. Lorsqu'il commence à se désintégrer, entre autres sous l'effet des radicaux libres, il ne se régénère pas : il se détériore, sèche, perd sa souplesse, puis se désintègre, se fissure et peut même disparaître en laissant à nu l'extrémité des os. À mesure qu'il disparaît, la douleur s'intensifie, les articulations se raidissent et la mobilité se réduit, surtout celle des doigts, genoux et hanches.

On utilise alors le palliatif classique : anti-inflammatoire ou analgésiques. S'ils soulagent momentanément la douleur, ces médicaments finissent par causer des ulcères, des saignements gastro-intestinaux, des lésions au foie. Pire : ils contribuent à détruire le cartilage restant, empêchent la production du nouveau et donc aggravent la maladie ! Il faudrait au contraire soulager l'inflammation, la raideur et la douleur, puis régénérer le cartilage et le liquide synovial, améliorer la circulation et enfin, réduire les effets des attaques auto-immunes sur l'articulation... le tout, sans effets secondaires, s'il vous plaît ! Ce prodige est enfin possible. De nouvelles stratégies de traitement des crises d'arthrose ou de rhumatisme aident à reconstituer le cartilage articulaire.

Portrait d'arthrosiques guéris

Ceux qui ont essayé la glucosamine parlent d'un médicament miracle. Et ils racontent tous la même chose : souvent très actifs à l'origine, ils ont perdu progressivement leur autonomie jusqu'à ne plus pouvoir faire le tour du pâté de maisons sans canne.

Leurs souffrances étant intenses, ils ont pris des antidouleurs et des anti-inflammatoires avec, à l'horizon, l'opération chirurgicale, puisqu'on leur disait qu'il n'y avait rien d'autre à faire. En désespoir de cause et pour éviter soit la prothèse soit l'arthroplastie (réfection opératoire d'une articulation destinée à lui rendre une mobilité satisfaisante), ils ont essayé la glucosamine, dont ils avaient entendu parler. Rien ne s'est passé pendant quinze jours, si ce n'est que leur état n'empirait pas, puis l'amélioration a été constante et spectaculaire. Dans la majorité des cas, ces personnes ont pu reprendre la quasi-totalité de leurs anciennes activités. Certaines d'entre elles ont voulu objectiver les résultats : elles ont passé des radios, qui montraient clairement un cartilage réparé ! Voilà pourquoi on parle de médicament miracle. En réalité, le miracle n'en est pas un, car le phénomène est expliquable, logique et naturel.

Depuis le début des années 80, la glucosamine est devenue le médicament de choix pour le traitement de l'arthrose en Espagne, en Italie et au Portugal. Une fois avalé, le produit atteint rapidement les tissus conjonctifs et les articulations. Plusieurs études, menées en double aveugle avec placebo, ont montré qu'avec 1 200 mg par jour de chondroïtine et 1 500 mg par jour de glucosamine pour un adulte dont le poids est compris entre 54 et 90 kg, 80 % des symptômes généraux disparaissaient en 21 jours (100 % pour 25 % des personnes).

Plus d'une quarantaine d'études, réalisées tant en Europe qu'aux États-Unis, montrent que les résultats sont meilleurs lorsque les arthroses sont naissantes. Pour les cas graves, l'amélioration est moins spectaculaire : quand il ne reste que peu de cartilage, parfois pas du tout, il est difficile, voire impossible, de le régénérer. Les dommages articulaires résultant du stress et de l'oxydation s'étant parfois accumulés pendant des dizaines d'années, il importe de poursuivre la supplémentation nutritionnelle pendant trois à six mois pour en retirer tous les bénéfices.

Des études cliniques réalisées sur la glucosamine seule, la chondroïtine seule ou les deux ensemble, en comparaison avec des anti-inflammatoires non stéroïdiens (type Voltarène ou Ibuprofène), ont montré un effet rémanent sur la douleur et l'œdème. Ce qui signifie que, douze semaines après l'arrêt du traitement comprenant de la glucosamine et de la chondroïtine, la douleur est toujours très diminuée pendant la marche, l'exercice ou la station debout. Quant aux anti-inflammatoires classiques, s'ils agissent aussi rapidement, leurs effets cessent dès qu'on les arrête.

Pour un meilleur résultat, la plupart des spécialistes recommandent donc d'associer glucosamine et chondroïtine. L'amélioration est objective et subjective, rapide, prolongée, et le traitement sans effet secondaire.

Comment contribuer à sa guérison ?

Le sulfate de glucosamine renforce le mécanisme naturel de protection du cartilage. Ce nutriment est un sucre aminé de la famille des mucopolysaccharides – entrant dans la fabrication des composés du cartilage – qui se trouve en quantité infime dans les aliments. Il est aussi fabriqué par les cellules du cartilage humain. Il stimule la fabrication des chondrocytes, cellules indispensables au bon fonctionnement de l'articulation (et contient du soufre, nutriment essentiel de cette dernière). Depuis 1992, des vétérinaires supplémentent les chevaux de course en glucosamine.

Le sulfate de chondroïtine est lui aussi un mucopolysaccharide. Le cartilage des raies, requins et baleines en est riche. Il stimule la production de protéines qui fixent l'eau dans le cartilage. Il augmente la synthèse du collagène et ralentit la dégradation du cartilage, en empêchant certaines enzymes gloutonnes de le digérer. Ces deux nutriments protègent le cartilage des dommages causés par les anti-inflammatoires et les cortico-stéroïdes.

Qu'est-ce que cela change pour vous ?

Tout ! Glucosamine et chondroïtine agissent en synergie pour :

- soulager la douleur et réduire l'enflure ;
- lutter contre l'inflammation de la synoviale. Cet effet est voisin de celui de l'aspirine ;
- réduire les doses d'anti-inflammatoires ;
- modifier le métabolisme du cartilage pour en prévenir la désintégration ;
- stimuler la reconstruction du cartilage endommagé. Ceci peut se visualiser par examen d'échantillons de cartilage au microscope électronique.

En pratique

La glucosamine est un produit relativement nouveau en France mais il existe depuis bien longtemps un médicament à base de chondroïtine seule, en médecine traditionnelle allopathique.

L'idéal consiste à prendre la formule glucosamine + chondroïtine en cure d'un mois ou deux lors des poussées douloureuses. Prendre seulement la glucosamine pour l'entretien, par cures d'un mois, plusieurs fois dans l'année. Vous constaterez les premiers effets au bout de deux ou trois semaines dans les cas d'arthrite et d'arthrose peu évolutives. Poursuivez pendant trois mois, puis arrêtez deux mois, recommencez trois mois et ainsi de suite. La tolérance est excellente.

À savoir

Dans un premier temps, et si vous avez mal, vous pouvez bien sûr continuer à prendre vos antidouleurs en même temps que la glucosamine. Celle-ci prendra progressivement le relais (il lui faut un peu de temps pour agir) et permettra de réduire les doses d'anti-inflammatoires.

Il existe d'autres indications pour ce produit : la polyarthrite rhumatoïde, les blessures survenues pendant un sport, la spondylarthrite ankylosante, la chondromalacie, les tendinites, les réparations post-opératoires des lésions traumatiques (fractures, tendons, ligaments déchirés).

Nous vous recommandons d'associer à ce traitement une supplémentation prolongée en :

- sélénium, vitamines C et E, qui protègent les chondrocytes des radicaux libres et aident à lutter contre la perte de cartilage ;
- acides gras alpha-linoléniques, EPA/DHA précurseurs des PGE1 anti-inflammatoires ;
- silicium, minéral indispensable pour la résistance et l'élasticité des os, des articulations, du tissu conjonctif. On le trouve en particulier dans la prêle ;
- phyto-œstrogènes ;
- calcium, zinc, manganèse, cuivre, bore, fluor ;
- vitamine D ;
- vitamines B (B6, B3, B9, B12) ;
- fructo-oligo-saccharides (FOS, élément nourricier des probiotiques – lactoferments – responsables de la qualité de la membrane intestinale), qui améliorent l'absorption des métaux cités ci-dessus ;
- *Boswella serratta,* plante ayurvédique aux propriétés anti-inflammatoires.

NOTRE SÉLECTION

- **Solgar, « Chondroïtine-Glucosamine » :** 2 tablettes fournissent 1 000 mg de l'un et 1 000 mg de l'autre, de l'ascorbate de calcium (vitamine C + calcium), du manganèse, 2 tablettes par jour, 60 tablettes, 87,80 €.
- **Vit'all +, « Chondro-glucosamine » :** 500 mg glucosamine, 400 mg chondroïtine, vitamine E, *Boswella serrata,* bromélaïne, 2 comprimés par jour pendant 2 mois, 40 comprimés, 55,95 €.
- **Forte pharma (= « Chondrosan ») :** 250 mg glucosamine, 100 mg chondroïtine, soufre, huile de poisson, vitamines C, E, B3, B5, zinc, manganèse, sélénium, 2 matin et soir, 60 comprimés, 18,90 €.
- **Pilèje « Arthrobiane » :** au cartilage de raie. Contient surtout de la chondroïtine, de l'acide hyaluronique, du calcium, des FOS, 1 sachet par jour pendant les repas (léger goût de poisson), 20 sachets, 32 €.

Ces formules doivent impérativmeent être associées à 2 comprimés d'antioxydant complexe et à 4 capsules d'oméga 3 par jour.

Conclusion

L'alternative est simple. Soit vous assistez passivement à la fragilisation de votre corps au fil du temps, avec le risque de voir votre vie écourtée, accompagnée d'infirmités diverses. Soit vous n'êtes pas homme ou femme à vous résigner, et vous mettez toutes les chances de votre côté pour vivre le mieux et le plus longtemps possible. Avoir lu ce livre représente déjà un grand pas en avant !

Il y a 2 400 ans, Hippocrate disait : « Que ton aliment soit ton médicament. » Cet adage semble avoir été curieusement écarté : nos vaches sont devenues folles, on avale des pesticides dont les quantités n'ont d'égal que leur diversité, on interdit la production de fromage au lait cru pour éviter la listériose alors que seuls ces fromages en sont absolument dépourvus, nos poules ne picorent plus, nos saumons ne nagent pas, nos tomates ne poussent pas dans la terre… Là où le bon sens s'envole, la maladie n'est pas loin. Il faudra bien sortir de l'impasse et adopter, non pas des modes de culture et d'élevage archaïques mais, au contraire, des types de production hautement sophistiqués qui devront être à la fois rentables, respectueux du produit (donc de l'homme) et de la terre. Il paraît que l'agriculture bio est chère. Avez-vous une simple idée de l'argent dépensé par l'État (c'est-à-dire nous) pour assainir l'eau polluée par l'agriculture intensive ? Dépister les bovins malades ? Abattre des cheptels entiers ? « Indemniser » les producteurs de fruits dont personne ne veut car ils n'ont pas de goût ? « Indemniser » les éleveurs parce que plus personne ne mange de viande ? « Étouffer » une affaire qui pourrait être gênante et entraîner la perte d'emplois ? Les chiffres sont si vertigineux qu'ils sont tenus secrets, et l'agriculture intensive vous coûte bien plus cher que vous ne l'imaginez. Sans parler du prix éthique à payer. Car, comme le disait Albert Schweitzer, tant que l'être humain ne respectera pas l'animal, il ne trouvera pas la paix. Nourrissons-nous plus sainement : nous avons tout à y gagner.

Le même raisonnement s'applique aux traitements médicaux. Si certains d'entre eux sont indispensables, nombreux sont ceux qui peuvent être évités par la prévention. Il paraît que les suppléments alimentaires sont chers. Avez-vous une simple idée de l'argent dépensé par l'État (c'est-à-dire nous) pour une journée, une semaine, un mois d'hospitalisation ? Un traitement anti-cancer ? Le remboursement de consultations inutiles et répétées ? Les innombrables médicaments « de confort » ? Les jours de congé-maladie qui auraient pu être évités ? Là aussi, les chiffres donnent le tournis. Encore une fois, répétons-le, il ne s'agit pas de faire le procès de la médecine qui rend d'immenses services. Mais une supplémentation adéquate, apte à nous maintenir en forme, a-t-elle un prix ?

Lire ce livre ne suffit pas : il faut appliquer les conseils qui s'y trouvent et garder à l'esprit que le meilleur traitement anti-âge est souvent une modification de son mode de vie. C'est à la fois sans danger, efficace et peu onéreux. Une supplémentation alimentaire, comme tout produit actif, modifie un grand nombre de paramètres. En général, c'est pour le meilleur, mais certaines supplémentations « sauvages » peuvent déclencher le pire : c'est le cas pour un traitement hormonal non contrôlé. Par exemple, si vous prenez de la testostérone, vous aurez un impact sur le niveau de DHEA, qui va monter. Si vous prenez de l'hormone de croissance, vous risquez de voir grimper la glycémie et les triglycérides. Il faut donc considérer l'ensemble des paramètres que vous pouvez affecter, faire des bilans réguliers et ne pas prendre de suppléments hormonaux à l'aveuglette.

Consulter un thérapeute spécialisé est donc prudent et, de plus, vous permettra d'optimiser votre prévention anti-âge. Il vous apprendra à mieux vous connaître, ajustera les doses en fonction de vos réactions, de votre mode de vie, de vos traitements éventuels, de vos préférences alimentaires, etc. Car, c'est une évidence qu'il n'est jamais inutile de rappeler : vous êtes unique !

ANNEXES

I

LA RONDE DES SAISONS

Tout au long de l'année

LÉGUMES	COMPOSÉS LES PLUS INTÉRESSANTS
Ail	Composés soufrés, vitamine C
Betterave rouge	Fibres douces, minéraux, oligo-éléments
Carotte	Carotènes, calcium
Échalote	Composés soufrés
Oignon	Composés soufrés
Pomme de terre	Glucides complexes, potassium, vitamine C
Salades	Carotènes, vitamine B9
FRUITS	
Citron	Vitamine C, citroflavonoïdes, acides organiques
Citron lime	Vitamine C, citroflavonoïdes, acides organiques
Orange	Vitamine C, calcium, flavonoïdes, fibres
Pomelo	Vitamine C, flavonoïdes, fibres

Hiver

LÉGUMES	COMPOSÉS LES PLUS INTÉRESSANTS
Céleri branche	Potassium, calcium, sodium, fibres
Céleri rave	Minéraux, oligo-éléments, fibres
Champignons de Paris	Potassium, phosphore, fibres, protéines
Chou	Substances soufrées, vitamine C, calcium, fibres
Chou de Bruxelles	Substances soufrées, vitamine C, calcium, fibres
Chou-fleur	Vitamine C, fibres, flavonoïdes, indoles
Endive	Potassium, fibres, sélénium
Épinard	Provitamine A, vitamine C, fibres
Herbes (persil, cerfeuil, estragon…)	Vitamine C, carotènes
Mâche	Caroténoïdes, vitamines C, E et B9
Navet	Vitamine C, calcium, substances soufrées
Poireau	Carotènes, fibres, potassium, magnésium, soufre
Salsifis	Minéraux (calcium, magnésium, fer)

FRUITS	COMPOSÉS LES PLUS INTÉRESSANTS
Ananas	Apports très diversifiés, broméline
Avocat	Lipides mono-insaturés, minéraux
Clémentine	Vitamine C, calcium, flavonoïdes
Fruits exotiques (kaki, goyave, papaye…)	Vitamine C et carotène en grande quantité, fibres
Kiwi	Vitamine C, acides organiques, potassium
Poire	Apports très diversifiés
Pomme	Apports très diversifiés

Printemps

LÉGUMES	COMPOSÉS LES PLUS INTÉRESSANTS
Artichaut	Minéraux, inuline
Asperge	Carotène, vitamine B9, fibres, minéraux, fructosanes
Céleri branche	Potassium, calcium, sodium, fibres
Champignons de Paris	Potassium, phosphore, fibres, protéines
Chou-fleur	Vitamine C, fibres, flavonoïdes, indoles
Concombre	Minéraux, fibres
Courgette	Minéraux, vitamines
Épinards	Carotènes, vitamine C, minéraux
Herbes (persil, cerfeuil, estragon…)	Vitamine C, carotènes
Primeurs (carotte, navet, oignon, pomme de terre, petits pois, artichaut…)	Fibres douces
Radis noir	Substances soufrées, vitamine C
Radis rose	Vitamine C, calcium, potassium, substances soufrées
Tomate	Lycopène, minéraux variés
FRUITS	
Cerise	Potassium, fibres et carotènes
Fraise	Vitamine C, fibres, peu énergétique
Framboise	Fibres, vitamine C, calcium
Mangue	Carotènes, vitamines C et E, fer
Pomme	Apports très diversifiés
Rhubarbe	Calcium, potassium, acides organiques

Été

LÉGUMES	COMPOSÉS LES PLUS INTÉRESSANTS
Artichaut	Minéraux, inuline
Aubergine	Potassium, fibres
Brocoli	Carotènes, composés soufrés, vitamine C, calcium
Champignons sylvestres	Minéraux, fibres
Concombre	Minéraux, fibres
Courgette	Minéraux, vitamines
Fenouil	Minéraux, vitamine C et carotènes
Haricots verts	Fibres, potassium, calcium, carotènes
Haricots à écosser	Glucides complexes, minéraux, fibres
Poivron	Vitamine C, carotènes, flavonoïdes
Tomate	Lycopène, minéraux variés
FRUITS	
Abricot	Carotène, fibres douces, minéraux
Cerise	Potassium, fibres, carotènes
Figue	Fibres, potassium, calcium, oligo-éléments
Fraise	Vitamine C, fibres, peu énergétique
Framboise	Fibres, vitamine C, calcium
Melon	Carotènes, vitamine C, soufre, fibres
Nectarine	Polyphénols, carotènes, fibres
Pastèque	Minéraux et vitamines très divers
Pêche	Polyphénols, carotènes, fibres
Fruits rouges (groseille, mûre, myrtille, cassis)	Vitamine C, carotènes, fibres, polyphénols
Poire	Apports très diversifiés
Prune	Fibres, sorbitol, potassium
Raisin	Flavonoïdes, potassium
Rhubarbe	Calcium, potassium, acides organiques

Automne

LÉGUMES	COMPOSÉS LES PLUS INTÉRESSANTS
Brocoli	Carotènes, composés soufrés, vitamine C, calcium
Céleri branche	Potassium, calcium, sodium, fibres
Céleri rave	Minéraux, oligo-éléments, fibres
Champignons de Paris	Potassium, phosphore, fibres, protéines
Champignons sylvestres	Minéraux, fibres
Chou	Substances soufrées, vitamine C, calcium, fibres
Chou de Bruxelles	Substances soufrées, vitamine C, calcium, fibres
Chou-fleur	Vitamine C, fibres, flavonoïdes, indoles
Courges (potiron...)	Carotènes, potassium, fibres
Endive	Potassium, sélénium, fibres
Épinard	Potassium, fibres, sélénium
Fenouil	Minéraux, vitamine C et carotènes
Mâche	Caroténoïdes, vitamines C, E et B9
Navet	Vitamine C, calcium, substances soufrées
Poireau	Carotènes, fibres, potassium, magnésium, soufre
Poivron	Vitamine C, carotènes, flavonoïdes
Tomate	Lycopène, minéraux variés
FRUITS	
Avocat	Lipides mono-insaturés, minéraux
Châtaigne	Glucides complexes, fibres, potassium, vitamine E
Coing	Fibres, apports diversifiés en vitamines et minéraux
Figue	Fibres, potassium, calcium, oligo-éléments
Kiwi	Fibres, potassium, calcium, oligo-éléments
Noisette	Lipides insaturés, minéraux, vitamine E, soufre
Noix	Lipides insaturés, minéraux, vitamine E, soufre
Poire	Apports très diversifiés
Pomme	Apports très diversifiés
Raisin	Flavonoïdes, potassium

Teneur en antioxydants dans quelques fruits et légumes (mg/100 g frais)				
	Vitamine E	Caroténoïdes	Vitamine C	Polyphénols
Légumes verts	9	32	36	16
Fruits frais	6	1,5	33	28
Pommes de terre	0,2	0	11	8
Total	15,2	33,5	80	52

Source : Aprifel.

Vitamine E	Caroténoïdes	Vitamine C	Polyphénols
LÉGUMES			
Asperges (2,1)	Brocoli (1,9)	Brocoli (114)	Avocat (145)
Avocat (1,3)	Carotte (12)	Chou vert (105)	Tomate (50)
Chou Bruxelles (0,9)	Chou vert (4,1)	Épinard (52)	
Chou vert (1,7)	Cresson (2,7)	Fenouil (93)	
Épinard (2,5)	Épinard (4,2)	Paprika (139)	
Paprika (3,1)	Fenouil (4,7)	Poireau (30)	
Poireau (0,9)	Laitue (0,8)	Raifort (114)	
Tomate (0,9)	Tomate (0,8)	Tomate (24)	
FRUITS			
Abricot (0,5)	Abricot (1,8)	Cassis (177)	Cerise (360)
Cassis (1,0)	Kaki (1,6)	Citron (53)	Kaki (1200)
Framboise (4,5)	Kiwi (0,37)	Églantine (1250)	Mangue (1000)
Mangue (1,0)	Mangue (2,8)	Fraise (64)	Pêche (105)
Mûre (2,7)	Melon (1,7)	Goyave (273)	Poire (260)
Poire (0,4)	Mûre (2,7)	Kiwi (71)	Pomme (600)
Pomme (0,5)	Papaye (0,56)	Orange (50)	Prune (180)
Prune (0,8)	Pêche (0,44)	Papaye (82)	Raisin noir (925)

Pour aller encore plus loin, nous vous proposons à présent une série de menus équilibrés pour toute la famille et toutes les saisons. Laissez libre cours à votre imagination pour composer de nouveaux menus chaque jour de la semaine. Pain et eau à volonté, un verre de bon vin rouge midi et soir si vous le souhaitez… En prime, si vous en avez besoin, vous perdrez certainement quelques kilos superflus !

Menu 1 (forme, hiver)

Petit déjeuner
Thé au citron
1 yaourt nature
1 tranche de pain complet
1 kiwi

Déjeuner
Salade de betterave, frisée, maïs
1 filet de julienne au citron
Brocolis persillés
Comté
2 clémentines

Dîner
Potage carottes, chou, pommes de terre
1 œuf cocotte à la ciboulette
Batavia avec vinaigrette à l'ail
1 faisselle de fromage blanc
Kaki

Menu 2 (tradition, automne)

Petit déjeuner
Café
1 tartine beurrée
2 clémentines
1 yaourt

Déjeuner
Salade d'endives aux noix et aux pommes
Bœuf aux carottes et tagliatelles
Abondance
Poire au vin

Dîner
Poireaux vinaigrette

Cœur de laitue aux noix, aux pignons et à l'ail, sauce au fromage blanc
1 yaourt aux fruits maison
Salade d'oranges et de pomelos

Menu 3 (enfants, automne)

Petit déjeuner
Chocolat chaud
2 clémentines
1 tranche de pain complet au miel

Déjeuner
Carottes râpées aux pommes
Pizza maison (tomates fraîches, champignons, mozzarella)
1 yaourt
1 poire hérisson (poire pochée piquée d'amandes effilées)

Dîner
Potage au potiron
1 tomate farcie au thon
Tome de montagne
1 brochette de fruits cuits en papillote (pomme, poire, clémentine, kiwi…)

Menu 4 (léger, été)

Petit déjeuner
Thé vert
1 tranche de melon
1 tranche de pain complet
1 portion de gruyère

Déjeuner
Salade de chou rouge
Poulet rôti
Fenouil braisé aux tomates fraîches
1 yaourt
Cerises

Dîner
Potage de cresson
Crevettes aux pousses de soja
Poivron, aubergines, petits oignons
Dessert au lait de soja
Framboises et groseilles

Menu 5 (fête, printemps)

Petit déjeuner
Thé Earl Grey
1 orange pressée
Pomme au four
Brioche

Déjeuner
Salade de roquette, radis, saumon fumé, parmesan
Carré d'agneau au romarin
Légumes primeurs à la vapeur (carottes, navets, petits pois, pommes de terre)
Tarte aux fraises

Dîner
Crème d'asperges
Coquilles Saint-Jacques poêlées aux champignons
Salade frisée, vinaigrette
Riz au lait d'amandes
Compote de rhubarbe

Menu 6 (fête, hiver)

Petit déjeuner
Chocolat chaud
Brioche et miel
1 tranche d'ananas frais

Déjeuner
Salade de mâche, avocat, pétoncles, pomelo
Pintade rôtie

Purée de céleri et pommes cuites au four
Tarte mangue, chocolat, coulis fruits de la passion

Dîner
Toasts au foie gras et émincé de poire
Petit gratin de poireaux au roquefort
Salade d'endives aux noix
Papillote (ou salade) de fruits frais (ananas, kiwi, pomme, litchi)

Menu 7 (famille, été)

Petit déjeuner
Café léger
Muesli
2 abricots

Déjeuner
Salade de pommes de terre, tomates, concombre, feta et basilic
Fagots de haricots verts à l'ail
Filet de cabillaud au court-bouillon d'algues
Gratin de pêche

Dîner
Potage de tomates fraîches
1 courgette farcie au riz et au jambon
1 yaourt
1 nectarine

(Source : Aprifel, Agence pour la recherche et l'information en fruits et légumes frais)

Menu anti-âge type

Petit déjeuner

1 yaourt au soja accompagné de fruits rouges ou d'une pomme

Fruits secs (fibres, magnésium et minéraux)

1 œuf coque, peu cuit (protéine et lécithine) 3 fois par semaine

Muesli d'avoine, de riz avec un peu de germes de blé au lait de soja

Galettes de riz ou d'épeautre

Tisane de thym l'hiver ou thé vert (antioxydants)

Déjeuner

Melon ou crudités (carottes râpées, tomates, choux râpés, etc.). Préparer l'assaisonnement comme suit : moitié huile d'olive, moitié huile de colza, un filet d'huile de noix, citron ou vinaigre de pommes

Poisson gras (thon, saumon, sardine, maquereau : oméga 3) 3 fois par semaine

Viande maigre 2 fois par semaine au moins

Légumes verts (épinards, brocolis, choux, haricots verts) ou riz avec une sauce tomate (faire revenir les tomates fraîches dans un peu d'huile d'olive avec de l'ail)

Fromage (en petite quantité, de préférence de chèvre ou de brebis)

Fruit de saison

Goûter éventuel

1 yaourt ou crème au soja, lait de soja

Jus de pamplemousse avec un peu de germes de blé

Thé vert ou thym

Dîner

Soupe de légumes maison en hiver ; en été, gaspacho, melon ou laitue (assaisonnée comme ci-dessus)

Légumineuses (sélénium, fibres) : lentilles, fèves, pois chiches, haricots secs, riz complet ou semi-complet

Fruit de saison et quelques amandes

Boisson : de l'eau et un ou deux petits verres de bon vin par repas

II

CONSOMMEZ-VOUS SUFFISAMMENT DE FIBRES ?

(SOURCE : KELLOGG'S)

1. Combien de portions de légumes avez-vous mangées hier ?

Ces légumes contiennent 1 à 2 g de fibres alimentaires par portion.

		Points par portions	Nombre de portions	Total
Petits pois	150 g	10		
Choux de Bruxelles	150 g	6		
Haricots verts	150 g	4		
Champignons	150 g	4		
Navets	150 g	4		
Épinards	150 g	4		
Courgettes	150 g	4		
Poireaux	150 g	4		
Haricots rouges	50 g	4		
Brocoli	150 g	4		
Choux	150 g	3		
Choux-fleurs	150 g	3		
Pommes de terre au four	200 g	2		
Tomates crues		2		
Lentilles cuites	50 g	1		
Céleri cru	100 g	1		
Concombre cru	100 g	1		
Laitue/salade	100 g	1		
Carottes râpées	30 g	1		
			Sous-total légumes =	

2. Combien de portions de fruits avez-vous mangées hier ?

Ces fruits contiennent 1 à 4 g de fibres alimentaires par portion.

		Points par portions	Nombre de portions	Total
Petits pois	150 g	10		
Figues sèches	50 g	4		
Pruneaux	50 g	4		
Pomme	moyenne	3		
Orange		3		
Framboise		3		
Pêche		2		
Banane		2		
Dattes	50 g	2		
Raisin	petite grappe	2		
Ananas	1 tranche	1		
			Sous-total fruits =	

3. Combien de portions de produits céréaliers avez-vous mangées hier ?

Ces aliments ont une teneur variable en fibres alimentaires par portion.

		Points par portions	**Nombre de portions**	**Total**
Petits pois	150 g	10		
All-Bran	40 g	11		
Riz complet	150 g	4		
2 biscottes au son	20 g	3		
Pain au son	tranche	3		
Céréales à base de pétales de blé complet et de fruits	20 g	3		
Pain complet	tranche	2		
Flocons d'avoine	50 g	2		
Pain bis en tranches	tranche	2		
Corn flakes	30 g	1		
			Sous-total produits céréales =	

4. Bilan

Sous-total légumes =
Sous-total fruits =
Sous-total produits céréaliers =
Total =

5. Décryptage

Entre 25 et 30 : Vos apports quotidiens en fibres sont suffisants.

Entre 10 et 20 : Insuffisant, complétez vos apports en fibres.

En dessous de 10 : Très insuffisant. Pour une meilleure hygiène de vie, intégrez davantage de fibres à votre alimentation quotidienne. Vous pouvez vous aider des tableaux ci-dessous.

Aliments	Fibres totales (g/100 g frais)	Fibres totales (g/100 g secs)	Fibres solubles (g/100 g frais)

Céréales

Son	38	44	5
All-Bran	23	29	2
Pain complet	9,6	2,6	
Pain campagne	5	2	
Pain blanc	2,7	1,9	
Maïs grain	3,7	5,7	1,6
Riz brun	2	4,3	0,1
Riz blanc	0,6	3	0,2
Pâtes alimentaires	1,6	3,3	1,2

Légumes, graines, tubercules

Pommes de terre	1,6	7	1
Pois cassés	18	22	6
Lentilles	9	12	3
Pois chiche	1	2	0,3

Aliments	Fibres totales (g/100 g frais)	Fibres totales (g/100 g secs)	Fibres solubles (g/100 g frais)

Légumes verts

Aliments	Fibres totales (g/100 g frais)	Fibres totales (g/100 g secs)	Fibres solubles (g/100 g frais)
Choux	3 (cuit) 6 (cru)	30	45 %
Carotte, oignon, laitue	1,5 à 3	20	40 % à 50 %
Tomate	1,1	18	40 %
Épinard	1 (cuit)	6	3
Autres	0,5 à 1	2 à 7	40 % à 45 %

Fruits frais

Aliments	Fibres totales (g/100 g frais)	Fibres totales (g/100 g secs)	Fibres solubles (g/100 g frais)
Pomme	1,7	12	0,7
Orange, abricot	2	15	1,2
Banane	1,3	5	0,7
Autres	0,8 à 1,5	3 à 5	40 à 60 %

Fruits secs

Aliments	Fibres totales (g/100 g frais)	Fibres totales (g/100 g secs)	Fibres solubles (g/100 g frais)
Figues sèches	-	18	-
Amandes-	-	14	
Datte, cacahuète, noix	-	6 à 8	-

PROPRIÉTÉS NUTRITIONNELLES DES FIBRES ALIMENTAIRES SELON LEUR NATURE

(Source : *Revue de nutrition pratique,* Dietecom, 2000)

Effets nutritionnels	**Cellulose**	**Hemi-cellulose**	**Pectines**	**Amidon résistant**	**Fos CC**
Transit	+++	+++	++	++	+
Poids des selles	+++	++	++	++	+
Production H + dans le côlon	+	++	+++	+++	+++
Réduction des acides biliaires, iliaires et stérols	-		+	+	++
Production AGCC/C4	-/-	+/+	+++/-	+++/+++	+++/++
Stimulation des bifido-bactéries	-	-	-	-	+++
Stimulation de l'immunité intestinale	-	-	-	++	+++
Modulation de la prolifération cellulaire	-	+	-	+++	+++
Réduction du cholestérol	+	+	+++	+	+
Augmentation de l'insulino-sensibilité	-	-	++	-	-

III

Prévoir son vieillissement : les tests

Avant toute supplémentation nutritionnelle ou hormonale, il est nécessaire de faire le point sur l'état de marche de l'organisme, de manière à évaluer l'âge biologique, l'état nutritionnel, l'équilibre hormonal du corps.

Nous vous proposons d'effectuer trois tests très simples, chez vous, avec l'aide d'une autre personne, afin de tester votre « capital jeunesse ». Pour une recherche plus poussée, nous vous engageons vivement à pratiquer des examens biologiques en laboratoire.

Le bilan « capital santé » à faire à la maison

Les tests A et B concernent votre système neuromoteur. Plus vos réflexes sont efficaces et rapides, plus votre organisme réagit vite et bien aux sollicitations extérieures et internes. Le test C mesure l'état d'oxydation de votre organisme. Si le vôtre est plutôt faible, c'est bon signe pour l'ensemble de vos tissus, y compris ceux que l'on ne voit pas !

Test A : la règle

Il permet de tester vos réflexes, donc l'âge biologique relatif de votre système nerveux.

Demandez à un proche de tenir une règle plate, transparente, de 40 cm, par son extrémité (du côté du chiffre 40). Il doit vous la présenter. Votre bras est détendu, le coude plié à 90°, et vous vous apprêtez à saisir la règle entre le pouce et l'index écartés de quelques millimètres et placés à hauteur du zéro de la règle au moment où votre partenaire la lâchera.

Faites ce test trois fois de suite, puis calculez la moyenne des longueurs de règle obtenues. Ex : si vous l'avez rattrapée la première fois à 35 cm, la seconde à 25 et la troisième à 30, la moyenne est : 30 cm.

Moyenne inférieure ou égale à 20 cm : âge neurobiologique 20 ans.

Moyenne entre 20 et 35 cm : âge neurobiologique 40 ans.

Moyenne supérieure ou égale à 35 cm : âge neurobiologique 60 ans.

Au-delà… : avez-vous bien compris le test ? Recommencez !

Test B : l'équilibre sur un pied

Il module l'âge biologique précédent. L'ensemble donne une bonne idée de votre état général.

Tenez-vous en équilibre sur un pied, le plus longtemps possible, les yeux fermés. Placez l'autre pied déchaussé, parallèle au sol, à 15 ou 20 cm. Votre partenaire doit vous chronométrer !

Effectuez l'exercice sur un pied, puis sur l'autre, sur une surface stable et plane, et sans bruit. Changez de pied. Faites la moyenne des deux pieds.

Équilibre supérieur à 30 secondes : âge neurobiologique 20 ans.

De 15 à 20 secondes : âge neurobiologique 40 ans.

De 5 à 10 secondes : âge neurobiologique 60 ans.

Inférieur à 5 secondes : âge neurobiologique 75 ans.

Test C : le pinching

L'état de la peau est un indicateur fidèle du vieillissement des tissus.

Placez la main à plat sur une table. Elle doit être parfaitement détendue et dans le prolongement de l'avant-bras. Pincez un pli de peau sur le dessus de la main droite, puis de la gauche pendant 10 secondes. Attention : pincez transversalement et non dans le sens de la main.

Comptez le temps nécessaire au retour à la normalité. Les peaux jeunes retrouvent leur état lisse instantanément, alors que les peaux âgées mettent plus de temps.

Le pli cutané disparaît en moins de 3 secondes : âge oxydatif inférieur à 25 ans.

Il disparaît en 3 à 6 secondes : âge oxydatif compris entre 30 et 50 ans.

Il disparaît en 7 à 15 secondes : âge oxydatif 60 ans.

Il disparaît en 20 à 40 secondes : âge oxydatif supérieur à 60 ans.

Les examens en laboratoire

Les nouveaux marqueurs biologiques permettent parfois des années à l'avance de déceler des désordres qui peuvent précipiter l'apparition d'une maladie.

Les examens élémentaires, conseillés à tous à partir de 45 ans, sont à renouveler tous les trois ans.

- Formule sanguine complète (globules rouges, globules blancs, vitesse de sédimentation…).
- Tests sanguins lipidiques (HDL, LDL, cholestérol/HDL) ;
- Dosage de la glycémie.
- Coproculture si colopathie.
- Radio pulmonaire pour les fumeurs ;
- Dosages hormonaux (hormones thyroïdiennes T3, T4, TSH ; hormone de croissance sur urines de 24 heures ou de la somatomédine C dans le sang).
- Dosage du zinc érythrocytaire, marqueur des déficiences hormonales.
- Chez l'homme : examen de la prostate (dont dosage des PSA).
- Chez la femme : frottis, mammographie.

Tous ces tests peuvent être réalisés dans n'importe quel

laboratoire d'analyses médicales, avec prescription médicale si vous souhaitez vous faire rembourser.

Nouveaux tests d'évaluation : les profils hormonaux salivaires (PHS)

Vous avez à votre disposition des tests salivaires ou sanguins pour évaluer votre statut hormonal. Préférez les premiers pour trois raisons :

a) ils sont plus fiables. L'hormonémie salivaire est constituée à plus de 90 % d'hormones libres, donc actives, contrairement à celles trouvées dans le sang ;

b) ils sont plus faciles à réaliser puisque vous effectuez vous-même le prélèvement. Le laboratoire vous fournit une salivette dans laquelle vous recueillez sept à huit millilitres de votre salive du matin, à jeun, de préférence avant huit heures et, surtout, dans le calme. Tout stress provoque la sécrétion de cortisol, ce qui fausserait les résultats. Pour aider à saliver, vous pouvez mâcher du chewing-gum mais évitez de vous brosser les dents : cela peut donner lieu à des saignements, même minimes, et les résultats seraient erronés. Vous renvoyez ensuite par Chronopost l'échantillon recueilli avec vos nom, âge, poids, taille et indication particulière si vous êtes en cours de traitement ;

c) ils sont moins chers, et les tarifs sont dégressifs : comptez 76 € pour le dosage de cinq hormones. En revanche, ils ne sont pas remboursés.

Les recherches standard anti-âge

Chez l'homme :

• Test « équilibre homme », c'est-à-dire DHEA-S + testostérone.

Chez la femme

• Test salivaire de l'estradiol pour déterminer les hyperestrogénies relatives et absolues. Si tel est le cas, il y a risque de cancer du sein ou du col de l'utérus. Il faudra stopper toute prise d'œstrogènes (pilule ou THS) et saturer ces

TEST SALIVAIRE :
PLUS FIABLE QUE LE TEST SANGUIN ?

Le dosage de la testostérone se pratique habituellement à l'aide d'une prise de sang. On recherche alors soit la testostérone totale (libre + liée à une protéine), soit la testostérone libre (pour définir s'il existe un déficit ou non de la sécrétion testiculaire), soit la testostérone biodisponible (libre + albumine).

Cependant, de plus en plus de spécialistes émettent des doutes sur la pertinence des résultats et préfèrent pratiquer des dosages salivaires. Les taux normaux varient de 3 à 9 nanogrammes/ml, c'est dire si la testostérone varie d'un homme « normal » à l'autre ! Avec l'âge, il se produit une dégradation progressive appelée PADAM *(partial androgenic degradation of the aging male).* Un homme affichant 6,83 ng/ml à l'âge de 20 ans peut ainsi tomber à 3,9 ng/ml vers les 90 ans. Il s'agit donc seulement d'une diminution mais pas d'un arrêt hormonal total, comme c'est le cas pour la femme.

Une complémentation en testostérone est possible mais uniquement après une consultation médicale approfondie et selon un suivi biologique régulier.

organes-cibles en progestérone naturelle pour rétablir l'équilibre.

- Test salivaire de progestérone.
- Test « équilibre femme », c'est-à-dire DHEA-S + estradiol + progestérone. À pratiquer les septième et vingtième jour de cycle. Si vous êtes ménopausée, vous pouvez vous tester à n'importe quel moment.

Pour tous

- Les hormones corticostéroïdes : le cortisol.
- La mélatonine.

Le test salivaire de la DHEA-S est un test global de vieillissement car la DHEA est une hormone mère des hormones sexuelles, chez l'homme comme chez la femme. Le taux de DHEA dans l'organisme est considéré comme l'un des meilleurs marqueurs de l'état de vieillissement de notre corps.

Un dosage avant et après trois mois de supplémentation alimentaire permet de vérifier que le taux de DHEA a augmenté en même temps que votre forme s'est améliorée. Sinon, changez de marque de DHEA.

Cas particuliers

En dehors des tests de vieillissement, on peut être amené à déterminer d'autres paramètres :

- PHS et stress ;
- Augmentation du cortisol, baisse de la testostérone ;
- Augmentation des triglycérides ;
- Augmentation de la résistance à l'insuline ;
- Risque cardio-vasculaire augmenté ;
- Risque d'obésité et de diabète ;
- Risque d'hypertension artérielle ;
- Risque d'ostéoporose, d'hypercalcémie, de diminution musculaire ;
- PHS et troubles de l'humeur ;
- Baisse d'œstradiol (femme) ou de testostérone (homme), avec risque de dépression.

Exemples de tarifs (pas de remboursement Sécurité sociale) :

Laboratoire Nataf, 119, avenue Philippe-Auguste 75011 Paris : 33 € par élément recherché.

Laboratoire Chaudon-Daumas, 10, avenue Durante 06000 Nice : 15,25 € par élément recherché.

Signes physiques et psychiques indiquant un manque d'hormones

	MANQUE D'ESTRADIOL	MANQUE DE PROGESTÉRONE	MANQUE DE DHEA ET/OU DE TESTOSTÉRONE
Physiques	Muqueuses sèches Poitrine flasque, tombante Rides fines au-dessus des lèvres Perte de cheveux sur tout le crâne Douleurs aux jointures Bouffées de chaleur Règles pauvres ou absentes Douleurs de type crampe Migraines pendant les règles Ostéoporose Vieillissement prématuré	Tissus gonflés (cuisses, ventre, poitrine) Poitrine douloureuse, très tendue Syndrome prémenstruel Règles excessives et douloureuses Kystes des seins ou des ovaires Fibromes utérins Migraines avant les règles	Muscles relâchés, mous, affaiblis Perte de force musculaire au niveau de la paume des mains Diminution des poils du pubis, des aisselles Vieillissement prématuré Ostéoporose
Psychiques	Dépression Fatigue permanente Perte d'énergie Manque de résistance Diminution de la libido	Anxiété Nervosité Mauvais sommeil	Hyperémotivité Hypersensibilité Manque de confiance en soi Perte d'initiative Perte d'autorité Diminution de la libido

L'analyse élémentaire des cheveux

Ce type d'analyse est fréquemment réalisé et ses résultats sont fiables et reconnus. Grâce à elle, on a découvert, bien des années après sa mort, que Napoléon avait été empoisonné à l'arsenic. Cette analyse a deux buts essentiels :

dépister certaines surcharges de l'organisme en métaux toxiques à l'origine du vieillissement prématuré, de l'hypertension artérielle, des troubles du système nerveux, du sommeil, de l'immunité ; déterminer notre statut en éléments essentiels, surtout zinc, sélénium, chrome, qui sont les trois marqueurs minéraux du vieillissement. Le test est facile à réaliser : il suffit de couper près de la racine une mèche de 2 cm et de l'envoyer au laboratoire.

L'évaluation globale du statut neuro-immunitaire et oxydatif par les acides organiques urinaires

Ce test se pratique sur les urines du lever (premières urines du matin). Il permet d'évaluer nos besoins en nutriments, nos capacités d'absorption intestinale, l'état de nos neurotransmetteurs (dopamine, adrénaline, sérotonine...). Il détermine aussi une origine carencielle éventuelle responsable de notre fatigue, ainsi que notre tolérance à certains toxiques. Enfin, il met au jour des dysfonctionnements intestinaux et nous indique nos carences en vitamines B, coenzyme Q10, magnésium, manganèse, carnitine.

Test urinaire du vieillissement osseux

Fondé sur l'élimination urinaire des pyridinolines, ce test photographie l'intensité de la destruction de nos os. À pratiquer si vous présentez des risques de décalcification (tabagisme, sédentarité, maigreur, antécédents familiaux de fractures).

Test urinaire à la néoptérine

Il reflète les déficits immunitaires, les infections virales latentes, les risques de maladie cardio-vasculaire ou de cancer.

Le test MDA urinaire

Le MDA est un marqueur spécifique du stress oxydatif.

IV

ABSORBEZ-VOUS SUFFISAMMENT DE VITAMINES ET DE MINÉRAUX ?

Oui, si…

- Vous consommez des fruits et/ou des légumes frais à chaque repas.
- Vous allez plusieurs fois par semaine vous ravitailler en fruits et légumes frais.
- Vous mangez chaque jour plusieurs légumes et fruits différents.
- Vous buvez des jus de fruits ou de légumes « maison ».
- Vous évitez la cuisson dans l'eau et, le cas échéant, faites cuire vos aliments dans 2 ou 3 cm d'eau dont vous récupérez le bouillon.
- Vous salez peu en début de cuisson, ce qui évite la fuite de sels minéraux dans l'eau de cuisson.
- Vous n'ajoutez pas de bicarbonate de soude lors de la cuisson pour conserver la couleur verte des légumes, car vous savez que cela détruit la vitamine C.
- Vous cuisez de préférence à la vapeur.
- Vous consommez souvent des crudités.
- Vous aimez les œufs, les poissons gras, le foie.
- Vous buvez de l'eau minérale riche en minéraux.

- Vous limitez les pauses thé, café, alcool.
- Vous privilégiez les produits bio, les viandes d'animaux élevés en plein air.
- Vous choisissez les céréales complètes.
- Vous ne fumez pas.
- Vous n'avez pas d'amalgames dentaires.
- Vous n'abusez pas de thon.
- Vos huiles ne sont jamais périmées et vous les gardez dans des flacons opaques.
- Vous ne suivez pas de régime hypocalorique.
- Vous n'êtes pas végétalien.
- Vous ne pratiquez pas de sport de haut niveau.
- Vous ne vivez pas dans un environnement pollué.
- Vous ne travaillez pas dans un milieu trop bruyant.
- Vous ne prenez pas d'huile de paraffine.

V

UN BILAN NUTRITIONNEL COMPLET

Voici un bilan nutritionnel, radicalaire et en acides gras. Monsieur D., le patient, se plaignait de saignements de nez incoercibles et d'une forte hypertension. Après un bilan en milieu hospitalier normal, afin d'écarter une pathologie cardiaque, monsieur D. se retrouve avec une prescription anti-hypertensive. Plutôt que de suivre le traitement immédiatement, il décide de faire pratiquer un bilan nutritionnel.

Sur le graphique aux pages suivantes, on peut lire les valeurs de référence et celles obtenues par le patient. Le Dr H. l'a interprété ainsi :

« En ce qui concerne le bilan nutritionnel et anti-radicalaire :

- déficit en myélo-oéroxydase. Ceci marque une mauvaise phagocytose liée vraisemblablement à un problème digestif : candidose, parasitose ou perturbation bactérienne de l'écosystème intestinal.
- Ferritine basse avec légère augmentation de la transferrine : cela indique une subcarence en fer, qui affecte de nombreuses fonctions dont le système immunitaire.
- Céruléoplasmine basse : nécessite la prise de cuivre en granions.

Protocole **COMPLET** Né(e) le 10/09/1943 Age: 56

N.Réf: 0005=30209 V.Réf: Prescription: 05/05/2000 Prélèvement: 04/05/2000 Réception: 05/05/2000

Analyses (non accréditées)	Résultats	Valeurs de référence	Unités	Validé par *
N°.Référence	0005=30209			
Date Réception	05/05/00			
				P: 1
HEMATOLOGIE				
Hémoglobine	14.3	12.0 - 16.0	g/dl	CIR
Réticulocytes	1.26	0 - 2.45	%	LEC
Ferritine	59	30 - 235	nanogr/ml	CIR
COAGULATION				
Myélo peroxydase	- -14.1	-10 - 10		CIR
BIOCHIMIE				
Acide urique	5.7	2.4 - 5.7	mg %	PAU
Albumine	47	37 - 55	g/l	PAU
Pré albumine	32	20 - 41	mg%	PAU
Orosomucoïde	83	42 - 104	mg %	PAU
Haptoglobine	177	65 - 284	mg %	PAU
Transferrine	259	204 - 312	mg %	PAU
Céruloplasmine	20	20 - 37	mg %	PAU
PINI	0.0055			@
Cholestérol	205	140 - 250	mg %	PAU
HDL Cholestérol	72	> 40	mg %	PAU
Chol TOT/Chol HDL	2.85	< 4.44		@
LDL Chol.(calcul)	+ 116	< 115	mg %	@
VLDL Chol.(calcul)	17	6 - 35	mg %	@
Apolipoprotéines A1	161	122 - 224	mg %	PAU
Apolipoprotéines B	92	68 - 150	mg %	PAU
ApoA1/ApoB	1.75	> 1.02		@
Lipoprotéine Lp(a)	+ 76	0 - 50	mg%	PAU
Triglycérides	85	30 - 170	mg %	PAU

N°.Référence 0005=30209
Date Réception 05/05/00

Validé par *
P: 2

Attention, Acides gras : nouvelles valeurs de référence au 01/05/1999.

Acide Myristique	26	15 - 37	mg/l	DNA
Acide Palmitique	674	542 - 790	mg/l	DNA
Acide Stéarique	218	167 - 278	mg/l	DNA
Acide Palmitoléique	+ 87	38 - 85	mg/l	DNA
Acide Oléique	503	367 - 660	mg/l	DNA
Acide Elaïdique	0	0	mg/l	DNA
Acide Transvaccénique	0	0	mg/l	DNA
Acide Linoléique	- 599	629 - 889	mg/l	DNA
Acide Gammalinolénique	33	18 - 44	mg/l	DNA
Acide Dihomogammalinolénique	52	34 - 65	mg/l	DNA
Acide Arachidonique	+ 251	159 - 238	mg/l	DNA
Acide Adrénique	- 7	7.60 - 12.09	mg/l	DNA
Acide Alphalinolénique	12	8 - 18	mg/l	DNA
Acide Eicosapentaénoïque	+ 48	14.5 - 35.0	mg/l	DNA
Acide Docosahexaénoïque	+ 104	47 - 93	mg/l	DNA
Bilirubine totale	+ 1.27	0.20 - 1.20	mg %	PAU
Statut anti-oxydant				
P.A.S tot. mesuré	+ 1.49	1.10 - 1.43	mmol/L eq.T.	PAU
P.A.S tot. calculé	0.80	0.47 - 0.87	mmol/L eq.T.	@
Anti-oxyd. non mesurés	+ 0.69	0.47 - 0.68	mmol/L eq.T.	@
Glutathion peroxydase	65	50 - 101	UI/g de hg	@
Super oxyde dismutase	720	520 - 889	UI/g de hg	@
Selenium	114	70 - 110	ug/L	LEC
Zinc.	104	83 - 131	ug%	PAU

SEROLOGIE

Sérologie rhumatismale				
CRP	0.01	0 - 0.5	mg %	PAU

*** Résultat(s) validé(s) par :**
@: Calcul automatique

N°.Réf. 0005 30209
Date Rec. 050500

P: GRAPHIQUE 2

GRAPHIQUE ACIDES GRAS SERIQUES

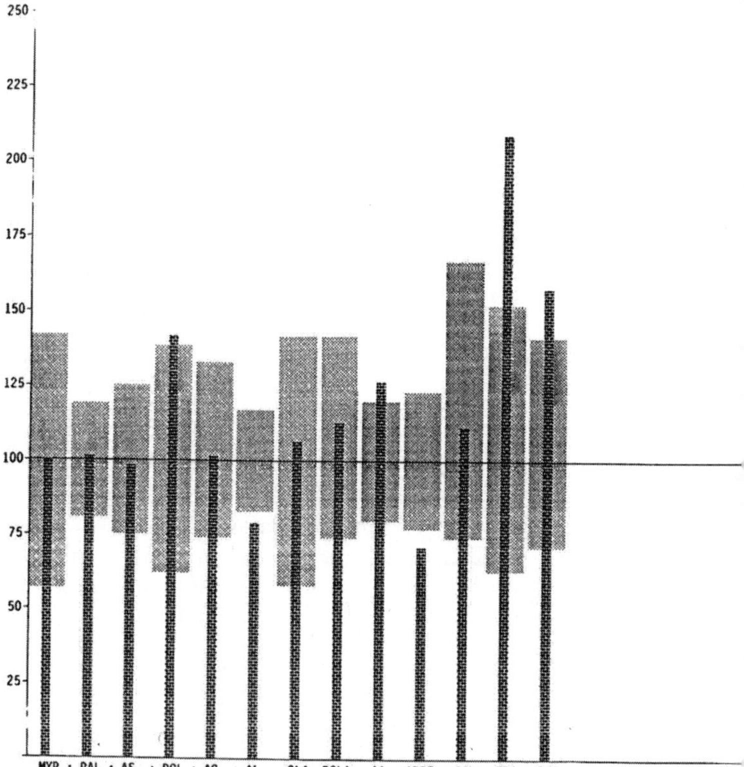

	MYR	PAL	AS	POL	AO	AL	GLA	DGLA	AA	ADRE	AAL	EPA	DHA
	MYR	PAL	AS	POL	AO	AL	GLA	DGLA	AA	ADRE	aL	EPA	DHA
	100	101	98	141	102	79	106	113	127	71	111	209	158
INF%	57	81	75	62	74	83	58	74	80	77	74	63	71
SUP%	142	119	125	138	133	117	142	141	120	123	167	152	141

- Lp (a) indique une prédisposition génétique à un risque cardio-vasculaire.

Au total, il faudra donc apporter en supplémentation nutritionnelle un antioxydant et du fer amino-complexe pendant plusieurs mois.

<u>En ce qui concerne les acides gras :</u>

- acide linolénique insuffisant. L'acide alpha-linolénique doit être augmenté, par l'apport d'huile d'olive et de colza (2 cuillerées à soupe par jour) ainsi que d'huile de caméline (2 doses par jour).
- Acide arachidonique trop élevé nécessitant de réduire viande rouge, œufs, abats.
- EPA et DHA : excès de polyinsaturés circulants, exposant au risque oxydatif. Il faut diminuer la consommation de poisson gras et supprimer toute éventuelle supplémentation en huile de poisson. Il faut renforcer la protection antiradicalaire par la prise d'antioxydants. »

On notera que, une fois n'est pas coutume, le patient présentait un taux trop élevé d'acide gras oméga 3 (EPA/DHA), probablement responsable des saignements : dès l'arrêt de consommation de poissons gras, ces troubles ont cessé. Après quelques semaines de compléments alimentaires adaptés et de correction diététique, monsieur D. est en pleine forme, son hypertension a disparu. Il se félicite de ne pas en être resté au simple bilan hospitalier…

VI

VALEUR MOYENNE DES HORMONES SALIVAIRES EXPRIMÉES EN PICOMOLES

	TESTOSTÉRONE		DHEA-S	
ANNÉES	H	F	H	F
15-19			3-12	3-6
20-29	700-900	280-400	15-25	6-12
30-39	600-800	240-360	12-20	4-10
40-49	500-700	200-300	8-15	4-8
50-59	300-600	200-300	5-10	2-5
60-69	200-300	140-240	2-6	1-3
70-79	150-250	140-240	0-2	0-2

MÉLATONINE	
21 h	6
24 h	25
3 h	74
6 h	65
9 h	44

CORTISONE	
7 à 9 h	12 à 20 mg/l
11 à 12 h	8 à 12
14 à 15 h	5 à 8
17 à 19 h	2 à 5
22 à 24 h	0 à 2

Estradiol : après ménopause, moins de 35 pg/ml.
Progestérone : après ménopause, moins de 0,8 mg/ml.

VII

TABLEAU DES INTERACTIONS MÉDICAMENTS – VITAMINES/MINÉRAUX

NB : Le premier nom reprend celui de la molécule. Les noms suivants correspondent aux médicaments les plus couramment utilisés avec cette molécule. Regardez sur vos boîtes.

Exemple de lecture : la caféine fait fuir le calcium, les neuroleptiques carencent en magnésium. Quant à la pilule, elle nécessite une supplémentation systématique.

	Vitamine A	Bêta-carotène	Vitamine B1	Vitamine B6	Vitamine B9	Vitamine B12	Vitamine C	Vitamine D	Vitamine E	Vitamine K	Calcium	Cuivre	Fer	Iode	Magnésium	Potassium	Zinc	Cystéine	Glutathion	Tryptophane	Tyrosine
Huile de paraffine	x	x						x	x	x											
Cholestyramine	x	x			x			x	x	x											
Pansements gastriques	x		x		x																
Antiulcéreux, anthihistaminiques						x															
Aspirine						x	x														
Corticoïdes				x							x					x				x	x
Anticonvulsivant					x																
Trétracycline							x				x			x							
Néomycine		x				x					x		x			x					
Méthotrexate					x						x										
Colchicine							x														
La plupart des diurétiques											x				x	x	x				
D-pénicillamine				x								x					x				
Gentamycine															x						
Cisplatine															x						
Caféine											x				x						
Neuroleptiques															x						
Dérivés nitrés																		x	x		
Calcitonine							x														
Triméthroprime					x																
Triamtérène					x																
Sulfasalazine					x																
Pyriméthamine					x																
Pilule				x	x		x				x										
Œstrogènes				x																x	x
Antiépileptiques								x													
Théophylline				x																	
Isoniazide				x																	
Dihydralazine				x																	
Adriamycine																					
Doxorubicine				x																	
Fluoro-5 uracile			x																		
Antibiotiques										x											

VIII

Pour résumer

Consultez le tableau de la page 380.

+ : intéressant

++ : très intéressant

+++ : indispensable

	Système nerveux Mémoire	Rhumatisme Ostéoporose	Prostate	Peau	Vue	Système immunitaire	HTA	Cholestérol	Troubles cardiaques	Ménopause	Sénescence	Cancer	Vie sexuelle	Diabète
D		++												
Inositol Choline	+++							+++				++		
L lysine			+			+++	+		+					
L cystéine				++							++			
Cartilage requin		++												
Complexe vitamines + minéraux	++	+	+	+	+	+	+	+	+	+	++			
Bêta-carotène		+++	+	+++	+++	+++			+	+++	+++		++	
Lycopène			++	++		++		++	++		++	++		
Lutéine					+++									
Pycnofénol					++	+++				+	+++			
E	+++	+	++	+	+	++	++	+	++	+++	+		++	
C	+++	+	+	+	+	+++	+	+	++	+++	+		++	
Sélénium			++	+++	+	++	++	++	++	+	++	+++	+	
Zinc	+++		+++	++	+	+++				++	+++		+++	
Magnésium	+++		+	+	+	++	++	+	++	++	+++			
Manganèse	++	+++	+										++	
Potassium							++		++					
Cuivre	+++													
Calcium		+++					+		+	+	++			
Chrome							+++	+++	+					+++
B	++	+		++		+	+	++		+	+			
SOD					+	+++				+	+			
L taurine					+		+	+	+					
NAC					+	+								
L carnitine									+					
Coenzyme Q 10						++	+++		+++		+++			
Acide lipoïque						+++					+++			+
L glutathion						++								
Phosphatides sérine	+++										+			
Oméga 3 poissons	+++	+	++	+			+	++	+	++	+			
Oméga 6 onagre bourrache	+++	+	++	++	+		+	++	+	++	+			
Huile de pépins de courge			++											
Huile de caméline														
Lécithine de soja	+++		+	+			+	++	+	+	+			
Enzymes digestives				+				++	++					
Myrtilles					++									
Ginkgo	+++				++									
Chondroitine glucosamine		++												
Spécial prostate			++											
Yam										++	++		++	
Isoflavone										++				

INDEX

B

C

D

F

H

I

J

K

L

M

O

Q

R

T

W

X

Y

Z

Bibliographie

Dr Michel Allard/Dr Armelle Thibert-Daguet, *Longévité, mode d'emploi,* Le Cherche-Midi, Paris, 1998

Eric Brunet, *60 Millions de cobayes,* Albin Michel, Paris, 2000

Jean Carper, *Cures miracles,* Éditions de l'Homme, Montréal, 1998

Jean Carper, *Les Aliments pour rester jeune,* Éditions de l'Homme, Montréal, 1997

Dr Christophe de Jaeger, *Les Techniques de lutte contre le vieillissement,* PUF, « Que sais-je ? », Paris, 1999

Collectif, *Alimentation et Cancer,* Lavoisier-Tec Doc, Paris, 1996

Collectif, *Aliments santé, aliments danger,* Sélection du Reader's Digest, Paris, 1998

Collectif, *Guide Hachette du bio,* Hachette, Paris, 2000

Kathi Dittrich/Claus Leitzmann, *Ces aliments qui nous protègent,* Terre Vivante, Mens, 1999

Anne Duclos, *Le Soja, plante miracle,* Éditions du Dauphin, Paris, 1999

Dr Jacques Fricker, *Le Régime crétois,* Hachette, Paris, 2000

Pr André Giordan, *Mon corps, la première merveille du monde,* J.-C. Lattès, Paris, 1999

René Haussi, *Le Guide pratique des compléments alimentaires et des remèdes naturels,* Éditions Sully, Vannes, 1999

Guy Jadot, *Antioxydants et Vieillissement,* Ëditions John Libbey, Montrouge, 1994

Jean-Claude Jaillette, *Les Dossiers noirs de la malbouffe,* Albin Michel, Paris, 2000

Thierry Lacour, *Les Produits alimentaires,* Minerva, Genève, 2000

Louise Lambert-Lagacé, *Ménopause, Nutrition et Santé,* Éditions de l'Homme, Canada, 1998

Frédéric Le Cren, *Les Antioxydants,* Quebecor, Québec, 1999

Dr Lilyan Le Goff, *Encyclopédie de l'alimentation biologique et de l'équilibre nutritionnel,* Éditions Roger Jollois, Paris, 1997

Dr John Lee, *Équilibre hormonal et progestérone naturelle,* Éditions Sully, Vannes, 1997

Christine McFadden/Michaël Michaud, *La Cuisine des légumes,* La Renaissance du Livre, Tournai, 2000

André Méry, *Les Végétariens, raisons et sentiments,* La Plage éditeur, Saint-Léger, 1998

Josiane Mongeot, *L'Angoisse dans nos assiettes,* Plon, Paris, 2000

Dr Raphaël Nogier, *Ce lait qui menace les femmes,* Éditions du Rocher, Monaco, 1994

Dr Linus Pauling, *Abusez des vitamines*, Tchou, 1988

Lewis Perdue, *Le Paradoxe français,* Éditions A. Barthélémy, Avignon, 1995

Myriam Polunin, *La Forme dans votre assiette,* Hachette, Paris, 1999

Dr Serge Rafal, *L'Alimentation antioxydante,* Marabout, Paris, 2000

Christian Rémésy, *Les Bonnes Calories,* Flammarion, Paris, 1996

Dr Dominique Rueff/Dr Maurice Nahon, *La Bible anti-âge,* Éditions Sully, Genève, 1998

Pascale Solana, *La Bio de la terre à l'assiette,* Éditions Sang de la Terre, Paris, 2000

Thierry Souccar, *Le Guide des nouveaux stimulants,* Albin Michel, Paris, 1993

Thierry Souccar/Jean-Paul Curtay, *Le Nouveau Guide des vitamines,* Le Seuil, Paris, 1996

Thierry Souccar/Jean-Paul Curtay, *Le Programme de longue vie,* Le Seuil, Paris, 1999

Le Guide Hachette du bio, Hachette, Paris, 2000

Remerciements

Les auteurs tiennent à adresser leurs remerciements au Dr Pierre Nys pour sa relecture active et son aide informatique patiente, ainsi qu'à Carole Lahmi, qui a largement contribué à la réalisation des tableaux reproduits dans ce livre.

Que soient aussi remerciés le Dr Philippe Dabon pour son approche quasi instinctive des perturbations physiologiques de ses patients, les Dr Hernandez et Nguyen, spécialistes en nutrithérapie ; le Dr Rueff, pionnier de la médecine orthomoléculaire en France et organisateur de séminaires passionnants. Autant de praticiens à l'affût des dernières découvertes dans ce domaine, signe d'une humilité et d'un esprit ouvert que nous aimerions retrouver chez tous les thérapeutes.

Grâce à certains laboratoires, les compléments alimentaires sont de plus en plus efficaces et les plus naturels possibles. Un grand merci à M. Serrault (RCS Vitall +), à M. Videt (Solgar) et aux laboratoires Pilèje, Pharma Nord, Biodynamics, pour ne citer qu'eux.

Merci enfin aux clients de notre pharmacie qui ont bien compris l'utilité de la nutrithérapie et qui, par leurs encouragements, nous ont permis de mener cet ouvrage à terme. C'est parce qu'ils ont utilisé les produits en question que l'on a pu en constater la remarquable efficacité.

N'hésitez pas à nous faire part de vos remarques et à nous poser vos questions à l'adresse e-mail suivante :

resterjeune@aol.com

2266

Imprimé en Allemagne par Elsnerdruck

pour le compte des
Nouvelles Éditions Marabout
D. L. n° 31353 – février 2003
ISBN : 2-501-03852-5
40-3531.7 / Éd. 01